Christoph Delp



# Longevity: Schlanker, stärker, vitaler

Der erste Schritt zu einem langen, gesunden Leben

pietsch

Titelbild: Getty Images

Bildnachweis Innenteil:
Alle Fotos von Christoph Delp.
Ausnahmen:
Getty Images: 5, 6, 8, 9, 10, 11, 12, 13, 14, 19, 21, 25, 26, 28, 30/31, 33, 35, 36, 41, 44, 47, 48, 50, 53, 54, 56, 59, 60, 62 (2), 66, 68, 70, 71, 73, 74, 75, 77, 79, 81, 83, 85, 86, 89, 91, 98, 100, 109, 110, 144, 150, 156

Darsteller der Übungen:
Chiara Schmitt
Doretta
Libby Jennings
Anton Quiring
Dewayne G.
Max Roll



ISBN 978-3-613-51002-9



1. Auflage 2025

**Sie finden uns im Internet unter www.pietsch-verlag.de**



Lektorat: Niko Schmidt
Einbandgestaltung:
Innengestaltung: Sabine Ufer
Druck und Bindung:
Graspo CZ, 76302 Zlin, Printed in Czech Republic

# Inhalt

# TEIL 1:
# Grundlagen von Longevity

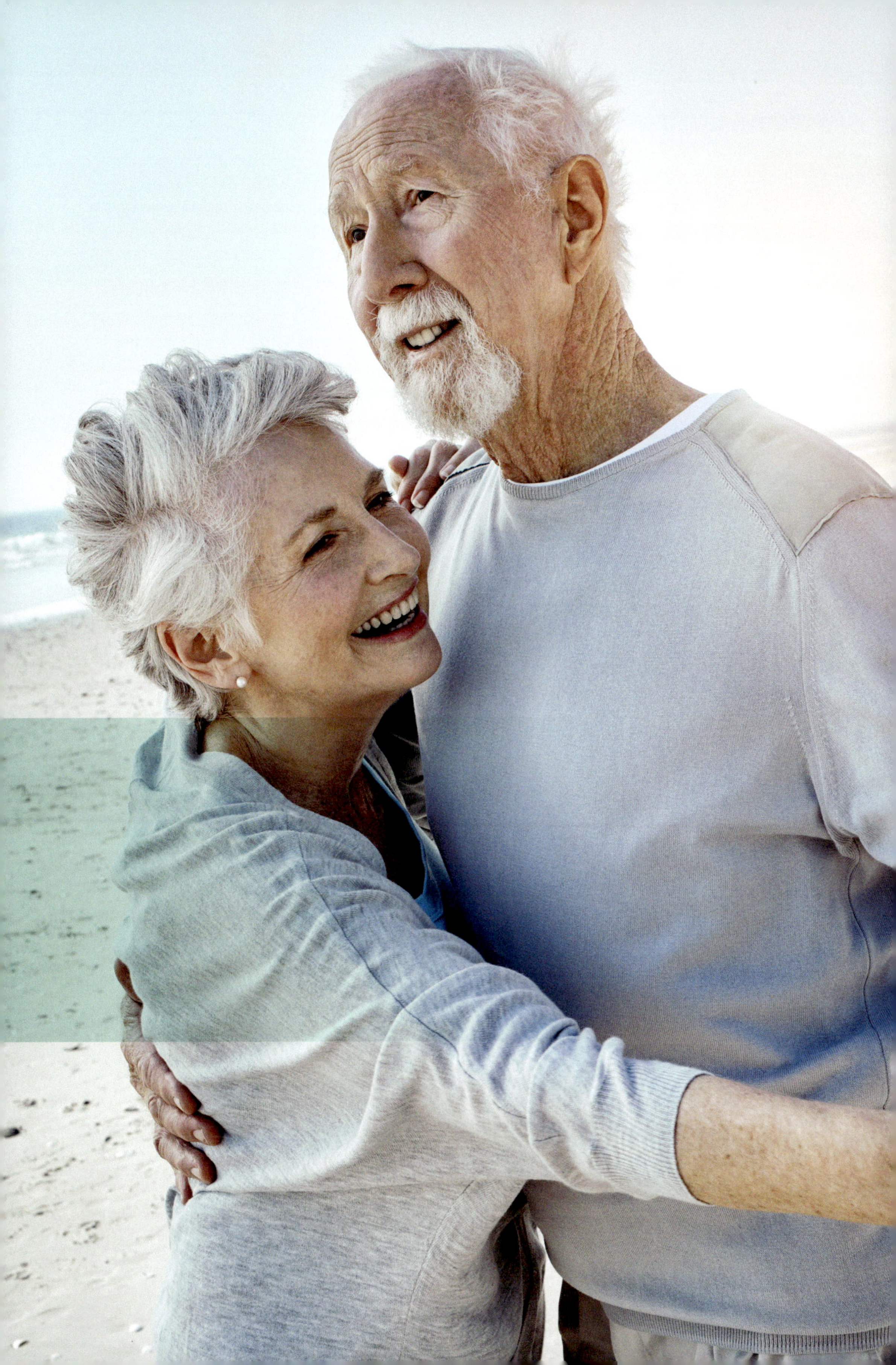

# Über Longevity

Longevity, die Wissenschaft der Langlebigkeit, ist aktuell ein viel diskutiertes Thema. Immer mehr Menschen verfolgen das Ziel, ihre Lebensspanne bei guter Gesundheit zu verlängern.
Es wird nach Wegen gesucht, die ein möglichst langes und erfülltes Leben sicherstellen.
Oft wird dabei versucht, einzelne Aspekte wie Ernährung oder Bewegung isoliert zu optimieren. Aus übermäßiger Motivation heraus werden z. B. extreme Diäten begonnen oder intensive Trainingspläne verfolgt. Es werden sogar unbedarft teure Nahrungsergänzungsmittel in hohen Mengen eingenommen, ohne dass ein tatsächlicher Bedarf nachgewiesen ist.
Als Ergebnis entstehen Überforderung und Frust, und die Maßnahmen werden wieder abgebrochen.
Ein wirksames Longevity-Konzept muss jedoch ganzheitlich und langfristig angelegt sein. Es umfasst die vier zentralen Säulen: Bewegung, Ernährung, Erholung und mentale Gesundheit.
Ergänzend sind Vorsorgemaßnahmen wie regelmäßige Gesundheitschecks durchzuführen.
Ziel ist es, eine individuell passende Strategie zu entwickeln, die Körper und Geist stärkt, ohne zusätzlichen Stress zu verursachen.
Die Maßnahmen sollen sich einfach und langfristig in den Alltag integrieren lassen.
In diesem Buch lernst du die Grundlagen eines ganzheitlichen Longevity-Konzepts kennen.
Es zeigt dir die wichtigsten Bausteine für ein langes, gesundes Leben, und du erfährst, wie du diese konkret umsetzen kannst. Mit dem enthaltenen 12-Wochen-Programm baust du Schritt für Schritt deine körperliche und mentale Fitness auf und entwickelst dein persönliches Longevity-Konzept – für ein langes, gesundes und erfülltes Leben!

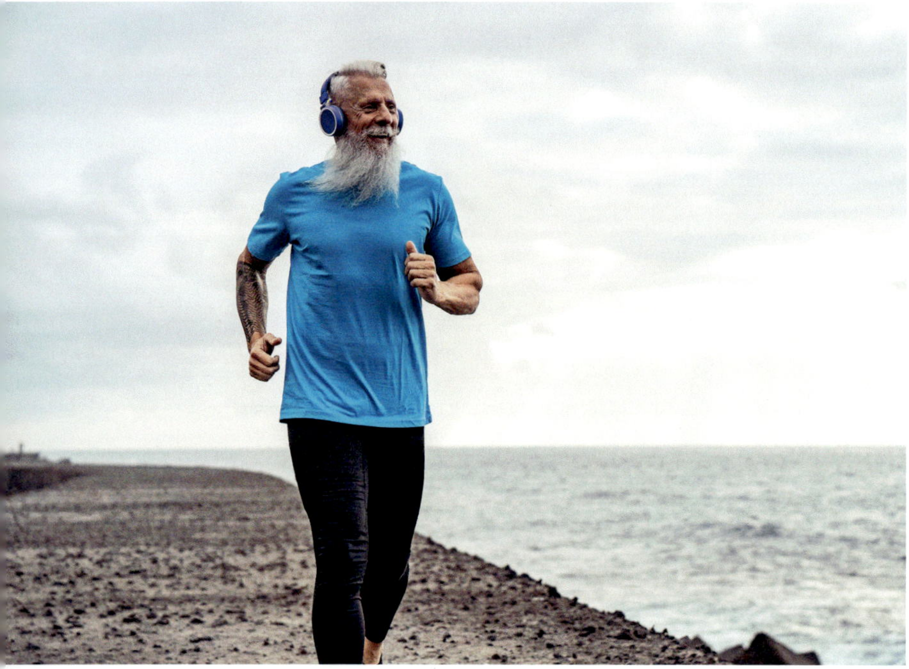

Regelmäßige Bewegung hält auch im Alter fit.

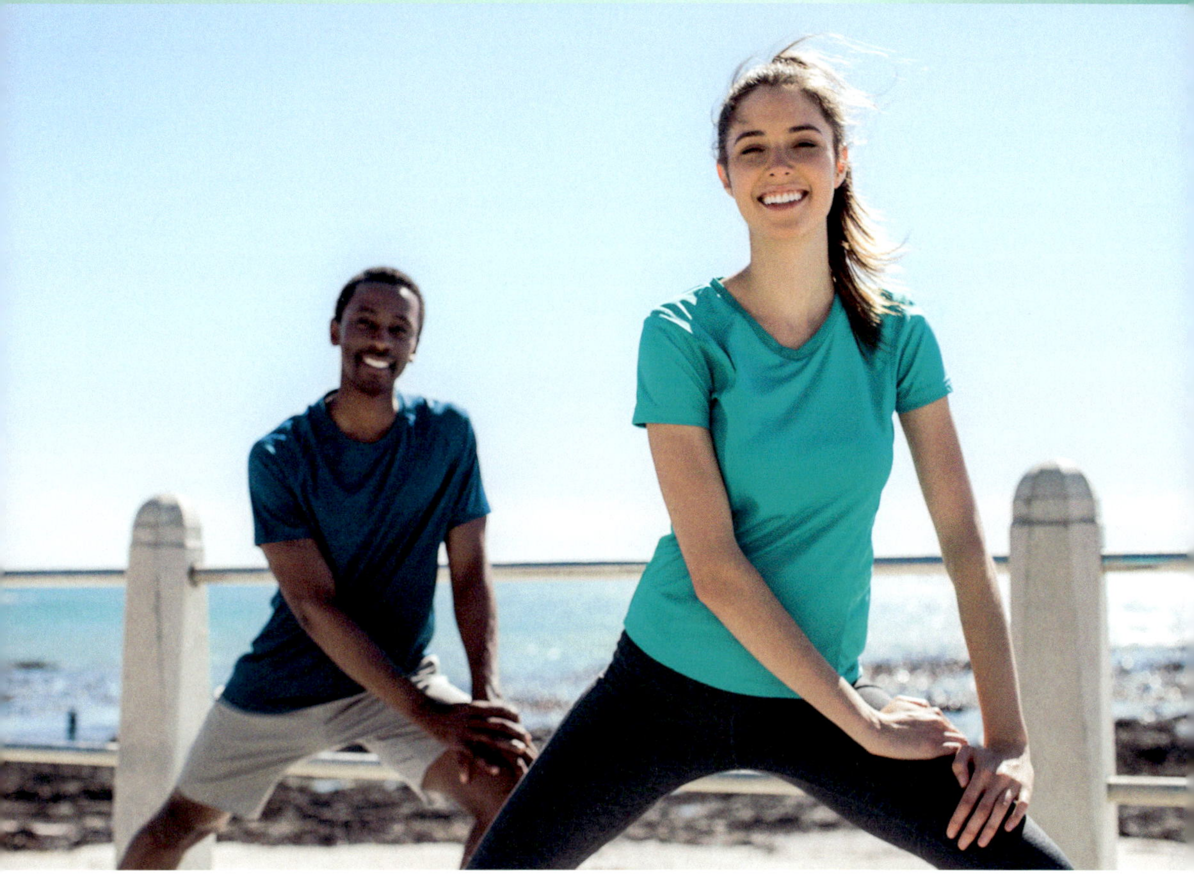

Dehnübungen fördern Flexibilität und beugen Überlastung vor.

## INFO: Bevor du mit dem Training beginnst

Wenn du regelmäßig sportlich aktiv bist, kannst du umgehend mit dem Programm beginnen und die Workouts durchführen. Auch wenn du längere Zeit keinen Sport gemacht hast, kannst du mit dem Training starten. Führe die Übungen in diesem Fall besonders vorsichtig aus.
Liegt bei dir allerdings eine Erkrankung oder eine Verletzung vor, dann musst du mit deinem behandelnden Arzt abklären, ob du das Fitnesstraining durchführen kannst, beziehungsweise welche Übungen möglich sind.
Geh beim Training behutsam vor und beginne mit leichten Übungen und Intensitäten. Vermeide es, deinen Körper zu überfordern, und versuche nicht, mit Gewalt und unter Schmerzen Übungen durchzuführen und hohe Intensitäten zu bewältigen. Ansonsten entwickelst du deine Fitness nicht ausgewogen, sondern riskierst vielmehr Verletzungen und Überlastung. Den gewünschten Erfolg im Fitnesstraining im Rahmen deines Longevity-Programms erzielst du, indem du bewusst trainierst und die Anforderungen kontinuierlich steigerst.

## INFO: Was ist der Longevity-Lifestyle?

In diesem Buch bezeichnet *Longevity* einen Lebensstil, der auf ein langes und vor allem gesundes Leben abzielt. Im Fokus steht die Maximierung des *Healthspan*, also der Lebensspanne bei guter Gesundheit, sowie des *Lifespan*, der gesamten Lebensspanne.

Dieser Ansatz stützt sich auf wissenschaftliche Erkenntnisse zur Förderung der geistigen und körperlichen Gesundheit. Zu den zentralen Elementen gehören ein gesundheitsorientiertes Sportprogramm, eine ausgewogene, nährstoffreiche Ernährung, erholsamer Schlaf sowie gezielte Maßnahmen zur Stressreduktion. Unterstützt werden kann dies durch moderne Erkenntnisse wie Intervallfasten oder den Einsatz von Nahrungsergänzungsmitteln bei nachgewiesenem Bedarf. Auch regelmäßige ärztliche Vorsorgeuntersuchungen sind ein wichtiger Bestandteil dieses Lebensstils.

Das Ziel des Longevity-Lifestyles besteht darin, den Alterungsprozess zu verlangsamen, chronischen Erkrankungen vorzubeugen und eine gute Lebensqualität bis ins hohe Alter zu bewahren.

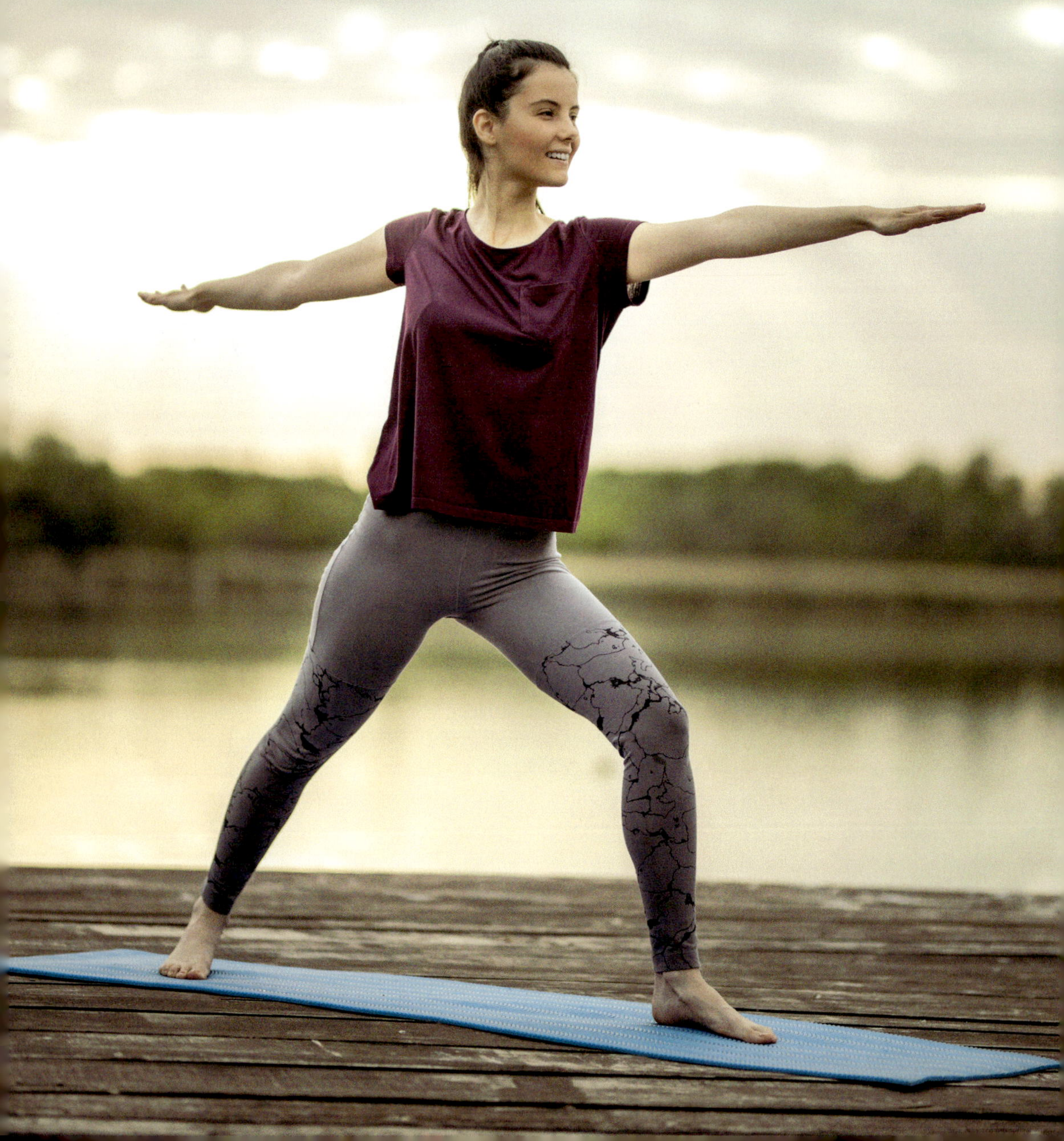

# Gute Gründe

Mit dem Start deines Longevity-Programms förderst du aktiv deine gesunde Lebensspanne und investierst langfristig in dein Wohlbefinden. Bereits nach kurzer Zeit wirst du zahlreiche positive Veränderungen wahrnehmen.
Ein ganzheitlicher Ansatz aus gesundheitsorientiertem Sportprogramm, vitalstoffreicher Ernährung, erholsamem Schlaf, gezielter Regeneration und einer erfüllenden Lebensweise zeigt schnell Wirkung. Du wirst dich vitaler und leistungsfähiger fühlen, und auch dein allgemeines Wohlbefinden verbessert sich. Du wirst das zudem ausstrahlen.

Hier findest du wichtige Gründe, warum es sich lohnt, dein Longevity-Trainingsprogramm jetzt zu beginnen und langfristig dranzubleiben – für unmittelbare Effekte heute und nachhaltige Gesundheit in der Zukunft.

## • Verlängerung der gesunden Lebensspanne

Ein Longevity-Lifestyle hilft dir dabei, Krankheiten vorzubeugen und deinen Körper langfristig gesund zu halten. Ziel ist es, mehr gesunde und aktive Lebensjahre zu gewinnen.

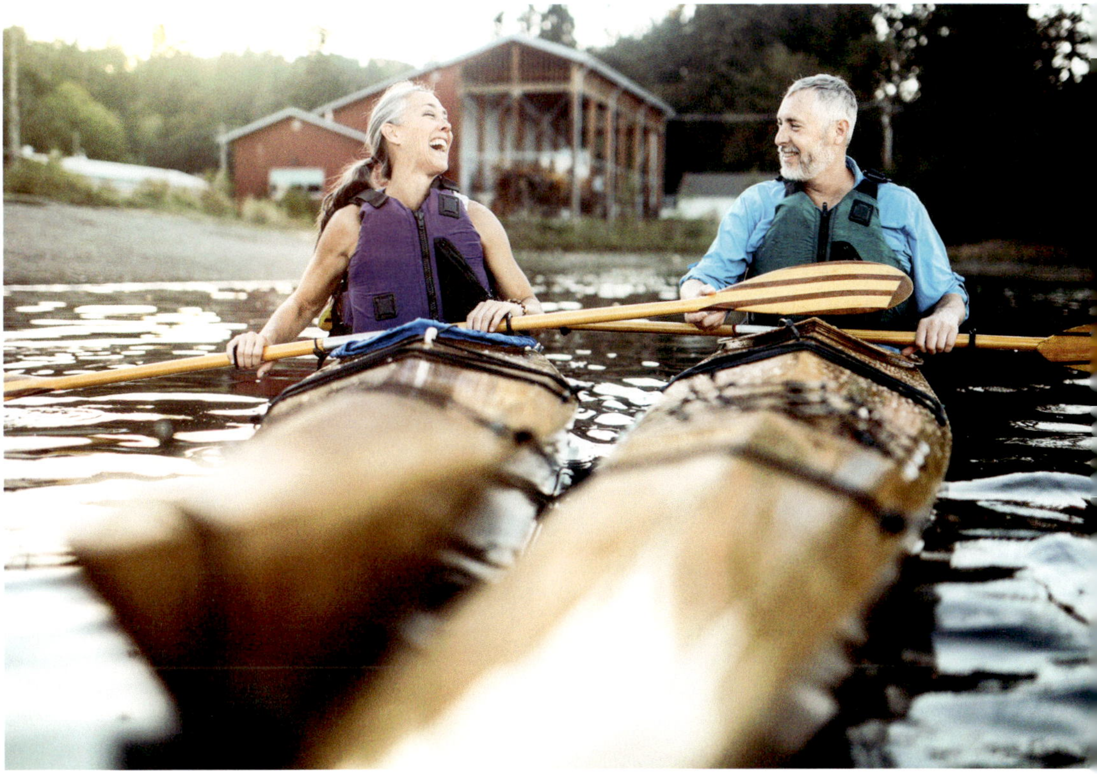

Longevity-Lifestyle führt zu mehr Wohlbefinden und Vitalität.

## • Mehr Energie und Leistungsfähigkeit

Durch den Lifestyle mit regelmäßiger Bewegung, gesunder Ernährung sowie körperlicher und mentaler Erholung fühlst du dich energiegeladen, konzentriert und belastbar – im Berufsleben ebenso wie im Alltag und beim Sport.

## • Kraftaufbau und -erhalt

Mit gezieltem Training baust du Muskulatur auf und kannst sie auch im Alter erhalten. Du stabilisierst deinen Körper, reduzierst dein Verletzungsrisiko und bleibst im Alltag leistungsfähig.

## • Körperformung und verbesserte Haltung

Durch ausgewogenes Fitnesstraining entwickelst du deine Körperform und verbesserst deine Haltung. Das Training der Core-Muskulatur, also der tieferliegenden Rumpfmuskulatur, spielt dabei eine wichtige Rolle.

## • Beweglichkeit und Koordination

Mit den Dehnübungen bewahrst und verbesserst du deine Beweglichkeit. Im Krafttraining sind funktionelle Bewegungen wichtig, bei denen eine Vielzahl von Muskeln zusammenarbeiten, was auch die Koordination fördert. Das funktionelle Fitnesstraining erhält deine Mobilität bis ins hohe Alter.

## • Körperfettreduktion – falls dies dein Ziel ist

Wenn du Körperfett reduzieren möchtest, dann unterstützt dich das Programm dabei, ein gesundes Kaloriendefizit zu erreichen.
Du erhöhst deinen Kalorienverbrauch durch Bewegung und kannst leichter die Kalorienmenge reduzieren, da du bewusster isst und Heißhungerattacken ausbleiben.
Bist du mit deinem Körperfettanteil zufrieden, dann beachte diesen Bereich nicht weiter. Denn der Lifestyle soll keinen Stress erzeugen, sondern dich stärken.

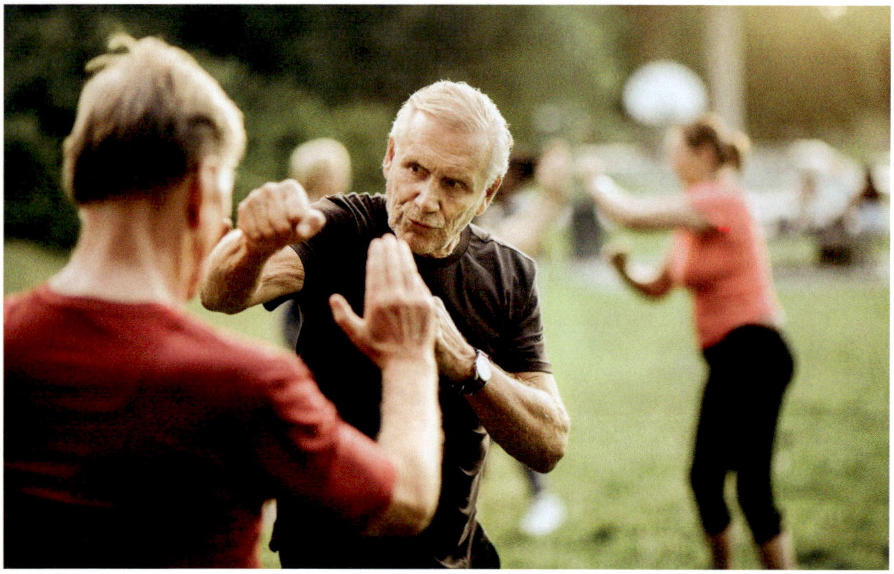

Boxübungen machen Spaß und fördern Kraft sowie mentale Stärke.

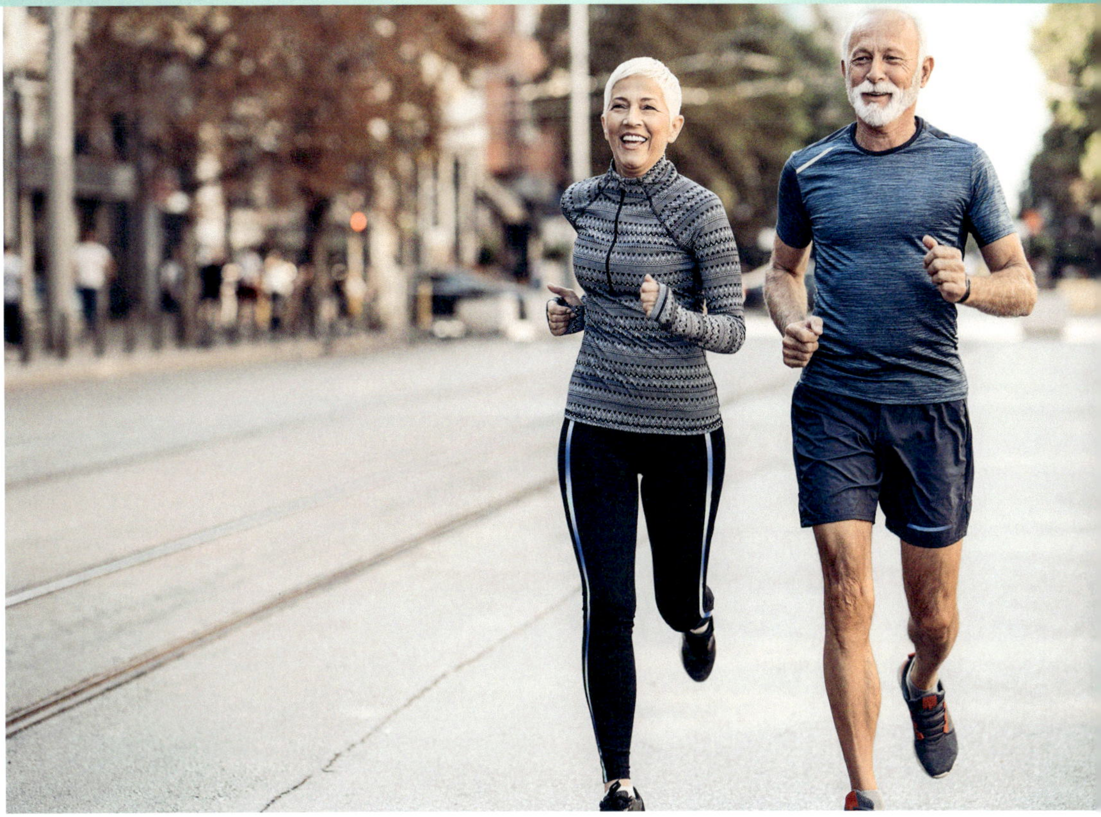

Gemeinsame Bewegung verbindet Generationen und hält bis ins Alter fit.

- **Erholsamer Schlaf und effektive Regeneration**

Indem du dich um deinen Schlaf kümmerst und Optimierungen vornimmst, kann dein Körper besser regenerieren und dein Geist zur Ruhe kommen. Du startest erholt in den Tag und bleibst leistungsfähig über den ganzen Tag hinweg. Auch im Sport wird sich deine Leistungsfähigkeit verbessern.

- **Stressabbau und mentale Stärke**

Regelmäßiges Fitnesstraining und gezielte Erholung helfen dir, Anspannung und Stress abzubauen. Du lernst, mit Belastung umzugehen, und kannst im Alltag fokussiert und entscheidungsfreudig handeln.

- **Positive Ausstrahlung und Lebensqualität**

Dein verbessertes Körpergefühl und inneres Gleichgewicht strahlen nach außen. Du wirkst vitaler, präsenter und selbstsicherer. Ein erfüllter Lebensstil hebt deine Stimmung und steigert dein Wohlbefinden.

- **Aktive Kontrolle über den Alterungsprozess**

Mit dem Longevity-Lifestyle gestaltest du den Alterungsprozess aktiv mit: durch ausgewogenes Training, gesunde Ernährung, erholsamen Schlaf, bewusste Erholung und soziale Verbundenheit. So förderst du deine langfristige Gesundheit und Zufriedenheit.

# Säulenmodell zu Longevity

Im Longevity-Konzept geht es darum, möglichst gesund, vital und leistungsfähig alt zu werden. Damit dies gelingt, ist eine klare Struktur notwendig. Dieses Buch basiert auf einem ganzheitlichen Säulenmodell der Langlebigkeit. Jede Säule steht für einen zentralen Bereich, der nach aktuellem Stand der Wissenschaft maßgeblich zur positiven Beeinflussung des biologischen Alterns beiträgt.

Im Mittelpunkt steht das 12-Wochen-Trainingsprogramm zum Aufbau der körperlichen Fitness. Es wirkt sich auch positiv auf den Stoffwechsel, die mentale Fitness und die Hormonregulation aus. Zudem erfährst du, wie du Ernährung, Erholung und mentale Gesundheit förderst.

*Vorsorge und Prävention* sind individuell sehr verschieden und sollten immer in enger Absprache mit deinem Arzt gestaltet werden – vernachlässigt werden dürfen sie jedoch keinesfalls. Langfristige Gesundheit ist kein Zufall, sondern das Ergebnis eines bewusst gestalteten Lebensstils.

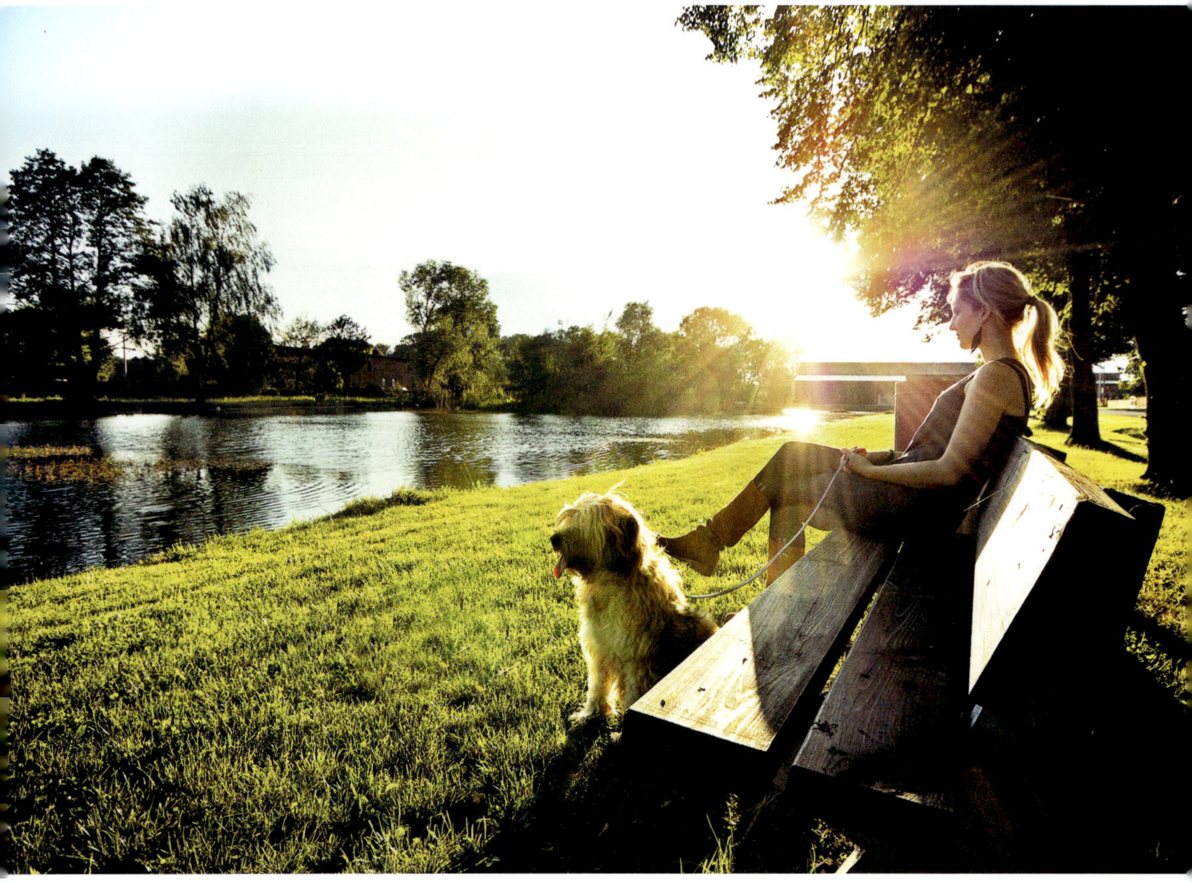

Entspannung in der Natur für Regeneration und mentale Stärke.

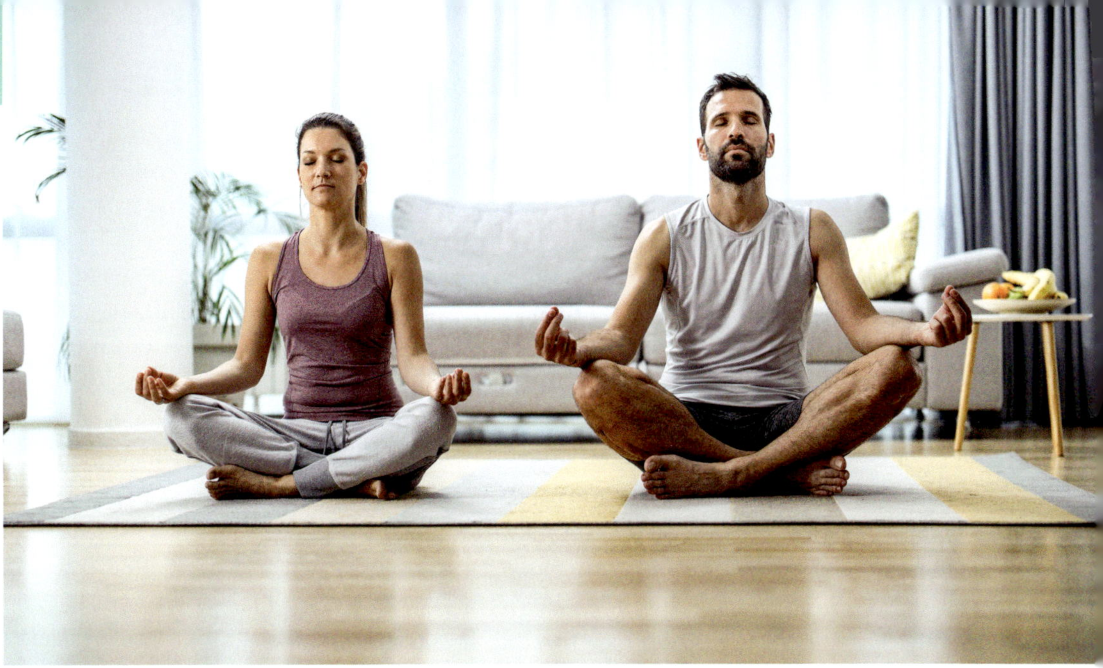

Gemeinsam zur inneren Ruhe finden – für ein langes und erfülltes Leben.

## INFO: Das Säulenmodell im Überblick

**Säule 1: Bewegung**

- Tägliche Bewegung in den Alltag integrieren (z. B. Treppensteigen)
- Gesundheitsorientiertes Krafttraining
- 2–3-mal pro Woche (je nach Leistungsstand und Intensität auch häufiger möglich)
- Beweglichkeit durch regelmäßiges Dehnen und Mobilisieren erhalten
- Optional (abhängig von Ziel und Fitnessstand): Training von Ausdauer, Koordination und Schnelligkeit ergänzen

**Säule 2: Ernährung**

- Ausreichende Proteinmenge sicherstellen und viel Gemüse essen
- Hochwertige Fette verwenden (z. B. Olivenöl, Nüsse, Avocado)
- Zucker und stark verarbeitete Nahrungsmittel deutlich reduzieren
- Viel trinken (z. B. Wasser und ungesüßte Kräutertees)
- Bei Bedarf: Intervallfasten, gezielte Supplementierung, Kalorien-Tracking

**Säule 3: Erholung**

- Schlafdauer und Schlafqualität optimieren
- Regenerative Maßnahmen fördern (z. B. Sauna, aktive Pausen, Massagen, Spaziergänge)
- Entspannungsroutinen integrieren (z. B. Atemübungen, Abendrituale)

**Säule 4: Mentale Gesundheit**

- Gezieltes Stressmanagement anwenden (z. B. Atemtechniken, progressive Muskelentspannung, Meditation)
- Soziale Kontakte pflegen
- Sinnstiftende Tätigkeiten verfolgen und lebenslang lernen (z. B. Sprachkurs)

**Ergänzend: Vorsorge und Prävention**

- Regelmäßige ärztliche Check-ups wahrnehmen
- Kontrolle der Blutwerte und anderer Gesundheitsmarker
- Bei Bedarf und in Absprache mit dem Arzt: gezielter Einsatz von Nahrungsergänzungsmitteln oder Medikamenten

# Hilfreiche Trainingsgeräte

Für das selbstständige Krafttraining musst du keine teuren Anschaffungen tätigen. Du kannst mit dem eigenen **Körpergewicht** wirkungsvoll deinen Körper kräftigen. In diesem Buch sind Übungen ergänzt, die mit **Fitnessband** oder **Kurzhanteln** ausgeführt werden. Mit den vorgestellten Übungen kannst du deinen Körper genauso effektiv wie im Fitnessstudio trainieren. Für ein ausgewogenes Ganzkörpertraining ist es wichtig, dass du eine Möglichkeit hast, die Bewegung »Zug von oben« auszuführen. Du kannst dies sehr gut mit dem **Fitnessband** machen, das du an einer hohen Befestigung anbringst. Empfehlenswert ist außerdem eine Stange, an der du hängen oder dich hochziehen kannst.

Für einige Übungen mit Fitnessband benötigst du einen Befestigungspunkt (**Anker**). Er muss stabil sein und darf nicht wegrutschen oder umfallen können. Welche Möglichkeit du nutzt, hängt von deinem Umfeld ab. Falls du eine Sprossenwand besitzt, kannst du das Band auf unterschiedlichen Höhen einfach fixieren. Alternativ kannst du für die untere Befestigung einen Bettkasten wählen, während sich für mittlere und hohe Befestigungspunkte eine fixierte Stange eignet. Ebenso kannst du den Türrahmen nutzen, wenn du einen Anker am Band anbringst und diesen zwischen Tür und Rahmen einklemmst.

Wähle aus deinen Möglichkeiten, und falls das Training einiger Übungen daheim im Haus oder Garten nicht möglich ist, kannst du eine Stange in einem Calisthenics-Park oder Trimm-dich-Pfad nutzen.

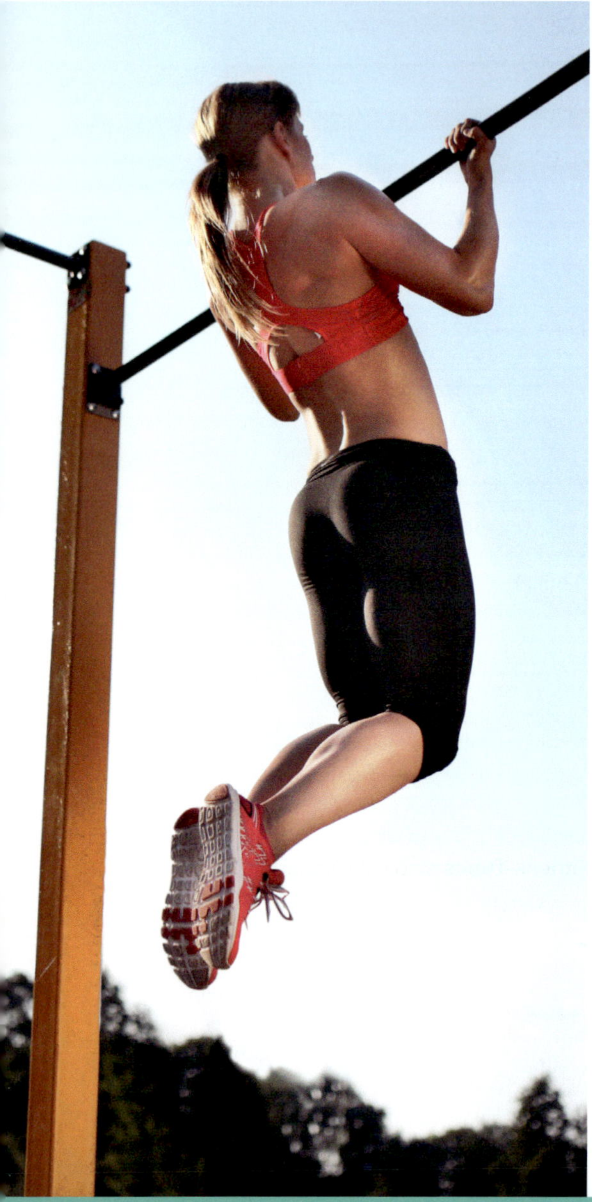

Das Zugtraining im Freien.

Hier sind Trainingsgeräte zur Ergänzung aufgeführt. Du kannst zudem Geräte verwenden, die du bereits besitzt. Überlege dir, was du wirklich brauchst – keinesfalls benötigst du alle Geräte. Das Fehlen von Equipment darf nicht als Ausrede dienen, um das Training ausfallen zu lassen.

## • Faszienrolle

Mit einer Hartschaumrolle, auch bekannt als Faszienrolle, Foamroller oder Massagerolle, kannst du gegen Verspannungen vorgehen und die Regeneration beschleunigen. Der Durchmesser sollte 15 cm sein und die Länge 30 cm, alternativ 45 cm. Im Handel wird eine gut verarbeitete Rolle (z. B. Blackroll®) für zirka 30 EUR angeboten. Wähle als Einsteiger keine harte Rolle. Wenn du keine Rolle verfügbar hast, kannst du ein Handtuch fest zusammenrollen und mit Tape fixieren.
Zudem lassen sich Faszienbälle, Lacrossebälle,Tennisbälle und Golfbälle zum Behandeln von schmerzenden Körperstellen und Triggerpunkten nutzen.

## • Fitnessband

Ein Fitnessband ist ein elastisches Band, das als Widerstand eingesetzt wird. Das Band kannst du überall mitführen, und gewährleistet somit, dass du auch auf einer Reise die Übungen ausführen kannst. Du kannst einen Türanker (z. B. Hook von Blackroll®, zirka 30 EUR) daran befestigen und es an einer Tür im Hotelzimmer nutzen.
Du hast eine Vielzahl von Fitnessbändern zur Auswahl, mit unterschiedlichen Farben, Größen, Formen, Widerständen/Stärkegraden und Herstellungsmaterialien wie Gummi, Kautschuk und Textilien. Die Bandbezeichnungen sind bei den Herstellern jedoch nicht einheitlich. Erwirb nur Bänder von renommierten Herstellern.
Du solltest zum Start zumindest zwei Bänder mit unterschiedlichen Widerständen besitzen: leichten und mittleren Widerstand.
Die **klassischen Fitnessbänder** sind an beiden Enden geöffnet und sind in unterschiedlichen Härten und Herstellungsmaterialen verfügbar. Die Bänder lassen sich bei Bedarf als Schlaufe binden. Weit verbreitet sind die Therabänder®, die schon lange in der Physiotherapie und im Reha-Training eingesetzt werden. Ein solches Band wird bei »K 11: Hoher Facepull« eingesetzt und kostet 7–15 EUR.
Ein **Loop-Band** ist ein Schlaufenband. Diese Bänder sind an beiden Enden miteinander verbunden und so hast du eine dehnbare Schlaufe für dein Training. Sie werden aus Naturkautschuk, Kunststoff oder hautfreundlichen Textilien gefertigt. Es gibt große und kleine Schlaufenbänder.
Die großen Schlaufenbänder lassen sich abhängig von ihrer Stärke für eine Vielzahl an Übungen einsetzen. Auch als Unterstützung bei »K 3: Klimmzug«, werden sie gerne genutzt, dort als Pull-up-Band bezeichnet. Die Preise sind sehr unterschiedlich und von der Banddicke abhängig.
Die kleinen Loop-Bänder, oft als **Miniband** bezeichnet, sind dünn und bilden eine kleine Schlaufe, mit einer Länge von 20–32 cm, doch lassen sich damit nicht alle Übungen durchführen. Die dünnen Bänder mit 1–2 cm Breite gibt es für 5–10 EUR.
**Fitness-Tubes** sind schlauchartige Bänder mit befestigten Griffen (»K 12: Bizeps-Curl«). Dies ermöglicht einen sicheren Griff, weniger Druck auf den Handinnenseiten bei intensivem Training und somit mehr Trainingskomfort. Erhältlich ist ein Fitness-Tube für 10–25 EUR.

## • Intervall-Timer

Das Training mit Zeitintervallen erfordert einen Timer. Du kannst einen Online-Timer nutzen, von denen zahlreiche im Internet kostenlos angeboten werden. Ein solcher Timer lässt sich leicht finden, indem du in eine Suchmaschine »Online Intervall Timer« oder »Online Tabata Clock« eingibst. Du kannst auch eine kostenfreie App mit Timer-Funktion auf dein Handy laden. Oder du kaufst einen Timer, der in guter Qualität ab 20 EUR angeboten wird.

## • Klimmzug-Stange

Eine Klimmzug-Stange kannst du für »K 5: Bandzug von oben« und »K 3: Klimmzug« einsetzen, und als Befestigungsanker für die Bandübungen. Zudem ist daran »Zug von vorn« möglich, wenn du die Stange in mittlerer Position befestigst, oder dich aus der Rücklage heranziehst.
Ein einfaches Modell einer Klimmzug-Stange lässt sich in den Türrahmen drehen und kostet 20–40 EUR. Ein anderes Modell lässt sich auf den Türrahmen einhängen und leicht wieder abhängen; dieses Gerät ist in guter Qualität ab 40 EUR erhältlich. Eine Vorrichtung mit fester Wand- oder Deckenbefestigung kostet ab 30 EUR, hochwertige Modelle mit unterschiedlichen Griffmöglichkeiten kosten erheblich mehr.

## • Kurzhanteln

Empfehlenswert sind Kurzhanteln mit Sternverschluss und unterschiedlichen Gewichtsscheiben, denn so lässt sich das Hantelgewicht schnell verändern. Für einen männlichen Fitnesssportler können zum Einstieg zwei Kurzhanteln mit variablem Gewicht von 10–15 kg pro Hantel genügen. Bei mittlerer Statur und regelmäßigem Training sollten zumindest zwei Kurzhanteln inklusive Gewichtsscheiben von jeweils 20–25 kg Gewicht verfügbar sein. Wenn ein Mann langfristig trainiert und eher kräftig ist, dann sind zwei Kurzhanteln inklusive Gewichtsscheiben von jeweils 30–40 kg sinnvoll.
Für eine Fitnesssportlerin empfehlen sich zwei Kurzhanteln mit variablem Gewicht von 5–10 kg; bei regelmäßigem Training und abhängig vom Körperbau 10–30 kg.
Die Preise sind abhängig von Hersteller und Verarbeitung sehr unterschiedlich; ein Set mit zwei Kurzhanteln von je 15 kg Gewicht kostet zirka 60–80 EUR.
Wenn du ein Hantelsortiment mit festen Gewichten und Ständer erwerben möchtest, dann sind die im Buch verwendeten Hexagon-Hanteln empfehlenswert.

## • Stepper

Einen Stepper kannst du nutzen, um die Füße »K 32: Wadenheben« oder die Hände darauf zu stützen und so die Übungsintensität zu verändern (»K 1: Liegestütz«). Auch kann er helfen, die geeignete Hangposition bei »K 3: Klimmzug« einzunehmen. Einen guten Stepper kannst du ab 55 EUR erwerben.

## • Trainingsmatte

Eine Trainingsmatte (z. B. Yoga-Matte) kannst du für Übungen in Bodenlage einsetzen. Alternativ kannst du die Übungen auf einem Teppich oder einem großen Handtuch ausführen.
Wähle eine Matte aus rutschfestem Material, damit du beim Üben auf glattem Boden sicher bist. Eine qualitativ gute Trainingsmatte bekommst du für 25–100 EUR.

# Wie dir das Buch hilft

Dieses Buch vermittelt dir ein umfassendes Konzept und Fitnessprogramm zum Thema Longevity, das auf dem aktuellen Stand der Wissenschaft basiert. Es zeigt dir, wie du deine Gesundheit aktiv förderst und langfristig von einem gesunden Lebensstil profitieren kannst.

- **Teil 1: Grundlagen von Longevity**
  Du erhältst einen Überblick über das Thema Longevity und erfährst, welche zentralen Elemente ein ganzheitliches Konzept für ein langes und gesundes Leben umfasst.

- **Teil 2: Ernährung für ein langes Leben**
  Dieser Abschnitt stellt eine gesunde, nährstoffreiche Ernährungsweise vor. Du lernst die wichtigsten Grundlagen, Prinzipien und Strategien kennen, z. B. wie du Körperfett reduzieren kannst. Außerdem werden Intervallfasten und Nahrungsergänzungsmittel erläutert. Ziel ist es, ein Ernährungskonzept zu entwickeln, das zu dir passt und das du somit langfristig durchführen kannst.

- **Teil 3: Erholung und seelische Gesundheit**
  Der Erfolg deines Programms hängt nicht nur von Bewegung und Ernährung ab, sondern auch von ausreichender Regeneration. Ebenso wichtig ist die Pflege der seelischen Gesundheit – ein oft unterschätzter Aspekt.

- **Teil 4: Fit durch Training**
  Du erfährst, welche Fitnesskomponenten für Langlebigkeit besonders wichtig sind: Kraft, Ausdauer und Beweglichkeit. Du bekommst grundlegendes Wissen und praxisnahe Tipps für ein effektives Training.

- **Teil 5: Dein 12-Wochen-Programm**
  Das Programm besteht aus drei aufeinander aufbauenden Phasen über insgesamt zwölf Wochen. Es unterstützt dich dabei, deine Fitness gezielt zu verbessern. Es werden auch Maßnahmen vorgestellt, mit denen du deine Regeneration und mentale Stärke fördern kannst.

- **Teil 6: Die Übungen**
  Hier findest du zahlreiche Fitnessübungen mit Varianten zur Vereinfachung und Intensivierung. Wähle immer eine Ausführung, die dir technisch korrekt möglich ist. Falls dir eine Übung so noch nicht gelingt, wähle eine leichtere Übung für denselben Muskelbereich.

## INFO: Über das Buch

Dieses Buch ist ein trainingsorientierter Einstieg in das Thema Longevity. Es unterstützt dich dabei, dein individuelles Gesundheitskonzept zu entwickeln – basierend auf den vier Säulen: Bewegung, Ernährung, Erholung und mentaler Gesundheit.
Es bietet dir ein effektives Trainingsprogramm, mit dem du deine Fitness aufbaust. Das Programm kannst du langfristig in deinen Alltag integrieren. Ergänzend sind regelmäßige Vorsorgeuntersuchungen wahrzunehmen.

# TEIL 2:
## Die Ernährung

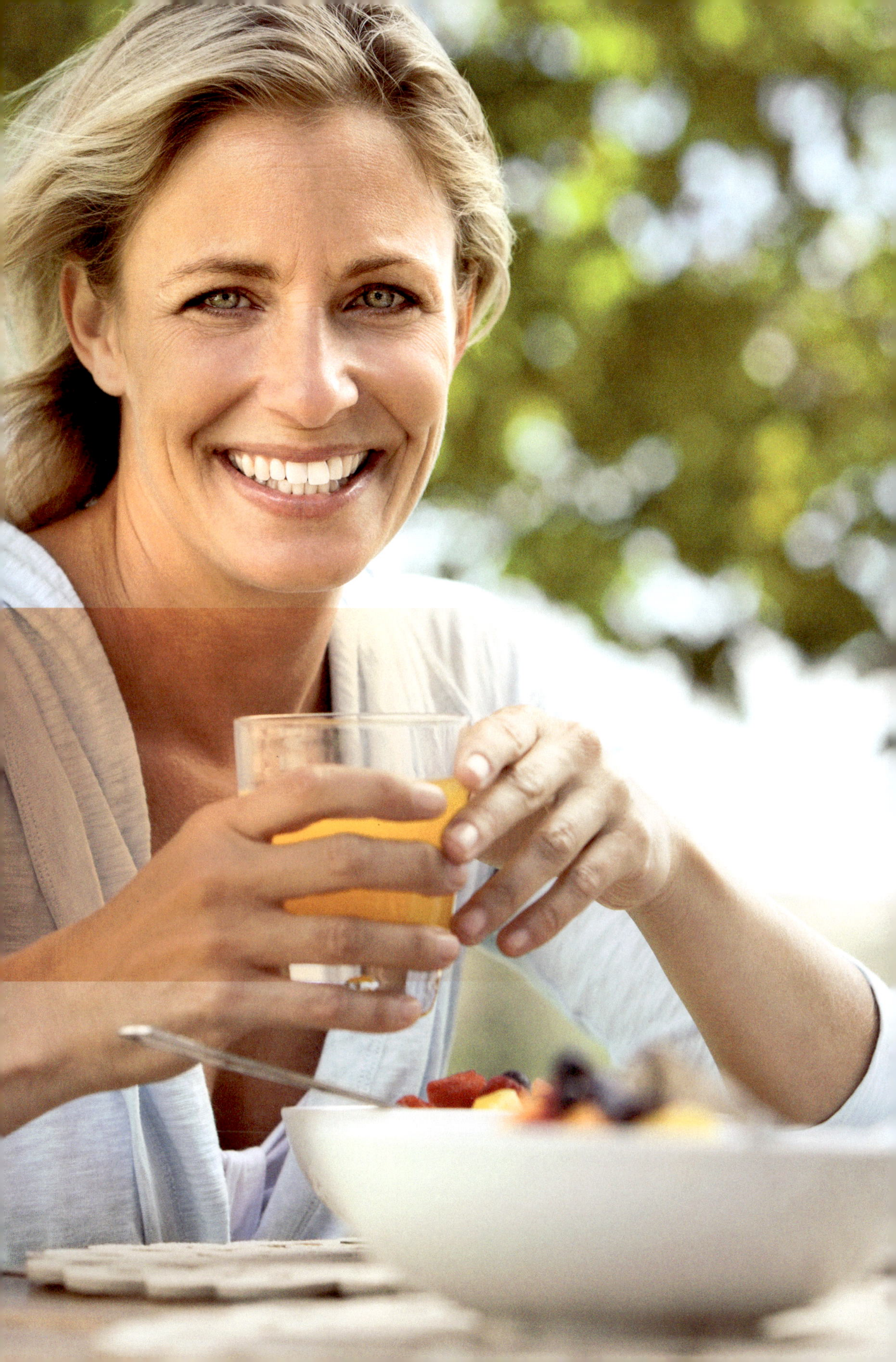

# Ernährungsgrundlagen

Die Ernährung hat maßgeblichen Einfluss auf deine körperliche und geistige Leistungsfähigkeit, deine Gesundheit sowie dein biologisches Alter – also den Zustand deines Körpers unabhängig vom tatsächlichen Alter. Sie kann für ein gutes Energielevel sorgen, die Regeneration fördern, das Immunsystem stärken, vor chronischen Erkrankungen schützen und das allgemeine Wohlbefinden verbessern.

In Forschungen zur Langlebigkeit wurden Regionen identifiziert, in denen Menschen besonders alt werden und dabei lange gesund bleiben – die sogenannten »Blue Zones«: Okinawa (Japan), Ikaria (Griechenland), Sardinien (Italien), Nicoya (Costa Rica) und Loma Linda (USA). Die Lebens- und Ernährungsgewohnheiten dieser Bevölkerungsgruppen bieten wertvolle Anregungen.

Die beliebte Mittelmeerdiät lässt sich gut in den Alltag integrieren: Sie basiert auf viel Gemüse, Hülsenfrüchten, Kräutern und gesunden Fetten (z. B. Olivenöl, Nüssen) sowie dem Vermeiden stark verarbeiteter Lebensmittel (u. a. Fast Food).

In den Medien tauchen ständig »neue« Ernährungstrends auf – oft getrieben von kommerziellen Interessen, etwa durch den Verkauf teurer Superfoods oder Nahrungsergänzungsmittel. Zudem ist die Forschung in vielen Bereichen noch lange nicht abgeschlossen, und Ergebnisse lassen unterschiedliche Interpretationen zu. Umso wichtiger ist es, sich an wissenschaftlich fundierte und bewährte Grundlagen zu halten.

Eine gesunde Ernährung sollte Teil eines ganzheitlichen Lebensstils sein, zu dem regelmäßige Bewegung, guter Schlaf, Stressbewältigung und erfüllende soziale Beziehungen gehören.

Es gibt keine perfekte Ernährung für alle. Entscheidend ist, dass du eine Strategie findest, die zu deinem Alltag passt und die du langfristig umsetzen kannst – ohne dauerhafte Einschränkungen oder Jo-Jo-Effekte.

Im Fokus stehen ausgewogene Mahlzeiten, nährstoffreiche Lebensmittel, ausreichend Flüssigkeit und das Meiden schädlicher Substanzen. Ernährung soll dir Kraft geben – nicht zur Belastung werden.

Dein individueller Bedarf hängt von Faktoren wie Alltag, sportlicher Aktivität, Muskelmasse, Gewicht und Körpergröße ab. Wer sportlich aktiv ist, braucht mehr Energie, Proteine und bestimmte Nährstoffe. Ein Mangel kann die Regeneration stören und die Verletzungsanfälligkeit erhöhen. Der Säure-Basen-Haushalt sollte im Gleichgewicht bleiben – basenreiche Lebensmittel wie Gemüse unterstützen das.

Auf den nächsten Seiten lernst du die wichtigsten Prinzipien gesunder Ernährung kennen. Du erfährst, wie du deine Kalorienbilanz im Blick behältst, ob Intervallfasten dir helfen kann und wann Nahrungsergänzungsmittel sinnvoll sein können.

Dabei geht es nicht darum, dich für kurzfristige Ziele (z. B. schnellen Gewichtsverlust oder starkes Muskelwachstum) mit Methoden zu quälen, die nicht zu dir passen – solche Maßnahmen lassen sich langfristig nicht durchhalten. Vielmehr geht es darum, langfristig gut zu dir zu sein – ohne übermäßigen Verzicht oder Druck.

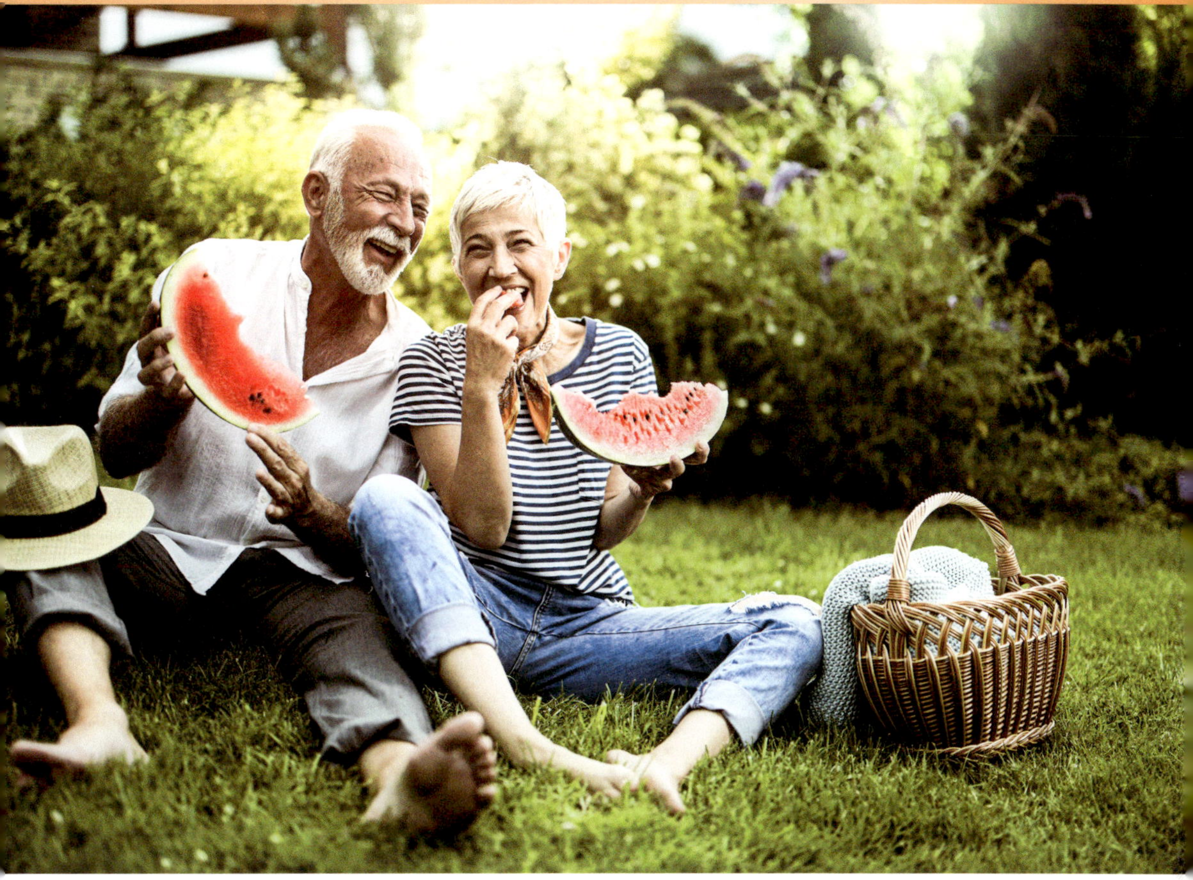

Gute Ernährung ist grundlegend für den Longevity-Lifestyle.

Achte bewusst darauf, wie dein Körper auf verschiedene Lebensmittel reagiert: Was tut dir gut, was weniger? Passe deine Gewohnheiten schrittweise an. Wähle, was für dich alltagstauglich ist und sich leicht in deinen Alltag integrieren lässt.

Entscheidend ist, dass deine Ernährung zu deinem Leben passt, dich stärkt und dir Freude bereitet – nicht Stress.

### Ernährungs-Hack: 3-Tage-Notizen

Führe drei Tage lang ein Ernährungstagebuch. Notiere, was du isst – und wie du dich dabei fühlst (Energie, Verdauung, Stimmung). Du erkennst schnell, welche Lebensmittel dir guttun – und entwickelst ein bewussteres Essverhalten.

# Bestandteile der Ernährung

Gleich, welche Nahrungsmittel wir zu uns nehmen: Im Stoffwechselprozess, also bei den Umwandlungsprozessen im Körper, werden die in der Nahrung enthaltenen Nährstoffe verarbeitet. Zu den Nährstoffen, die vom Körper verwertet werden können, zählen Kohlenhydrate, Fette, Eiweiße, Wasser, Vitamine und Mineralstoffe.
Die Nährstoffe werden je nach aufgenommener Menge in Makronährstoffe und Mikronährstoffe unterteilt. Wasser wird in diesem Buch zu den Makronährstoffen gezählt, obwohl es keine Energie liefert, da es essenziell ist und in großen Mengen aufgenommen wird. Die Unterscheidung von Mineralstoffen in Makro- und Spurenelemente erfolgt anhand des täglichen Mengenbedarfs.
Kohlenhydrate und Fette dienen hauptsächlich der Energielieferung. Zu den Ballaststoffen ist anzumerken, dass sie zwar keine Energielieferanten sind, aber dennoch wichtig für die Darmgesundheit und Verdauung sind. Eiweiß wird vorwiegend als Baustoff des Körpers genutzt. Wasser dient dem Transport von Substanzen im Körper und reguliert die Körpertemperatur. Die Hauptfunktion von Vitaminen und Mineralstoffen besteht in der Regulierung des Stoffwechsels.

## Nährstoffe in der Ernährung

**Makronährstoffe**

Kohlenhydrate
- Einfachzucker: z. B. Glukose, Fruktose
- Zweifachzucker: z. B. Saccharose, Laktose
- Mehrfachzucker: z. B. Stärke (verdaulich)
- Ballaststoffe (überwiegend unverdauliche Kohlenhydrate)

Fette
- Gesättigte Fettsäuren
- Einfach ungesättigte Fettsäuren
- Mehrfach ungesättigte Fettsäuren
- Transfettsäuren: ungesunde Fettsäuren, meistens industriell gehärtet; in geringer Menge tierischen Ursprungs vorkommend

Proteine (Eiweiße)
- Essenzielle Aminosäuren: 8 für Erwachsene, 9 für Kinder
- Nicht-essenzielle Aminosäuren: 12 für Erwachsene, 11 für Kinder

Wasser
- Essenziell, aber energielos

**Mikronährstoffe**

Vitamine
- Fettlöslich: Vitamine A, D, E, K
- Wasserlöslich: Vitamin C und B-Vitamine

Mineralstoffe
- Makroelemente: Calcium, Magnesium, Natrium, Kalium, Chlorid, Phosphor, Schwefel
- Spurenelemente (Mikromineralstoffe): Eisen, Zink, Jod, Fluorid, Selen, Kupfer, Mangan, Chrom, Molybdän, Kobalt

## • Kohlenhydrate

Kohlenhydrate umfassen Einfachzucker (Monosaccharide), Zweifachzucker (Disaccharide) und Vielfachzucker (Polysaccharide) und stellen die wichtigste Energiequelle für den menschlichen Organismus dar. Man unterscheidet zwischen einfachen Kohlenhydraten (z. B. Traubenzucker) und komplexen Kohlenhydraten (z. B. Stärke), je nach Länge und Aufbau der Zuckerkette. Einfache Kohlenhydrate gelangen schnell ins Blut und führen zu einem raschen Anstieg des Blutzuckerspiegels. Dieser sinkt jedoch ebenso schnell wieder ab, was zu Heißhunger führen kann.
Für die Umwandlung komplexer Kohlenhydrate benötigt der Organismus hingegen mehr Zeit. So wird die Energie dem Körper langsam zugeführt, weshalb komplexe Kohlenhydrate über einen längeren Zeitraum sättigend wirken. Einfache Kohlenhydrate finden sich beispielsweise in Süßigkeiten, Limonade und Weißmehlprodukten; komplexe Kohlenhydrate in Vollkornprodukten und Haferflocken.
Wähle häufig komplexe Kohlenhydrate auf vollwertiger Basis (z. B. Vollkornbrot, Vollkornreis, Vollkornnudeln). Vollwertkost sättigt nicht nur länger, sondern enthält auch mehr Vitamine und Mineralstoffe. So bleibst du im Alltag und beim Sport länger leistungsfähig und kannst schnell regenerieren.
Eine Umstellung der Essgewohnheiten solltest du allerdings schrittweise vornehmen, da sich der Körper erst an die Verdauung vollwertiger Kohlenhydrate gewöhnen muss.
Wenn die Aufnahme von Kohlenhydraten höher ist als der Verbrauch, wird die überschüssige Energie als Fettpolster gespeichert. Die Umwandlung in Fett verbraucht dabei einen Teil der aufgenommenen Kalorien.

## • Eiweiße

Eiweiße, auch Proteine genannt, sind die Grundbausteine unseres Körpers. Haut, Muskeln, Haare, Sehnen und Bänder bestehen zu einem wesentlichen Teil aus Proteinverbindungen. Proteine werden im Organismus fortlaufend auf-, ab- und umgebaut. Sie sind notwendig für die Reparatur der Körperzellen, den Muskelaufbau und das Immunsystem. Proteine setzen sich aus verschiedenen Aminosäuren zusammen. Acht beziehungsweise neun essenzielle Aminosäuren müssen dem Körper zugeführt werden (Histidin gilt bei Erwachsenen als semiessenziell, bei Kindern als essentiell); die übrigen kann der Körper selbst herstellen. Fisch und Milchprodukte enthalten reichlich Protein. Auch Fleisch ist eiweißreich, enthält jedoch teilweise viel Fett. Empfehlenswerte Eiweißquellen sind zum Beispiel Putenfleisch, Thunfisch und mageres Rindfleisch.
Du musst dem Körper täglich Eiweiß zuführen, da er sonst auf Muskeleiweiß zurückgreift und dadurch Muskulatur abbaut.
Wenn du mehr Eiweiß aufnimmst, als du benötigst, wandelt der Organismus es in Körperfett oder – bei Kohlenhydratmangel – in Glukose um.

## • Fette

Fette sind konzentrierte Energielieferanten und – ebenso wie alle anderen Nährstoffe – für den Körper lebensnotwendig. Die Qualität von Fetten lässt sich anhand der enthaltenen Fettsäuren unterscheiden. Man unterscheidet gesättigte, einfach ungesättigte und mehrfach ungesättigte Fettsäuren.
Von gesättigten Fettsäuren solltest du möglichst wenig verzehren, da deren häufiger

Konsum die Blutwerte negativ beeinflussen und zu erhöhten Cholesterinwerten führen kann. Gesättigte Fettsäuren erkennst du daran, dass sie bei Zimmertemperatur eine feste Konsistenz haben (z. B. Butter und Speck).
Aus gesundheitlicher Sicht gelten insbesondere industriell gehärtete Transfettsäuren als bedenklich (z. B. in manchen Backwaren und Frittierfetten).
Wertvoller sind einfach und mehrfach ungesättigte Fettsäuren. Diese Fette musst du dem Körper zuführen, da er sie nicht selbst herstellen kann. Einfach ungesättigte Fettsäuren sind u. a. in Olivenöl und Nüssen enthalten. Mehrfach ungesättigte Fettsäuren finden sich z. B. in fettreichem Fisch, Leinöl, Sonnenblumenöl und Walnüssen.
Ersetze gesättigte Fettsäuren möglichst durch einfach und mehrfach ungesättigte Fettsäuren. Du kannst beim Zubereiten von Speisen Margarine und Butter durch hochwertige pflanzliche Öle ersetzen.

## • Wasser

Der menschliche Körper besteht zu 50–70 Prozent aus Wasser – abhängig von Alter, Körperzusammensetzung und Geschlecht. Wasser ist Transportmittel für Nähr- und Abfallstoffe. Es ist beteiligt an Stoffwechselprozessen und reguliert die Körpertemperatur über die Schweißabgabe. Dabei wird die Wärme über die Schweißverdunstung an der Hautoberfläche abgegeben. Training erhöht die Körperwärme, wodurch die Schweißproduktion steigt. Die Menge hängt von Trainingsintensität, Außentemperatur und Luftfeuchtigkeit ab.
Es ist notwendig, dass du täglich mindestens zwei Liter Flüssigkeit trinkst – bei hohen Temperaturen und körperlicher Aktivität entsprechend mehr. Wasser eignet sich dafür am besten. Koffeinhaltige Getränke sind zur Deckung des Flüssigkeitsbedarfs nur eingeschränkt geeignet, und Alkohol ist ungeeignet, da er die Wasserausscheidung erhöht.
Durch intensive Trainingsbelastung steigt die Schweißabgabe deutlich. Trinke deshalb auch beim Training, da ansonsten die Gefahr besteht, dass dein Körper dehydriert. Beim Schwitzen werden vermehrt Elektrolyte ausgeschieden, weshalb du mineralhaltiges Wasser wählen solltest.

## • Vitamine

Vitamine sind organische Verbindungen, die für zahlreiche Stoffwechselprozesse im Körper unverzichtbar sind. Bereits geringe Veränderungen im Vitaminhaushalt können weitreichende Auswirkungen haben. Vitamin C stärkt beispielsweise das Immunsystem, weshalb sich bei einer Erkältung oder bei einer deutlichen Steigerung der Trainingsintensität eine erhöhte Zufuhr lohnen kann. Es gibt jedoch auch Vitamine, deren übermäßige Aufnahme negative Folgen haben kann. Deshalb solltest du nicht unbedarft auf die zahlreichen im Handel erhältlichen Vitaminpräparate zurückgreifen.
Verzehre besser täglich frisches Obst, denn so bist du mit Vitaminen versorgt und benötigst in der Regel keine Vitaminpräparate. Wenn du dennoch solche Mittel einnehmen möchtest, solltest du dich mit deinem Arzt besprechen oder dich zumindest in der Apotheke beraten lassen.
Greife so oft wie möglich auf reif geerntetes Obst aus der Region zurück, da es dann den höchsten Vitamingehalt aufweist. Entscheidend für die Vitaminbilanz ist die Aufnahme über mehrere Tage hinweg. Es ist daher nicht schlimm, wenn du an einem Tag weniger Vitamine aufnimmst – iss einfach am nächsten Tag wieder frisches Obst.

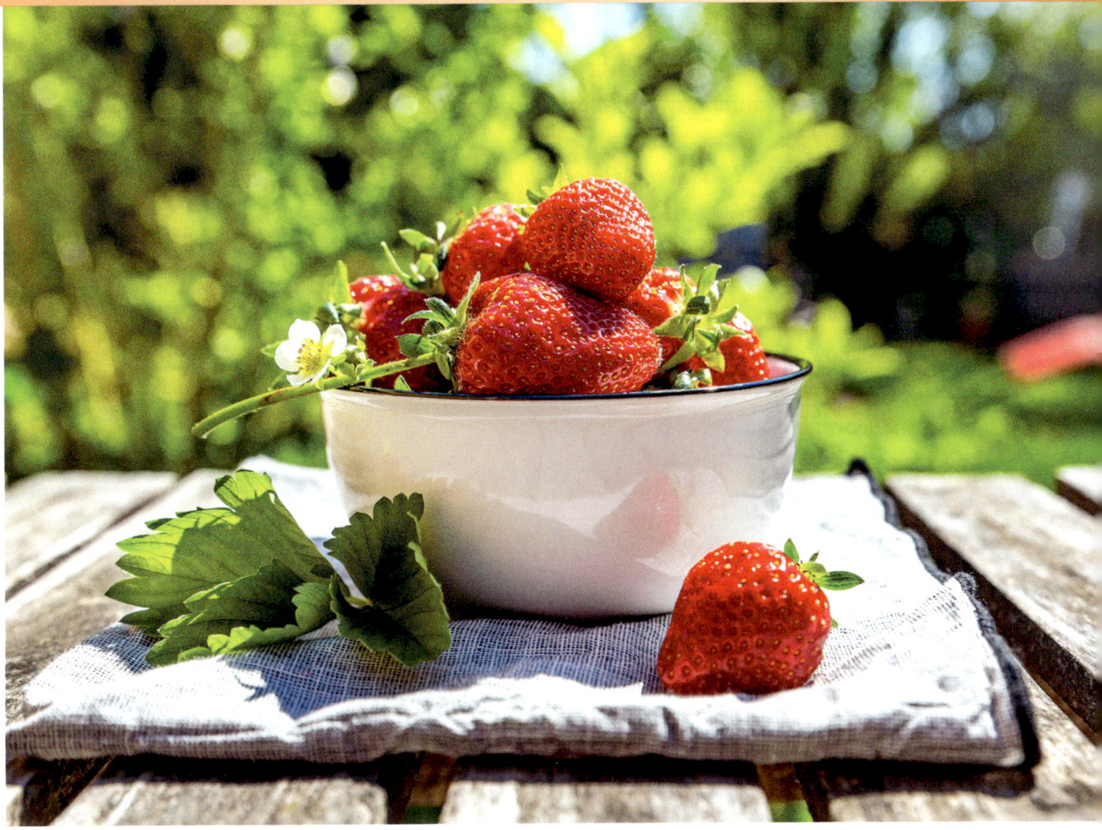

Erdbeeren – natürlich reich an Vitamin C.

## • Mineralstoffe

Mineralstoffe sind essenzielle Mikronährstoffe, die u. a. am Aufbau der Knochensubstanz und an zahlreichen Stoffwechselvorgängen im Körper beteiligt sind, beispielsweise an der Regulierung des Wasserhaushalts.

Mineralstoffe haben keine direkt leistungssteigernde Wirkung. Daher ist es bei normaler körperlicher Belastung in der Regel nicht notwendig, Nahrungsergänzungsmittel einzunehmen. Zur Deckung des normalen Mineralstoffbedarfs reicht meist eine ausgewogene Ernährung aus.

Wenn bei dir jedoch ein Mangel besteht, z. B. weil du über einige Wochen sehr intensiv trainierst, dann können Nahrungsergänzungsmittel sinnvoll sein, da ein Mineralstoffmangel zu körperlichen Beeinträchtigungen führt. Ein Magnesiummangel verursacht beispielsweise Muskelkrämpfe, ein Zinkmangel kann die Infektanfälligkeit erhöhen. Achte deshalb in stressigen Lebensphasen ebenso wie bei starker Trainingssteigerung auf eine ausreichende Versorgung mit Mineralstoffen.

Für eine starke Supplementierung mit Nahrungsergänzungsmitteln, wie es manche Longevity-Vorreiter praktizieren, gilt für Mineralstoffe ebenso wie für Vitamine: Nimm keine hohen Dosierungen unbedarft ein.

Der tatsächliche Bedarf sollte durch ein Blutbild festgestellt und regelmäßig kontrolliert werden (siehe Nahrungsergänzungsmittel, Seiten 41–45).

# Prinzipien

Die notwendige Energie für Alltag, Beruf und Sport schöpfst du aus einer gesunden, bedarfsgerechten Ernährung. In deinem Longevity-Projekt ist es entscheidend, eine Ernährungsweise zu finden, die zu dir passt: individuell, alltagstauglich und langfristig gut umsetzbar.

Berücksichtige die folgenden Prinzipien, so bist du leistungsfähig, regenerierst schnell und förderst deine Gesundheit.

Mediterrane Ernährung steht für Genuss und Gesundheit.

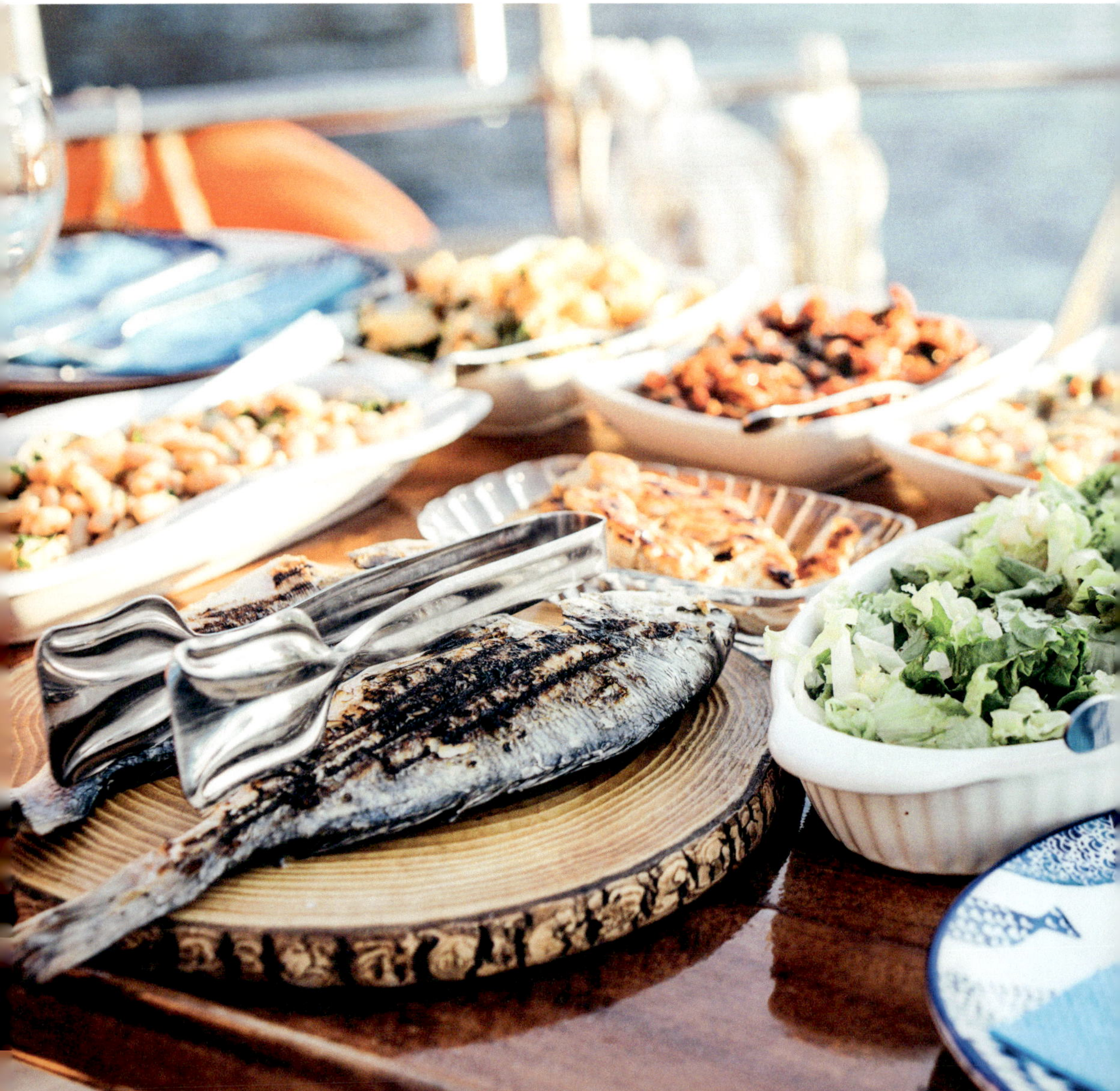

## PRINZIP 1:
## Regelmäßige Mahlzeiten

Nimm deine Mahlzeiten möglichst zu festen Zeiten ein. Iss langsam und kaue gründlich, um die Verdauung zu unterstützen. Für viele Menschen hat sich eine Einteilung in drei Hauptmahlzeiten bewährt: Frühstück, Mittagessen und Abendessen. Das bedeutet nicht, dass du große Mengen verzehren sollst, sondern es gilt, die Nahrungsmenge an deinen Bedarf anzupassen. Ergänzend können Zwischenmahlzeiten am Vormittag oder Nachmittag sinnvoll sein.

Das Abendessen planst du am besten am frühen Abend. Falls du zu dieser Zeit trainierst, verschiebst du die Mahlzeit auf danach. Grundsätzlich solltest du abends eher wenig essen, vor allem wenn dein Ziel die Körperfettreduktion ist.
Hier sind Vorschläge zur Ernährungsplanung, die du an deinen Alltag anpassen kannst.
Falls du Intervallfasten mit der 16:8-Methode (Seite 40) oder einem ähnlichen Zeitintervall durchführst, entfällt entweder das Frühstück oder das Abendessen.

**Vorschlag Essensplan (mit und ohne Training)**

| | Kein Training | Training morgens (6–7 Uhr) | Training mittags (12–13 Uhr) | Training abends (17–18 Uhr) |
|---|---|---|---|---|
| Frühstück | 7:00 Uhr | 7:30–8:00 Uhr | 7:00 Uhr | 7:00 Uhr |
| Snack (optional) | 10:00 Uhr | 10:00 Uhr | 10:00 Uhr | 10:30 Uhr |
| Mittagessen | 12:30 Uhr | 12:30 Uhr | 13:30–14:00 Uhr | 13:00–13:30 Uhr |
| Snack (optional) | 15:30 Uhr | 15:30 Uhr | 15:30–16:00 Uhr | 16:00 Uhr |
| Abendessen | 18:00 Uhr | 18:00 Uhr | 18:00 Uhr | 18:30–19:00 Uhr |

## PRINZIP 2: Genug Eiweiß

Als körperlich aktiver Mensch musst du darauf achten, dass du genügend Eiweiß zu dir nimmst. Empfehlenswert sind fettarme Eiweißquellen wie mageres Fleisch, Fisch, Eier, fettarme Milchprodukte (z. B. Magerquark und Hüttenkäse), Hülsenfrüchte und Tofu. Auch Molkeneiweiß (Whey) hat einen sehr hohen Eiweißanteil und nur einen sehr geringen Fettanteil.

Die tägliche Eiweißmenge sollte zwischen 1,5 und 2 g pro Kilogramm Körpergewicht liegen. Bei dem Ziel »Muskelaufbau« und während einer Diät solltest du dich eher an 2 g orientieren; bei eher geringer körperlicher Aktivität genügen meist 1,5 g. Bei einem Körpergewicht von 70 kg entspricht das 105–140 g Eiweiß pro Tag, bei 100 kg entsprechend 150–200 g.

Wichtig ist, dass du das Eiweiß über den Tag verteilt aufnimmst. Wenn du versuchst, deinen gesamten Eiweißbedarf mit nur einer Mahlzeit zu decken, wird keine optimale Eiweißverwertung gewährleistet. Zudem kann dein Körper darauf so reagieren, dass du Magenschmerzen bekommst und eine große Menge wieder ausscheidest, häufig etwa nach dem Verzehr großer Mengen Magerquark. Eine über den Tag verteilte Aufnahme stellt sicher, dass dein Körper die Proteine verwerten kann und kontinuierlich mit den benötigten Aminosäuren versorgt wird.

Die Angaben sind Orientierungswerte und das genaue Überprüfen ist im Alltag meist zu aufwendig. Zudem enthalten viele Lebensmittel, die nicht als klassische Eiweißträger gelten, geringe Mengen Protein. Achte deshalb darauf, bei den drei Hauptmahlzeiten jeweils eine eiweißreiche Komponente zu verzehren. Falls das nicht möglich ist, könnenZwischenmahlzeiten wie Proteinshakes und Eiweißriegel helfen, deinen Tagesbedarf zu decken.

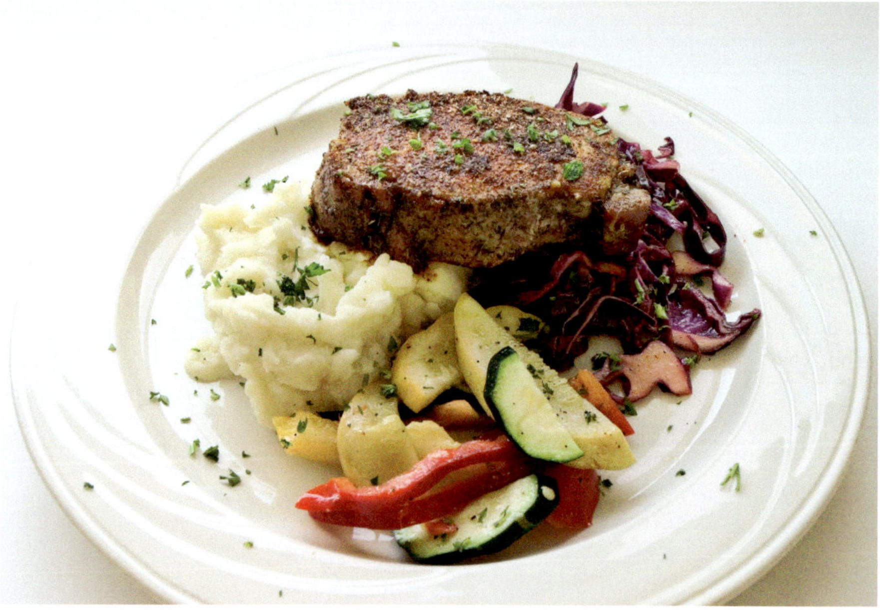

Steak genießt man am besten mit einer gesunden Beilage.

## Wichtige Eiweißquellen

(Nährwerte pro 100 g)

Die folgenden Angaben beziehen sich auf 100 g des jeweiligen Lebensmittels. Die Werte können je nach Quelle und Produkt leicht variieren, liegen jedoch in der Regel recht nah beieinander.

Zur Orientierung kannst du ein Hühnerei mit etwa 6 g Eiweiß kalkulieren. Mandeln besitzen viele wertvolle Fette und sind deshalb auch aufgeführt. Beim Whey-Proteinpulver können die Werte je nach Produkt etwas schwanken.

| **Lebensmittel (100 g)** | **Eiweiß (g)** | **Kohlenhydrate (g)** | **Fett (g)** |
|---|---|---|---|
| Garnelen | 18,6 | 0 | 1,4 |
| Harzer Käse | 30,0 | 0 | 0,7 |
| Hähnchenbrust | 22,0 | 0 | 1,0 |
| Hühnerei | 13,0 | 1,0 | 11,0 |
| Hüttenkäse (Magerstufe) | 13,3 | 1,4 | 3,3 |
| Lachsfilet | 23,0 | 0 | 7,0 |
| Rote Linsen (trocken) | 25,5 | 50,0 | 1,5 |
| Mandeln | 19,0 | 4,0 | 54,0 |
| Parmesan | 35,0 | 0 | 26,0 |
| Putenfleisch | 23,0 | 0 | 2,0 |
| Magerquark | 13,5 | 4,0 | 0,2 |
| Rindsteak | 28,0 | 0,3 | 12,0 |
| Gekochter Schinken | 23,0 | 0 | 4,0 |
| Schweineschnitzel (mager) | 22,0 | 0 | 1,9 |
| Thunfisch (in Wasser) | 25,0 | 0 | 0,8 |
| Tofu | 15,5 | 2,8 | 5,6 |
| Whey-Proteinpulver | 78,5 | 5,8 | 3,8 |

## PRINZIP 3:
## Viel Gemüse und Salat, etwas Obst

Achte auf eine abwechslungsreiche Ernährung mit viel Gemüse. Es liefert wichtige Nährstoffe, ist kalorienarm und wirkt als Basenträger, um die säurebildenden Eiweißträger auszugleichen – ein wichtiger Beitrag zur Förderung der Langlebigkeit.

Besonders wertvoll sind Brokkoli, Blumenkohl, Kraut und Spinat, von denen du möglichst oft und viel essen kannst. Die Gemüsemenge in einer Mahlzeit sollte idealerweise die dreifache Menge der eiweißhaltigen Lebensmittel übersteigen. Wähle frisches Gemüse, und falls das nicht verfügbar ist, greife auf Tiefkühlgemüse statt Dosengemüse zurück. Rohkost solltest du besser bis zum Nachmittag essen, da sie schwer verdaulich ist.

Am Abend kannst du leicht gedünstetes Gemüse wählen.

Salate mit gesundem Öl (z. B. Olivenöl) solltest du ebenfalls oft verzehren. Bereichere Salate mit Kräutern und Sprossen, und füge Pilze und Nüsse hinzu. Wenn du Rohkost gut verträgst, dann kannst du auch abends einen Salat genießen, ansonsten zum Mittag.

Eine ausgewogene Aufteilung eines Mittagsessens umfasst: ein Viertel Eiweißträger (z. B. Fleisch oder Fisch), mindestens zwei Viertel Gemüse und Salat und höchstens ein Viertel Kohlenhydrate (z. B. Reis oder Nudeln). So stellst du sicher, dass du dich ausgeglichen ernährst und deinen Körper nicht übersäuerst.

Obst ist ebenso ein wichtiges Nahrungsmittel, da es viele Vitamine, Mineralstoffe und Ballaststoffe enthält und somit basenreich ist. Wähle frisches Obst, da es viel mehr Vitamine enthält als früh geerntetes Obst, und variiere deine Auswahl.

Du solltest allerdings Obst aufgrund des hohen Fruchtzuckergehalts nicht in zu großen Mengen essen und es bei einer geplanten Gewichtsabnahme reduzieren. Generell sind 1–2 Portionen in der Größe einer Faust pro Tag empfehlenswert, etwa beim Frühstück oder als Zwischenmahlzeit.

Ist eine solche Ernährungsweise für dich nicht durchführbar, weil du eine Abneigung gegenüber großen Mengen Rohkost hast, dann kann eine Nahrungsergänzung mit Vitaminen und Mineralstoffen sinnvoll sein. Das gilt auch bei sehr intensivem Trainingspensum und einer deutlichen Gewichtsreduktion.

### Hack: Gesunde Mischung

Setze auf eine bunte Mischung aus Gemüse und Salat und genieße dazu ab und zu etwas frisches Obst.

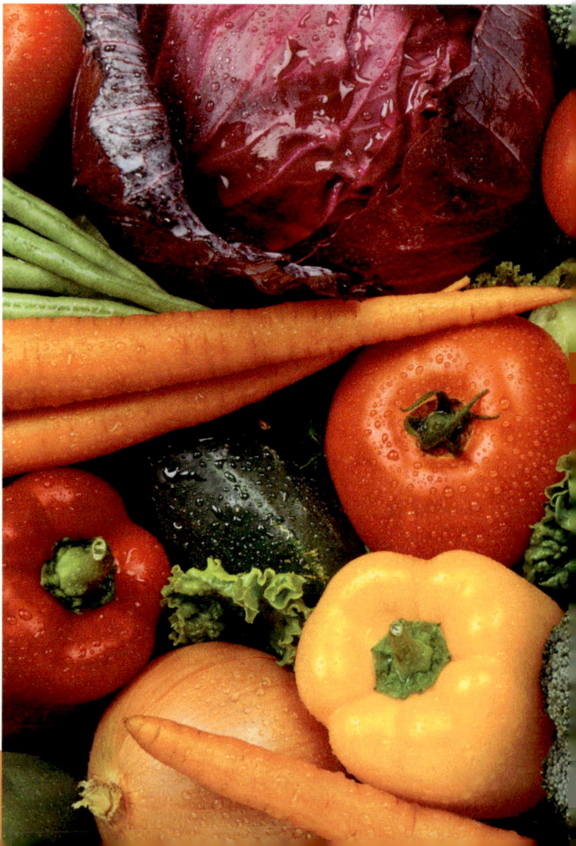

## PRINZIP 4:
## Hochwertige Fette, aber nicht zu viel

Fette enthalten viele Kalorien und können, wenn sie in großen Mengen verzehrt werden, zu einer Zunahme des Körperfetts führen. Achte deshalb darauf, den Fettanteil in der Ernährung eher gering zu halten. Nutze zum Beispiel fettarme Milch für dein Müsli. Die Frühstückseier kannst du kochen oder mit möglichst wenig Öl in der Pfanne zubereiten. Wenn du nicht auf die Butter auf deinem Frühstücksbrötchen verzichten willst, dann halte die Menge möglichst gering. Eine bessere Wahl ist Hüttenkäse als Aufstrich, den du mit etwas Marmelade oder Honig verfeinern kannst.

Du darfst jedoch nicht auf wertvolle Fette verzichten, denn einige essenzielle Fette wie Omega-3-Fettsäuren kann der Körper nicht selbst herstellen. Daher müssen diese Fette über die Nahrung aufgenommen werden.

Fette sind für viele Prozesse im Stoffwechsel wichtig, und einige Vitamine können nur in Verbindung mit Fett aufgenommen werden. Gesunde Fette befinden sich u. a. in hochwertigen pflanzlichen Ölen wie Olivenöl und Leinöl, in Avocados, Nüssen und Samen sowie in fettreichen Fischen, die sich von Algen ernähren. Diese Nahrungsmittel solltest du regelmäßig, aber in Maßen konsumieren. Verzehre generell mehr Fette aus pflanzlichen als aus tierischen Quellen.

Nüsse eignen sich als wertvoller Fettlieferant gut für eine Zwischenmahlzeit, auch in Verbindung mit Trockenfrüchten. Als besonders hochwertig gelten Mandeln. Die richtige Menge an Nüssen lässt sich anhand von zwei Fingern vorstellen – eine kleine Menge täglich reicht, um gut versorgt zu sein.

Reduziere fettreiche Produkte wie fette Wurst, fetten Käse, fettes Fleisch, Butter und Margarine, da sie viele gesättigte Fettsäuren enthalten. Minimiere auch den Konsum von Transfettsäuren, die häufig in industriell hergestellten Lebensmitteln wie Fertiggerichten, Kuchen und Gebäck vorkommen. Außerdem solltest du möglichst auf Frittierfette verzichten.

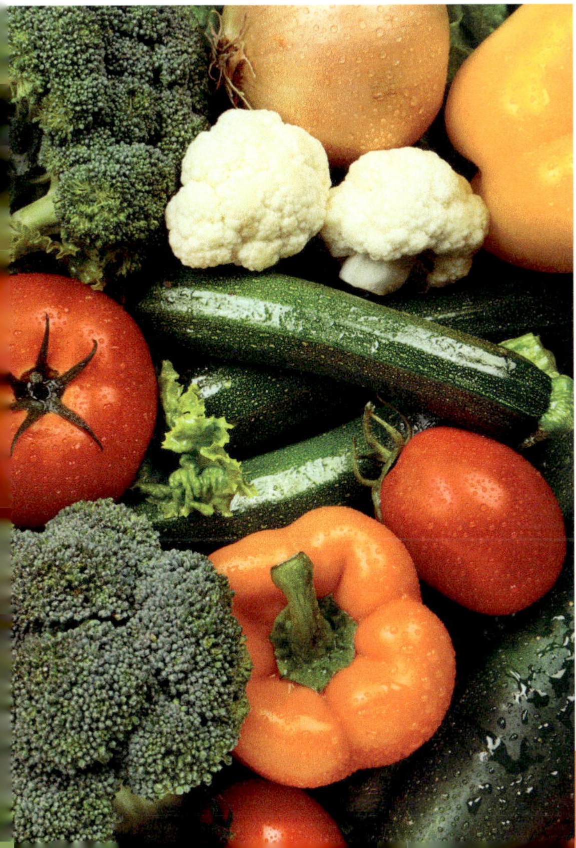

Frische und unverarbeitete Lebensmittel sind besonders nährstoffreich.

## PRINZIP 5: Kohlenhydratmenge kontrollieren

Kohlenhydratreiche Nahrungsmittel sind wichtig, allerdings solltest du nicht zu viel davon verzehren. Die für dich passende Menge hängt von deiner körperlichen Aktivität sowie von der Intensität und den Zielen deines Trainings ab. Wenn du mit deinem Körperfettanteil zufrieden bist und dich im Alltag und beim Training leistungsbereit fühlst, dann hast du die richtige Balance gefunden.
Willst du hingegen Gewicht beziehungsweise Körperfett reduzieren, solltest du die Menge an Kohlenhydraten sowie die gesättigten Fettsäuren einschränken. Besonders wichtig ist es, den Verzehr von kurzkettigen Kohlenhydraten zu reduzieren, die in Lebensmitteln wie Weißbrot, Nudeln, geschältem Reis und Süßigkeiten enthalten sind. Stattdessen solltest du möglichst oft vollwertige Kohlenhydrate essen, wie Vollkornreis, Vollkornnudeln und Vollkornbrot. Auch Kartoffeln sind eine empfehlenswerte Quelle für Kohlenhydrate.
Für die meisten Menschen ist es ratsam, morgens eine eher größere Menge Kohlenhydrate aus vollwertigen Lebensmitteln zu essen, um Energie und Kraft für die Tagesaufgaben zu haben. Beim Intervallfasten hingegen verzichten viele auf das Frühstück und berichten, dass sie damit gut zurechtkommen. Teste, was für dich gut funktioniert.
Auch mittags kannst du Kohlenhydrate (z. B. aus Getreideerzeugnissen) verzehren. Abends hingegen solltest du die Kohlenhydratzufuhr möglichst reduzieren. Beachte aber, dass du nach dem Training Kohlenhydrate essen solltest; und falls du abends trainierst, auch danach noch eine kleine Menge.

Wähle Gemüse, Salat, Obst und Kräuter möglichst frisch.

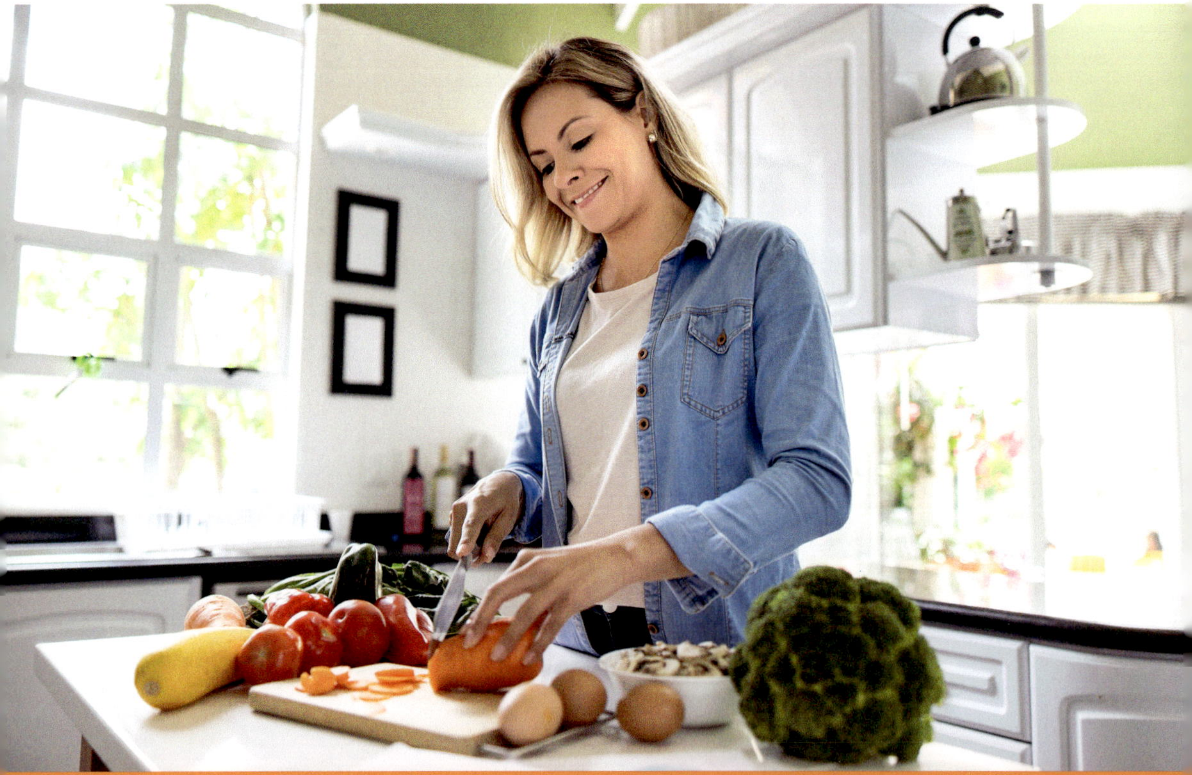

## PRINZIP 6:
## Ernähre dich naturbelassen und wähle Freilandhaltung

Wähle Gemüse, Salat, Obst und Kräuter möglichst frisch und unverarbeitet, statt Produkte mit Konservierungsstoffen zu kaufen. Greife zu saisonalen, reif geernteten Lebensmitteln aus regionalem Anbau. Stark verarbeitete Lebensmittel wie Fertiggerichte oder Konserven enthalten häufig viel weniger essenzielle Nährstoffe und dafür mehr Kalorien, Salz, Zucker und ungesunde Fette.
Lagere frische Nahrungsmittel richtig und verzehre sie möglichst oft roh – sofern das Gemüse dafür geeignet ist und du es gut verträgst. Gemüse, das du nicht roh isst, solltest du mit möglichst wenig Hitze und in geringer Flüssigkeit dünsten. Nutze den dabei entstehenden Gemüsesud für die Zubereitung einer Brühe, damit möglichst wenige Nährstoffe verloren gehen. Am besten kochst du regelmäßig selbst, um die optimale Zusammenstellung und Zubereitung der Mahlzeiten sicherzustellen.
Wähle Fleisch möglichst aus artgerechter Freilandhaltung. Freilaufende Tiere ernähren sich in der Regel besser und können durch die Bewegung mehr Muskulatur aufbauen, wodurch ihr Fleisch eine höhere Menge an Aminosäuren, Mineralstoffen und Vitaminen enthält. Wild gefangener Fisch ist oft nährstoffreicher als Zuchtfisch, der oftmals minderwertig gefüttert wird. Fleisch aus Freilandhaltung und wild gefangener Fisch sind zwar deutlich teurer, doch ist der Nährwert so viel besser, dass sie als Eiweißträger kaum mit Stallfleisch und Zuchtfisch vergleichbar sind.

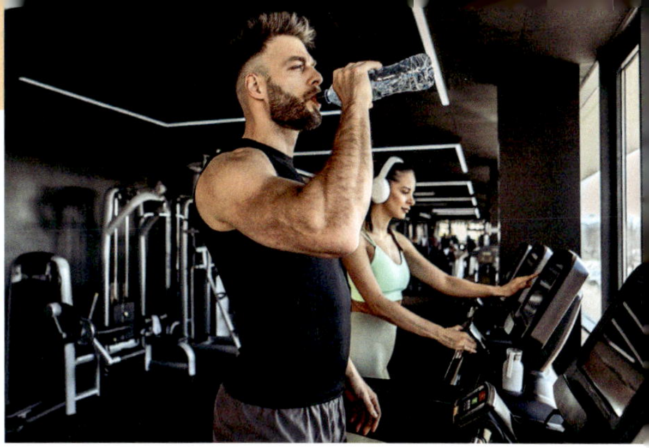

Vergiss nicht zu trinken – besonders bei intensiven Einheiten.

## PRINZIP 7:
## Viel trinken

Damit du sportliche Leistung erbringen kannst, musst du darauf achten, ausreichend Flüssigkeit zu dir zu nehmen. Bereits ein Verlust von etwa 2 % des Körperwassers kann die körperliche Leistungsfähigkeit deutlich beeinträchtigen. Ein Verlust von 5 % hat starke Auswirkungen auf Kreislauf und Leistungsfähigkeit.
Auch wenig aktive Menschen sollten täglich 2–2,5 Liter Flüssigkeit aufnehmen, um den Flüssigkeitsverlust zu ersetzen. Wenn du intensiv trainierst und stark schwitzt, erhöht sich der Flüssigkeitsbedarf entsprechend. Zwar nehmen wir auch Wasser über wasserreiches Obst und Gemüse auf, dennoch solltest du zusätzlich mindestens 1,5–2 Liter Mineralwasser oder ungesüßten Tee trinken.
An Trainingstagen solltest du 2,5–3,0 Liter trinken – bei hohen Temperaturen, starkem Schwitzen oder gezielter Körperfettreduktion noch mehr. Überprüfe gelegentlich, ob du tatsächlich ausreichend trinkst, indem du deine Trinkmenge über den Tag hinweg notierst.
Achte bei der Auswahl deines Mineralwassers auf einen hohen Gehalt an Magnesium, Kalium und Natrium. Wähle ein stilles oder nur leicht kohlensäurehaltiges Wasser, da zu viel Kohlensäure bei manchen Menschen Magenbeschwerden verursachen kann.

Alkoholhaltige Getränke sind zur Deckung des Flüssigkeitsbedarfs ungeeignet. Auch koffeinhaltige Getränke sind nicht empfehlenswert, da sie – zumindest in größerer Menge – harntreibend wirken und somit zu verstärkter Wasserausscheidung führen. Deshalb empfiehlt es sich, Energydrinks und Kaffee stets mit einer zusätzlichen Menge Mineralwasser zu kombinieren.

## PRINZIP 8: Iss kontrolliert und bewusst

Iss zu regelmäßigen Zeiten, nimm dir Zeit für deine Mahlzeiten und kaue gründlich, um die Verdauung zu unterstützen. Dies ermöglicht auch, dass du rechtzeitig ein Sättigungsgefühl entwickelst. Achte auf eine angemessene Portionsgröße; iss nicht zwangsläufig alles auf, nur damit Teller und Töpfe leer sind.
Wie du die Mahlzeiten optimal zusammensetzt, hängt von Lebensstil, Fitnesszielen und der Uhrzeit deines Trainings ab. Es gilt, durch bewusste Nahrungsaufnahme herauszufinden, was deinem Körper guttut und ihn optimal bei der Leistungserbringung unterstützt.
Eiweißreiche Lebensmittel sollten Bestandteil aller drei Hauptmahlzeiten sein. Am besten ist es, wenn du auch morgens Gemüse verzehrst, um eine mögliche Übersäuerung des Körpers zu vermeiden. Wenn dir das nicht schmeckt, dann gleiche die säurebildenden Eiweißträger mit Obst aus.
Generell solltest du Kohlenhydrate eher wenig und diese vorrangig morgens und mittags verzehren. Empfehlenswert sind vollwertige Kohlenhydrate (z. B. vollwertiges Müsli, Haferflocken oder Vollkornbrot zum Frühstück). Wenn du jedoch abends das Training ausführst, dann benötigt dein Körper auch danach eine kleine Menge an Kohlenhydraten.
Zwischen den Hauptmahlzeiten können ein oder zwei kleine Snacks sinnvoll sein. Empfehlenswert sind beispielsweise Nüsse, Obst, Gemüsesnacks, Eiweißriegel oder Eiweißshakes. Vermeide Süßigkeiten und achte bei den Snacks auf eine moderate Menge. Wenn es dir eher schwerfällt, Rohkost am Abend zu verdauen, dann iss sie bis zum frühen Nachmittag. Am Abend kannst du leicht gedünstetes Gemüse wählen.

## PRINZIP 9: Richtige Kombination der Nahrungsmittel

Es ist wichtig, dass du die Nahrungsmittel richtig miteinander kombinierst. Tierische Eiweißträger sind stark säurehaltig. Das bedeutet jedoch nicht, dass du als sportlich aktiver Mensch darauf verzichten solltest. Ansonsten ist die Einhaltung der notwendigen Eiweißmenge schwierig – aber dennoch möglich. Achte vielmehr darauf, dass du möglichst in jeder Mahlzeit säurebildende Nahrung mit basenbildenden Nahrungsmitteln wie Gemüse, Salat und Obst ausgleichst. Ein Stück Fleisch oder Fisch sollte etwa mit der dreifachen Menge an Basenbildern, hauptsächlich aus Gemüse, kombiniert werden. Wenn deine Zwischenmahlzeiten basisch sind, kann die Menge etwas geringer sein.
Generell kannst du immer viel Gemüse und Salat essen – solange die Soße beziehungsweise das Dressing gesund ist. Du kannst dir das Vorgehen bildlich so vorstellen: Wenn du ein Stück Fleisch oder Fisch in der Größe deiner Handfläche isst, kombiniere es mit mindestens zwei Fäusten Gemüse – am besten ergänzt durch etwas Salat. Ist der Umfang des Eiweißträgers größer, solltest du entsprechend die Menge an basenbildenden Lebensmitteln steigern.

## PRINZIP 10: Ernährung und Training abstimmen

Nach einer Hauptmahlzeit ist es ratsam, dass du 2–3 Stunden wartest, bevor du mit einer Trainingseinheit beginnst. Vor einer langen und/oder intensiven Trainingseinheit kannst du einen kleinen kohlenhydrathaltigen Snack (z. B. Banane, Brot mit Honig) verzehren, um mehr Energie verfügbar zu haben. Auf eine fettreiche Mahlzeit solltest du jedoch vor dem Training verzichten, denn diese verlangsamt deine Verdauung und kann deine Leistungsfähigkeit beeinträchtigen.
Während eines langen und intensiven Trainings musst du viel trinken, empfehlenswert sind mindestens 0,5 bis 1 Liter pro Stunde. Am besten trinkst du Mineralwasser oder eine Schorle aus zwei Dritteln Mineralwasser und einem Drittel Apfelsaft ohne Zuckerzusatz. Die zusätzliche Aufnahme einer kleinen Menge schnell verfügbarer Kohlenhydrate ist sinnvoll, wenn du ein langes, intensives Krafttraining absolvierst.

Nach dem Training solltest du innerhalb von 30 Minuten zumindest einen Snack mit Kohlenhydraten zu dir nehmen, um die Regeneration zu fördern. Ist dein vorrangiges Ziel die Körperfettreduktion, solltest du auf eine moderate Menge an Kohlenhydraten achten. Unabhängig vom Trainingsziel musst du deinem Körper Eiweiß zuführen, um Muskelregeneration und Muskelaufbau zu unterstützen. Falls du innerhalb einer Stunde nach dem Training keine vollwertige Nahrung einnehmen kannst, empfiehlt sich ein Eiweißriegel oder ein Eiweißshake direkt nach dem Training.
An den trainingsfreien Tagen solltest du die Eiweißmenge beibehalten und sie mit einer großen Menge Gemüse kombinieren, damit der Körper regenerieren und die Muskulatur wachsen kann. Die Kohlenhydratzufuhr kannst du an den trainingsfreien Tagen etwas reduzieren. Wenn du die Nahrungsmenge aufgrund intensiven Muskelaufbautrainings erhöhst, solltest du auf einen niedrigen Fettanteil in deiner Ernährung achten. Ansonsten kann es passieren, dass du neben Muskelmasse auch Körperfett aufbaust.

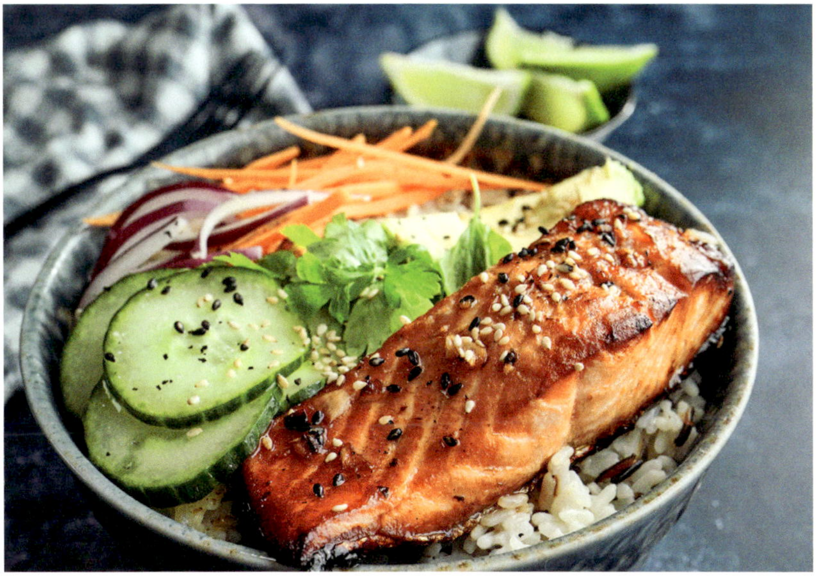

Regelmäßiger Lachsverzehr liefert wichtige Omega-3-Fettsäuren.

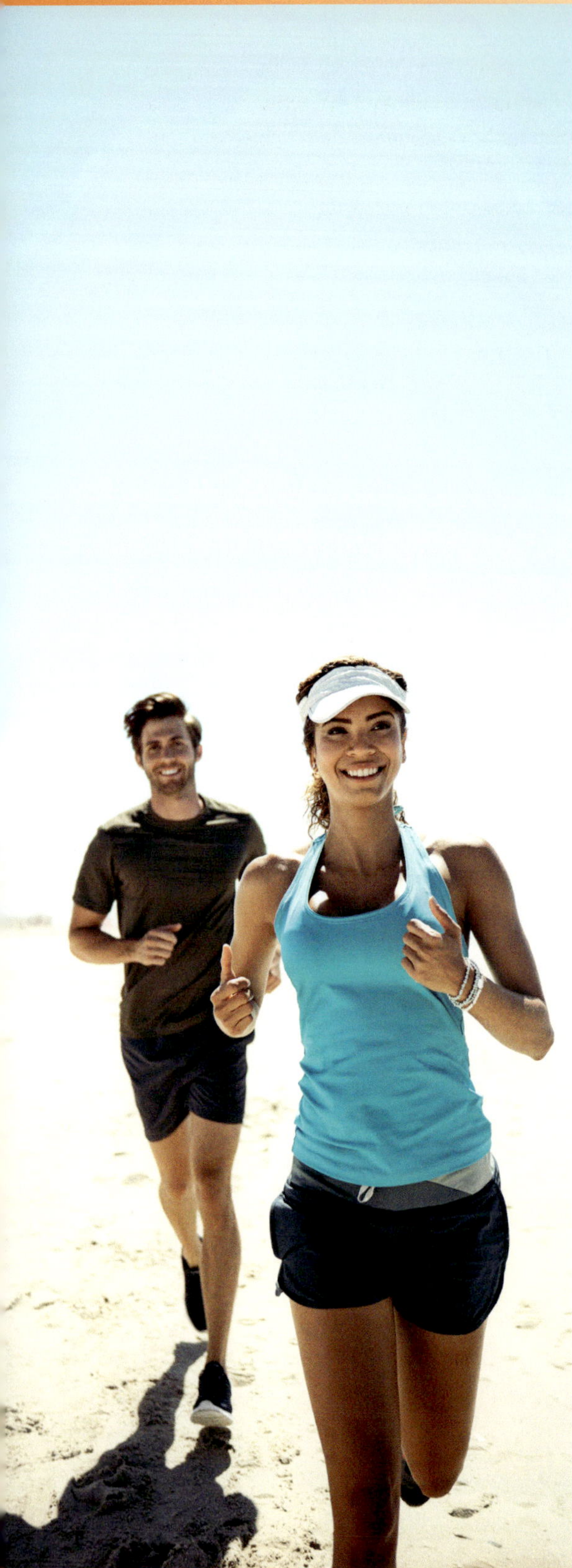

# Körperfett und Gesundheit

Im Rahmen des Longevity-Konzepts steht eine gesunde, ausgewogene Ernährung im Mittelpunkt. Die Entwicklung extremer Körperziele (z. B. minimaler Körperfettanteil) ist dabei nicht das Ziel. Solche Maßnahmen sind weder gesund noch langfristig umsetzbar. Vielmehr geht es darum, möglichst gesund alt zu werden.

Wenn du dich in guter körperlicher Verfassung befindest und dein Körperfettanteil, insbesondere das viszerale Fett, im gesunden Bereich liegt, brauchst du der Kalorienmenge in deiner Ernährung keine übermäßige Aufmerksamkeit zu schenken. Wichtiger ist die passende Versorgung mit essenziellen Nährstoffen.

Viszerales Fett ist das Fettgewebe, das sich im Bauchraum um innere Organe wie Leber, Darm und Bauchspeicheldrüse anlagert.

Im Gegensatz zum subkutanen Fett, das unter der Haut liegt, ist es stoffwechselaktiv und gilt als besonders gesundheitsschädlich.

Anders stellt sich die Situation bei deutlich erhöhtem Körperfettanteil dar, vor allem im Bauchraum. Dieser Zustand erhöht das Risiko für chronische Erkrankungen wie Typ-2-Diabetes, Herz-Kreislauf-Leiden und bestimmte Krebsarten. Zudem werden Entzündungsprozesse aktiviert, der Hormonhaushalt wird gestört, und auch Schlafqualität sowie Beweglichkeit können beeinträchtigt sein.

Gesundheit steht im Vordergrund – nicht extreme Körperformen.

Ein gesunder Körperfettanteil ist daher entscheidend für ein langes, aktives Leben. Ziel ist es, ihn mit gesunden Ernährungsgewohnheiten dauerhaft sicherzustellen. Wähle ein Ernährungskonzept, das sich gut in deinen Alltag integrieren lässt und auf den zuvor beschriebenen Prinzipien basiert.

## Wie misst man den Körperfettanteil?

Bei der Körperfettmessung wird der Anteil des Körperfetts am Gesamtgewicht ermittelt. Es gibt verschiedene Methoden, um diesen Wert zu bestimmen:

- Fettzange (Caliper): Eine einfache und kostengünstige Methode. Einen Caliper gibt es bereits ab 10 EUR im Handel. Damit misst du die Hautfalten an bestimmten Körperstellen.
- Körperfettwaage: Sie ist komfortabler in der Anwendung und liefert zusätzlich Informationen zur Muskelmasse. Ein gutes Modell ist ab 70 EUR erhältlich. Vielleicht hast du Zugang zu einer solchen Waage im Fitnessstudio, bei einem Ernährungsberater oder beim Arzt.

Die Messung dient als Orientierung, um den Fortschritt im Blick zu behalten. Sie sollte nicht zu häufig erfolgen – maximal alle 1–4 Wochen. Die Ergebnisse notierst du in deinem Trainingsbuch.

Wichtig: Führe Messungen immer unter denselben Bedingungen durch, um vergleichbare Werte zu erhalten. Ideal ist der Morgen direkt nach dem Aufstehen und nach dem Toilettengang – ohne vorher zu essen oder zu trinken.

### Hack: Körpermaße statt Gewicht kontrollieren

Anstatt dich auf die Waage zu verlassen, misst du besser regelmäßig deine Körpermaße. So erkennst du Veränderungen an deinen Proportionen genauer.
Notiere die Werte im Trainingsbuch und wiederhole die Messung alle 1–4 Wochen unter den gleichen Bedingungen. Wenn du keine Fortschritte siehst, passe dein Programm oder deine Ziele realistisch an.
Messe den Umfang von Oberarmen, Brust, Taille, Bauch, Hüfte, Oberschenkeln und Waden.

- Taille: an der schmalsten Stelle oberhalb des Bauchnabels
- Bauch: etwas unterhalb des Bauchnabels
- Andere Bereiche: an der jeweils breitesten Stelle

### Hack: Fettverlust

Iss mit leichtem Kaloriendefizit, achte auf ausreichend Eiweiß, bewege dich täglich und schlafe genug. Bleibe konsequent dabei – so reduzierst du dein Körperfett wirkungsvoll.

## Körperfett reduzieren – so funktioniert's

Um Körperfett zu reduzieren, ist eine negative Kalorienbilanz erforderlich. Du solltest regelmäßig über den Tag hinweg weniger Kalorien aufnehmen, als du verbrauchst. Entscheidend ist, dass du das Kaloriendefizit auf eine Weise erreichst, die zu deinem Alltag passt und für dich langfristig durchführbar ist – ohne häufiges Hungergefühl oder übermäßigen Stress.
Dein täglicher Energieverbrauch setzt sich aus dem Grundumsatz (dem Kalorienbedarf in Ruhe), körperlicher Aktivität, der nahrungsinduzierten Thermogenese (Energie für Verdauung und Stoffwechsel) sowie hormonellen und äußeren Faktoren zusammen.
Den Energieverbrauch kannst du mit regelmäßiger Bewegung gezielt erhöhen.
Besonders wirksam ist Krafttraining, denn dabei verbrennst du viele Kalorien während und nach dem Training. Zudem erhöht sich durch den Aufbau von Muskelmasse der Grundumsatz des Körpers. Die Kombination von Kraft- und anschließendem Ausdauertraining ist besonders effektiv. Zusätzlich hilft es, deine Alltagsbewegung zu steigern (z. B. durch mehr Schritte und Treppensteigen).
Neben dem erhöhten Kalorienverbrauch ist es ebenso wichtig, die Energiezufuhr zu kontrollieren. Eine ausgewogene Ernährung mit viel Eiweiß, gesunden Fetten und ballaststoffreichen Kohlenhydraten unterstützt dich dabei, ein Kaloriendefizit zu erreichen und gleichzeitig die Muskelmasse zu erhalten.
Ein moderates Defizit von etwa 300–500 Kilokalorien (kcal) pro Tag hat sich ideal erwiesen, um Körperfett abzubauen, ohne die Muskelmasse zu verringern. Vorausgesetzt, die Eiweißzufuhr ist ausreichend. Wer besonders motiviert ist, kann sich an einem täglichen Defizit von 500 Kilokalorien orientieren. Statt kurzfristiger Diäten mit drastischen Einschränkungen empfiehlt es sich, langfristig zu planen und im moderaten Defizit zu bleiben. So lassen sich nachhaltige Ergebnisse erzielen – ohne Hunger und ohne Überforderung.

### INFO: Prinzipien der Körperfettreduktion

Das sind die wichtigsten Maßnahmen zur Reduktion von Körperfett.
Voraussetzung: Die Reduktion ist gesundheitlich sinnvoll und gewünscht.

| **Maßnahme** | **Wirkung** |
|---|---|
| Kaloriendefizit | Unverzichtbar zur Fettverbrennung.<br>Faustregel: 300–500 kcal weniger pro Tag. |
| Proteinreich essen | Erhält Muskelmasse, sättigt und schützt den Stoffwechsel. |
| Krafttraining | Verhindert Muskelabbau und steigert den Grundumsatz. |
| Bewegung steigern | Verbrennt zusätzliche Kalorien. |
| Schlaf und Stress regulieren | Stabilisieren Hungerhormone und fördern den Fettstoffwechsel. |

## TIPP: Nutze eine App

Kalorienbedarf, -verbrauch und -aufnahme zu berechnen, ist sehr aufwendig. Die meisten Menschen brechen das recht bald wieder ab. Deutlich einfacher geht es mit einer App (z. B. Yazio), in der du alle drei Werte bequem erfassen und auswerten kannst. Am Ende des Tages zeigt dir die App deine Kalorienbilanz, sodass du schnell erkennst, ob du im Defizit oder Überschuss warst. Auch wenn es oft nur Näherungswerte sind – nutzt du die App langfristig, kommt das Ergebnis nahe an die tatsächliche Entwicklung heran, und du bleibst auf Kurs.

## Hack: So nimmst du effektiv ab

Hier ist ein effektives Vorgehen zum Abnehmen in Stichpunkten:

**1. Ziele setzen und Kaloriendefizit planen**
Setze dir realistische Ziele (z. B. 0,4–0,5 kg Gewichtsverlust pro Woche über 12 Wochen).
Plane ein moderates Kaloriendefizit von z. B. 500 kcal pro Tag.

**2. Kalorienbedarf verstehen und planen**
Berechne deinen Kalorienbedarf (Grundumsatz plus Aktivität) selbst oder mit einer App.
Lege basierend darauf deine tägliche Kalorienzufuhr im Defizit fest.

**3. Ernährung optimieren**
Iss möglichst unverarbeitete Lebensmittel, viel Gemüse, eiweißreiche Kost und Vollkornprodukte. Reduziere Zucker und Fertigprodukte, und achte auf Portionsgrößen.

**4. Bewegung steigern**
Integriere regelmäßiges Training – vor allem Krafttraining.
Erhöhe deine Alltagsbewegung (z. B. mehr Schritte, Treppen statt Aufzug).

**5. Kalorien tracken**
Tracke deine Kalorienaufnahme und deinen -verbrauch mit einer App wie Yazio oder mit ChatGPT. So behältst du dein Defizit im Blick.

**6. Schlaf und Stress regulieren**
Schlafe 7–9 Stunden pro Nacht.
Vermeide chronischen Stress.

**7. Fortschritt kontrollieren und dranbleiben**
Überwache dein Kaloriendefizit, Gewicht und deine Körpermaße.
Plane Rückschläge ein, denke langfristig und bleibe konsequent dabei.

# Intervallfasten und Longevity

In den letzten Jahren hat sich das Intervallfasten, auch als intermittierendes Fasten bekannt, im Rahmen eines gesundheitsbewussten Lebensstils etabliert. Die Methode wird auch eingesetzt, um die Alterungsprozesse positiv zu beeinflussen.

Beim Intervallfasten wechseln sich gezielt festgelegte Phasen des Fastens und der Nahrungsaufnahme ab. Es geht dabei primär darum, wann man isst – nicht nur, was man isst. Entscheidend für den Erfolg ist, dass in den Essensphasen auf eine ausgewogene und nährstoffreiche Ernährung geachtet wird.

Die beliebteste Form des Intervallfastens ist die 16:8-Methode. Damit ist gemeint, dass 16 Stunden gefastet wird und in den verbleibenden acht Stunden die Nahrungsaufnahme erfolgt. Das bedeutet, es wird entweder das Frühstück oder das Abendessen weggelassen.

Es gibt weitere Methoden mit kürzerem Essensfenster (18:6-Methode oder 20:4-Methode). Auch praktiziert wird die 5:2-Methode, bei der man an zwei Tagen pro Woche die Kalorienzufuhr auf etwa 500–600 kcal reduziert. Solche Methoden sind grundsätzlich möglich, jedoch deutlich schwieriger als die 16:8-Methode durchzuführen.

Ziel des Intervallfastens ist es, den Stoffwechsel zu entlasten, die Insulinsensitivität zu verbessern und entzündungshemmende Prozesse im Körper zu fördern. Zudem soll es auch zu einem bewussteren Essverhalten beitragen. Auch bei der Körperfettreduktion kann das Intervallfasten unterstützen, da eine Hauptmahlzeit aus dem Ernährungsplan weggelassen wird (entweder am Morgen oder am Abend) – was es leichter macht, die tägliche Kalorienzufuhr zu senken.

Man muss beim Intervallfasten, wie auch bei allen anderen Fastenformen, sicherstellen, dass man die benötigte Proteinmenge pro Tag erreicht (Seite 28 ff.). Dies gelingt gut durch zwei vollwertige Mahlzeiten sowie ein bis zwei proteinreiche Snacks innerhalb des Essensfensters.

Typische Zeitfenster für die Nahrungsaufnahme sind beispielsweise: 7:00–15:00, 8:00–16:00, 9:00–17:00, 10:00–18:00, 11:00–19:00 oder 12:00–20:00 Uhr. Viele Menschen bevorzugen, das Frühstück wegzulassen – zwingend ist das jedoch nicht. Wichtig ist, dass die Methode zu deinem individuellen Tagesrhythmus passt und langfristig durchführbar ist.

Wenn du das Intervallfasten ausprobieren möchtest, dann teste die 16:8-Methode für einige Wochen. Sie ist alltagstauglich und eignet sich gut für deinen Einstieg. Tut sie dir gut, dann kannst du sie dauerhaft in deinem Longevity-Konzept integrieren.

### Hack: Schlank und gesund mit 16:8-Intervallfasten

Faste täglich 16 Stunden (z. B. 20:00–12:00 Uhr oder 16:00–8:00 Uhr) und iss in den verbleibenden acht Stunden nährstoffreich mit ausreichend Protein. So förderst du Fettabbau, Zellgesundheit und Langlebigkeit.

# Nahrungsergänzungsmittel (NEM)

Ein guter Lifestyle mit Sport und einer gesunden, individuell angepassten Ernährung bildet die Grundlage deines Longevity-Konzepts. Nutze einen Ernährungsplan, den du langfristig umsetzen kannst, der zu deinem Lebenskonzept passt und dich mit den richtigen Nährstoffen versorgt.

Wenn du dich körperlich und geistig gut fühlst, leistungsbereit bist und auch die für dich passende Eiweißzufuhr erreichst, dann bist du auf dem richtigen Weg. Nahrungsergänzungsmittel (NEM) können diesen Weg sinnvoll unterstützen, wenn sie gezielt und mit Bedacht eingesetzt werden. Sie können jedoch keine schlechte Ernährung ausgleichen.

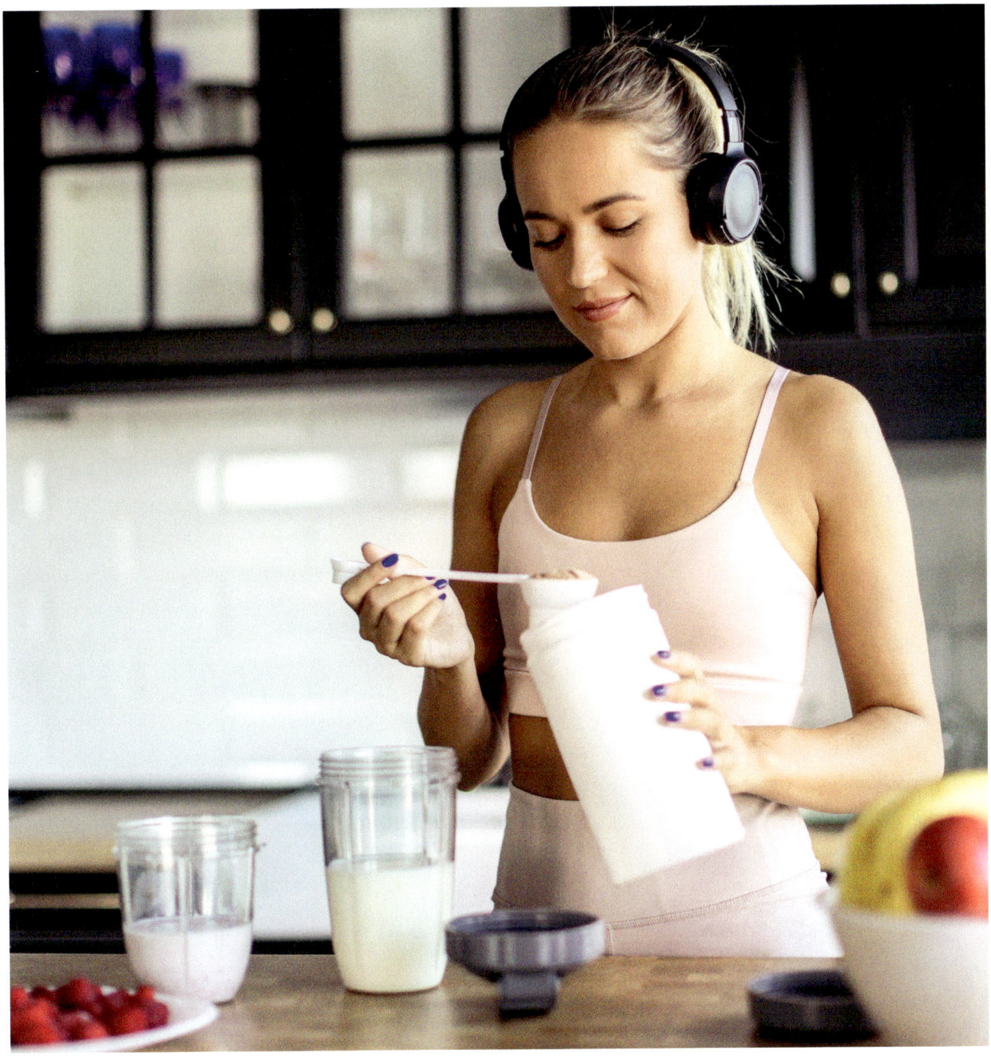

Proteinshakes können deinen Trainingserfolg unterstützen.

Diese Mittel können dir helfen, wenn du dich in einer Phase mit hoher Belastung befindest, etwa durch intensives Training, eine Diät, eine Verletzung oder Stress im Alltag oder Beruf. Für die richtige Dosierung musst du dich mit deinem Arzt oder einer Fachperson beraten. Planst du, Nahrungsergänzungsmittel hochdosiert einzunehmen, aufgrund eines Mangels oder eines kurzzeitig erhöhten Bedarfs, dann sollten regelmäßige Blutuntersuchungen erfolgen und dies mit deinem Arzt abgestimmt werden. Falls dein Arzt das nicht anbietet, kannst du dies auch direkt über ein Labor veranlassen. Es ist wichtig zu beachten, dass eine Überdosierung gesundheitliche Folgen haben kann. Im Folgenden werden einige allgemein anerkannte Nahrungsergänzungsmittel vorgestellt, die im Bereich Longevity besonders relevant sind. Die Qualität der Nahrungsergänzungsmittel spielt eine große Rolle. Nutze nur Produkte von renommierten Herstellern, denn bei minderwertigen Produkten besteht ein erhöhtes Risiko einer Verunreinigung. Weitere Ergänzungen können sinnvoll sein, z. B. Calcium, Curcumin, Probiotika, Selen, Vitamin C und Zink.
Es gibt eine Vielzahl von Supplementen, und zahlreiche Experten propagieren unterschiedliche und teils widersprüchliche Vorgehensweisen. Je intensiver die Zufuhr, oft mit hohen Kosten verbunden, desto wichtiger ist die regelmäßige Kontrolle durch ein Blutbild. Achte zudem auf die Signale deines Körpers. Nur weil Produkte von Sportstars oder Influencern in sozialen Medien beworben werden, bedeutet das nicht, dass sie für dich geeignet oder hilfreich sind.
Auf verschreibungspflichtige Medikamente zur Langlebigkeitsunterstützung oder besonders hohen Dosierungsempfehlungen einzelner Longevity-Vorreiter gehe ich bewusst nicht ein. Diese Bereiche sind derzeit noch unsicher und können in Zukunft neu bewertet werden.

Mit dem bewährten Wissen über Bewegung, Ernährung, Regeneration und seelische Gesundheit kannst du bereits viel für deine Langlebigkeit tun.
Bevor du mit der Einnahme von Nahrungsergänzungsmitteln beginnst, besonders in konzentrierter Form, ist eine Rücksprache mit einem Arzt oder Ernährungsberater empfehlenswert – das ist insbesondere dann grundlegend, wenn du bereits Medikamente einnimmst oder gesundheitliche Probleme hast.

## • Kollagen

Kollagen ist ein wichtiges Strukturprotein für Haut, Gelenke und Knochen. Mit dem Alter sinkt die körpereigene Produktion, was zu Falten, geringerer Gewebefestigkeit sowie zu Gelenkbeschwerden und einer höheren Verletzungsanfälligkeit (z. B. an Bändern und Sehnen) führen kann. Kollagen wird in Langlebigkeitsstrategien eingesetzt, um diese Prozesse zu verlangsamen und die Struktur des Körpers zu erhalten.
Wichtig ist, hochwertige Kollagenpräparate zu verwenden, denn bei minderwertigen Produkten können Verunreinigungen auftreten. Eine Wirkung sollte sich nach 8–12 Wochen zeigen. Die Studienlage ist jedoch noch nicht sehr umfangreich.
Aktuell wird für hydrolysiertes Kollagen häufig eine Tagesmenge von 5–10 g empfohlen, oft in Kombination mit Vitamin C. Es ist jedoch ratsam, dich vor der Einnahme mit einem Arzt abzusprechen, um eine individuelle Einschätzung zu erhalten.

## • Kreatin

Möchtest du in einem Trainingszyklus deine Muskelkraft deutlich steigern, kann sich die Einnahme von Kreatin für einen begrenzten

Zeitraum lohnen. Kreatin unterstützt die Muskulatur dabei, eine größere Leistung abzurufen, und beschleunigt die Regenerationsphase. Während der Einnahmephase lagert der Körper mehr Wasser ein, wodurch sich das Gewicht auf der Waage schnell um 2–3 kg erhöht. Dieser »Pumpeffekt« verschwindet nach dem Ende der Einnahmephase wieder; der Kraftgewinn bleibt zum größten Teil erhalten.
Forschungsergebnisse deuten darauf hin, dass Kreatin nicht nur für den Körper, sondern auch für das Gehirn wichtig ist. Die Einnahme kann auch die Konzentration und kognitive Leistungsfähigkeit steigern, was insbesondere in stressigen und besonders arbeitsintensiven Situationen von Vorteil sein kann.
Für gewöhnlich werden 3–5 g Kreatin-Monohydrat pro Tag über einen Trainingszyklus hinweg eingenommen. Nach Abschluss eines Zyklus empfiehlt es sich, eine Pause von mindestens einigen Wochen einzulegen, da der Körper möglicherweise seine eigene Produktion verringert (die Forschung hierzu ist jedoch noch nicht einheitlich). Einige Longevity-Experten sprechen sich dafür aus, Kreatin täglich einzunehmen, auch außerhalb eines Trainingszyklusses.
Es erzielt nicht jeder dieselben positiven Effekte mit Kreatin. Zudem kann ein schneller Kraftzuwachs die Sehnen und Bänder stark belasten, was zu einer Überlastungsverletzung führen kann. Achte in einer intensiven Kraftaufbauphase besonders auf deine Regeneration und auf nährstoffreiche Mahlzeiten.

## • Magnesium

Magnesium ist ein essenzielles Mineral, das wir über die Nahrung aufnehmen müssen. Es ist an vielen Prozessen wie Energieproduktion sowie Muskel- und Nervenfunktion beteiligt. Im Bereich der Langlebigkeit wird angenommen, dass ein optimaler Magnesiumstatus die zelluläre Gesundheit unterstützt und dazu beiträgt, Alterungsprozesse zu verlangsamen.
Ein Magnesiummangel kann sich unter anderem durch Muskelkrämpfe (z. B. in Waden und Füßen), Schlafprobleme und Kopfschmerzen bemerkbar machen. Eine Ergänzung mit Magnesium kann sinnvoll sein – dazu sollte auf hochwertiges Magnesium zurückgegriffen werden. Eine Beratung, wenn nicht vom Arzt, dann zumindest in der Apotheke, zu einem Produkt mit guter Verträglichkeit und der passenden Dosierung ist empfehlenswert, da eine zu hohe Dosierung zu Magenkrämpfen und Durchfall führen kann. 150 mg Magnesium, beispielsweise in Form von Dragées oder Granulat der Firma Verla, kann ein Einstieg in die Supplementierung sein.

## • Omega-3-Fettsäuren

Den Omega-3-Fettsäuren werden zahlreiche gesundheitliche Vorteile zugeschrieben, etwa eine schnelle Regeneration, bessere Heilung nach Verletzungen und verbesserte Konzentrationsfähigkeit. Diese Fettsäuren sind reichlich im Fischöl enthalten, einem flüssigen Fett, das aus fettreichen Fischen gewonnen wird. Deshalb nutzen mittlerweile viele Menschen Fischöl als Nahrungsergänzung, entweder in flüssiger Form oder als Kapseln. Wenn du regelmäßig fetten Fisch (z. B. Lachs, Hering, Aal), Nüsse und wertvolle Öle verzehrst, sollte dein Bedarf gedeckt sein. Ist dies nicht der Fall, dann empfiehlt es sich, dass du deine Ernährung mit der Einnahme von Fischöl ergänzt.
Eine Menge von 1–2 g pro Tag gilt allgemein als empfehlenswert und unproblematisch. Leistungssportler, insbesondere in Verletzungsphasen, nehmen manchmal höhere Dosen ein. Allerdings sind positive Effekte über

2 g pro Tag nicht gesichert. Beachte zudem, dass in kombinierten Nahrungsergänzungspräparaten oft bereits Fischöl enthalten ist. Bei veganer Ernährung können Algenöl-Präparate genutzt werden.

- **Proteinpulver**

Gelingt es dir nicht, die für deine Ziele benötigte Eiweißmenge mit den drei Hauptmahlzeiten zu erreichen, kannst du ergänzend Eiweißpräparate, wie Molkenprotein (Whey), einnehmen. Das Pulver ist auch praktisch, wenn du nicht die Zeit hast, um eine proteinhaltige Mahlzeit zuzubereiten. Ein Eiweiß-Shake wird von vielen Sportlern als Zwischenmahlzeit genutzt, um die benötigte Eiweißmenge sicherzustellen.
Du kannst Proteinpulver auch in Frühstücksflocken oder Porridge einrühren oder Proteinpfannkuchen zubereiten (Proteinpulver gemischt mit Ei).

- **Vitamin B**

Der Vitamin-B-Komplex umfasst mehrere wasserlösliche Vitamine. Die Zufuhr sollte über eine ausgewogene Ernährung (z. B. Vollkornprodukte, grünes Gemüse, Hülsenfrüchte, Eier, Fleisch) erfolgen. Für Veganer und/oder ältere Menschen sind Nahrungsergänzungsmittel (insbesondere mit Vitamin B12) oft notwendig. Einem möglichen Vitamin-B-Mangel sollte besondere Aufmerksamkeit gewidmet werden, da ein solcher Mangel zu Müdigkeit, Muskelschwäche, neurologischen Störungen und kognitiven Beeinträchtigungen führen kann. Im Konzept der Langlebigkeit sind insbesondere Vitamin B12, Vitamin B6 und Vitamin B9 (Folsäure) von Bedeutung. Eine ausreichende Versorgung mit B-Vitaminen trägt zur Erhaltung von Energie, geistiger Leistungsfähigkeit und gesunder Zellfunktion bei – und somit zu einem langen, gesunden Leben.

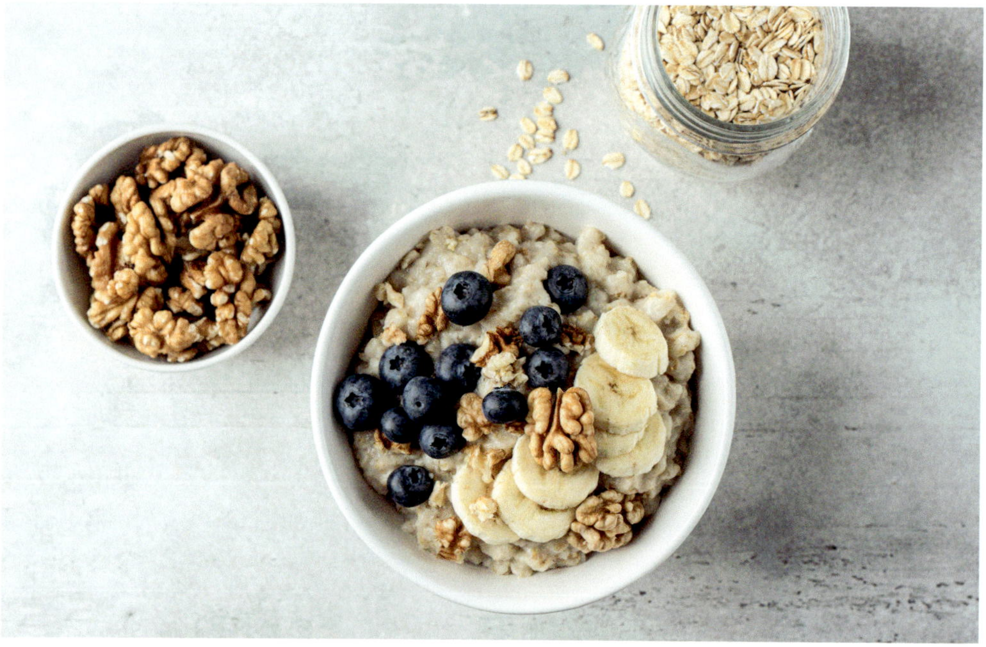

Tausche ungesunde Gewohnheiten gegen bessere Alternativen und verbessere so deine Ernährung nachhaltig.

Man kann entweder den gesamten Vitamin-B-Komplex oder gezielt einzelne Vitamine supplementieren, je nach individuellem Bedarf. Dabei sollte eine ärztliche Überwachung mit Blutuntersuchungen erfolgen.

### • Vitamin D

Vitamin D, auch als »Sonnenvitamin« bekannt, bezeichnet eine Gruppe fettlöslicher Vitamine, die unter anderem für das Immunsystem, den Kalziumstoffwechsel, die Muskelfunktion und sogar für die Stimmung wichtig sind. In der Gesundheits- und Altersforschung gewinnt der Vitamin-D-Spiegel zunehmend an Bedeutung. Viele Menschen in unseren Breitengraden haben einen zu geringen Vitamin-D-Spiegel. Dies tritt insbesondere im Winter auf sowie bei Menschen, die sich überwiegend in Innenräumen aufhalten. Eine gezielte Supplementierung kann dann sinnvoll sein.
Da es sich um ein fettlösliches Vitamin handelt, empfiehlt sich die Einnahme mit einer Mahlzeit, die Fette enthält.
Die Empfehlungen zur optimalen Versorgung sind unterschiedlich. Eine tägliche Einnahme von 1.000 I.E. gilt aktuell als unbedenklich, insbesondere in den sonnenarmen Monaten. Manche Experten empfehlen sogar eine deutlich höhere Supplementierung.
Da bei fettlöslichen Vitaminen eine Überdosierung möglich ist, sind eine Absprache mit dem Arzt sowie regelmäßige Blutkontrollen, besonders bei hohen Dosierungen, wichtig.

### Hack: Ernährungsschwachstellen erkennen und austauschen

Es geht darum, Schwachstellen in deiner Ernährung zu erkennen und durch passende Alternativen zu ersetzen. Besonders wichtig ist es, den häufigen Verzehr von stark verarbeiteten und zuckerreichen Lebensmitteln zu vermeiden, da diese den Blutzucker- und Insulinspiegel schnell in die Höhe treiben.

Ersetze beispielsweise:

| | | |
|---|---|---|
| Apfelfruchtsaft | → | Apfelsaft oder Apfelsaftschorle |
| Fruchteis | → | frisches Obst |
| stark vorgezuckerte Cerealien | → | Haferflocken/Porridge mit Honig, Obst und Nüssen |
| Chips beim Fernsehen | → | Gemüsechips oder Tee |
| Gummibärchen | → | Trockenobst ohne Zuckerzusatz |
| Schokonüsse | → | naturbelassene Nüsse |

Deine persönliche Optimierungsliste:

| | | |
|---|---|---|
| ____________ | → | ____________ |
| ____________ | → | ____________ |
| ____________ | → | ____________ |
| ____________ | → | ____________ |

# TEIL 3:
## Erholung und seelische Gesundheit

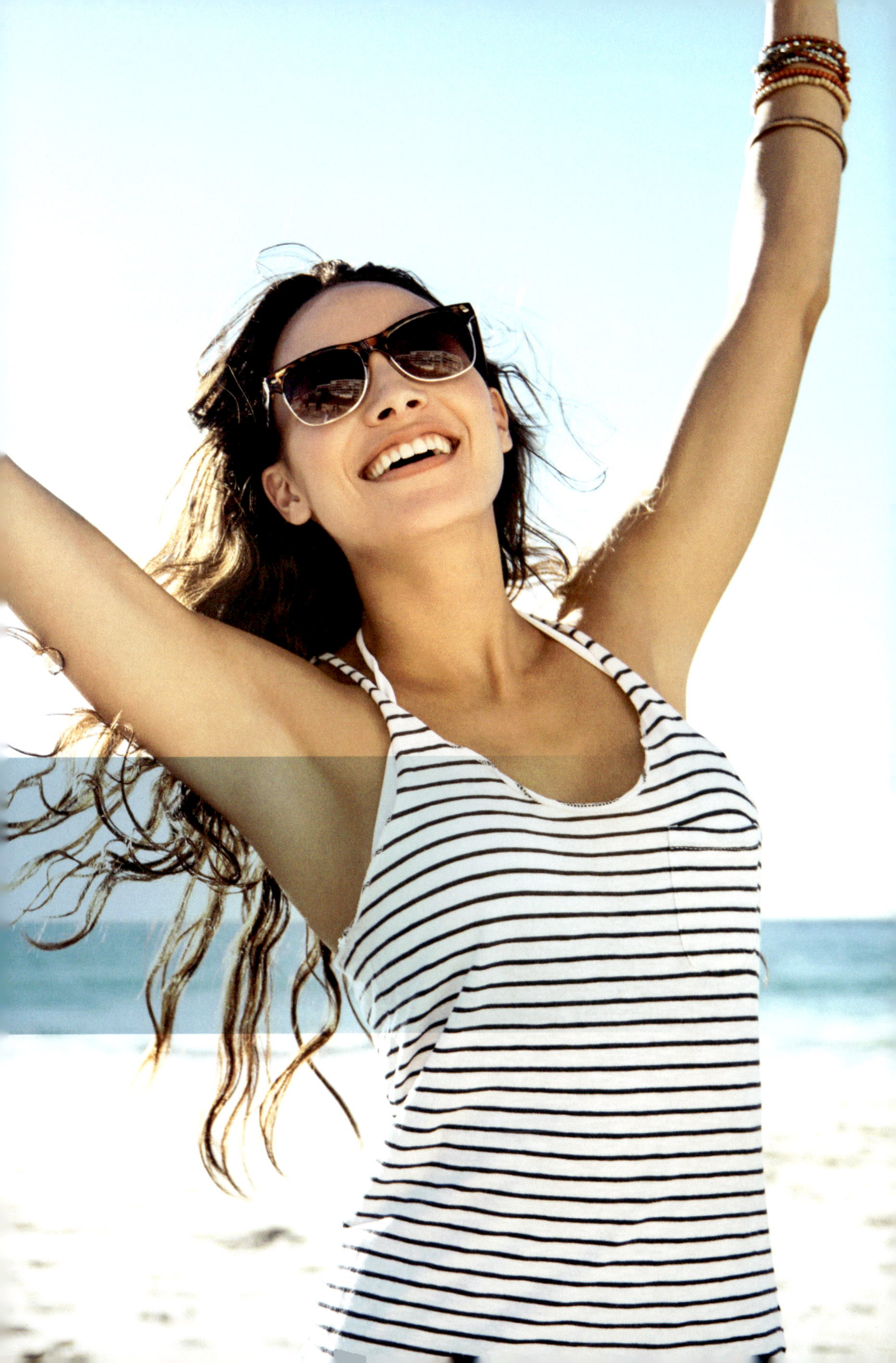

# Einleitung

Für ein langes, gesundes Leben im Sinne des Longevity-Konzepts reicht es nicht, sich nur auf Ernährung und Bewegung zu konzentrieren. Ebenso wichtig sind eine gute Erholung, insbesondere erholsamer Schlaf, sowie seelische Gesundheit.

In diesem Abschnitt findest du eine Auswahl an wirkungsvollen Maßnahmen, mit denen du gezielt deine Regeneration und dein mentales Wohlbefinden fördern kannst.

Viele dieser Maßnahmen wirken ganzheitlich: Gesunder Schlaf unterstützt sowohl körperliche als auch seelische Erholung. Auch Methoden wie Massage, Sauna oder moderate Bewegung wirken gleichzeitig regenerativ und entspannend.

Nimmst du dir jedoch zu wenig Zeit zur Regeneration, kann dies deine körperliche und geistige Leistungsfähigkeit beeinträchtigen. Zudem kann eine anregende Freizeitgestaltung hier viel bewirken. Fällt es dir generell schwer, von Belastungen abzuschalten, können Atemübungen oder Entspannungstechniken wie Progressive Muskelentspannung (PME), Meditation und Yoga helfen.

**INFO: Maßnahmen für Erholung und seelische Gesundheit**

- Erholsamer Schlaf: Fokus auf Schlafquantität und -qualität.
- Aktive Regeneration: z. B. Nuad Thai, Rollmassage, Sauna.
- Stressmanagement und Resilienzförderung: z. B. Atemtechniken, Progressive Muskelentspannung, Mini-Pausen, Digital Detox, geplante Auszeiten.

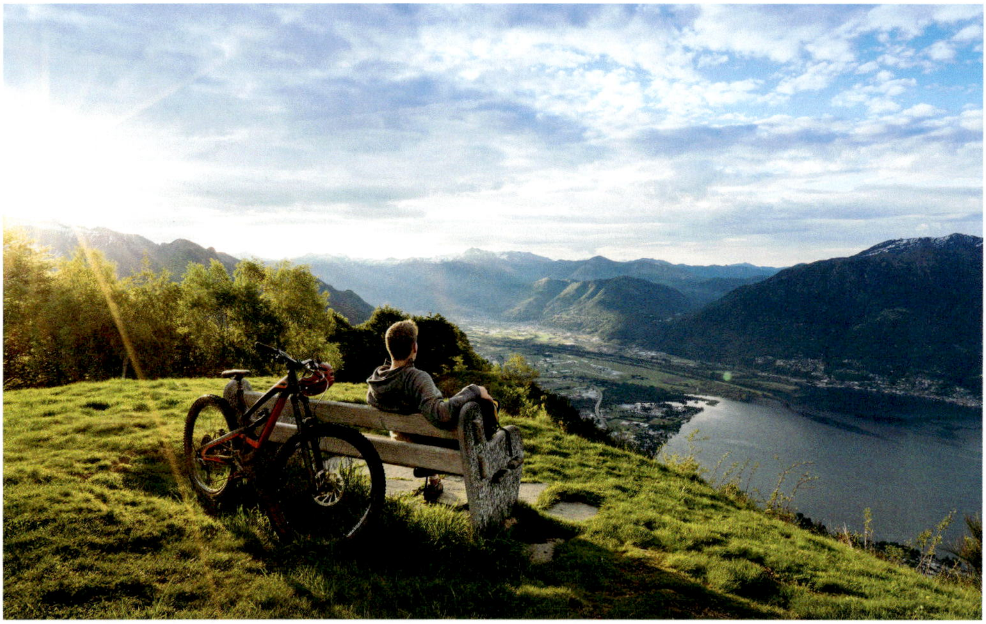

Regelmäßige Auszeiten helfen dir, neue Kraft zu schöpfen.

# Erholsamer Schlaf

Dein Schlaf ist eine zentrale Grundlage für Gesundheit, Erholung und Langlebigkeit. Während du schläfst, laufen im Körper viele lebenswichtige Prozesse ab: Zellen werden repariert, Muskeln aufgebaut, das Immunsystem gestärkt und wichtige Hormone reguliert. Auch das Gehirn nutzt die Ruhezeit, um Erlebnisse und Stress zu verarbeiten sowie Informationen im Gedächtnis zu speichern.
Besonders bedeutend sind dabei zwei Schlafphasen: die Tiefschlafphase, in der dein Körper besonders intensiv regeneriert, und die REM-Phase (Rapid Eye Movement), in der dein Gehirn träumt und emotionale Eindrücke verarbeitet.
Guter Schlaf, und zwar regelmäßig, sorgt dafür, dass du tagsüber wacher, leistungsfähiger und ausgeglichener bist.
Anhaltender Schlafmangel hingegen hat ernste Folgen: Müdigkeit, Leistungsabfall, Konzentrationsprobleme und eine höhere Verletzungsanfälligkeit im Sport sind Warnzeichen. Langfristig erhöht sich das Risiko für Erkrankungen wie Bluthochdruck, Diabetes, Übergewicht und Depressionen. Auch dein Immunsystem, dein Gedächtnis und dein allgemeines Wohlbefinden leiden darunter.
In Forschungen hat sich gezeigt, dass chronischer Schlafmangel eine Verkürzung der Telomere verursacht. Telomere, die Schutzkappen an den Enden unserer Chromosomen, spielen eine wichtige Rolle beim Zellschutz und sind mit altersbedingten Erkrankungen verbunden. Sie werden bei jeder Zellteilung kürzer und sollten durch gesunde Lebensgewohnheiten geschützt werden, wozu guter Schlaf gehört.

In unserer leistungsorientierten Gesellschaft wird die Bedeutung von erholsamem Schlaf häufig unterschätzt, manchmal sogar als Schwäche abgetan. Selbst Ärzte müssen Operationen unter großem Schlafmangel durchführen. Leistungsdruck, ständige Erreichbarkeit und übermäßige Bildschirm- und Handynutzung bis in die Nacht beeinträchtigen die Schlafqualität erheblich.
Viele Menschen versuchen, ihre Leistungsfähigkeit tagsüber mit hohen Koffeinmengen aufrechtzuerhalten. Am Abend greifen sie dann zu Schlafmitteln, um abschalten und einschlafen zu können. Doch all das löst das Problem – wenn überhaupt – nur kurzfristig. Langfristig verschärft es die Schlafprobleme und belastet Körper und Geist zusätzlich.
Das Longevity-Konzept muss regelmäßigen, guten Schlaf sicherstellen. Ziel ist es, morgens ausgeruht und leistungsbereit, im Einklang mit deinem natürlichen Rhythmus, aufzuwachen.
Betrachte deinen Schlaf nicht als Nebensache, sondern als tägliche Investition in Gesundheit, Leistungsfähigkeit in Beruf und Sport und in ein langes, erfülltes Leben.
Auf den nächsten Seiten erfährst du, wie du deine Schlafqualität verbessern und dauerhaft davon profitieren kannst.

## INFO: Wann zum Arzt?

Erwacht man morgens trotz ausreichender Schlafdauer schlecht erholt, sollte man seinen Schlaf kritisch hinterfragen. Halten Schlafprobleme über mehrere Wochen an, treten regelmäßig auf und beeinträchtigen den Alltag deutlich (z. B. durch Tagesmüdigkeit, Konzentrationsprobleme oder starke innere Unruhe), sollte man spätestens ärztlichen Rat einholen.
Warnzeichen für ernsthafte Schlafstörungen können unter anderem folgende sein: Ein- oder Durchschlafprobleme, ständiges Grübeln, häufiges Schnarchen, nächtliche Atemaussetzer, nächtliches Erwachen (auch mit Schmerzen), starkes Unruhegefühl, deutliche Konzentrationsprobleme und anhaltende Tagesmüdigkeit.
Wer regelmäßig unter Schlafproblemen leidet, riskiert langfristig chronische Erkrankungen und kognitive Beeinträchtigungen. Frühzeitige Hilfe kann nicht nur die Schlafqualität verbessern, sondern trägt auch aktiv zur Erhaltung der Gesundheit und Langlebigkeit bei.
Treten jedoch solche Warnzeichen plötzlich und in erheblichem Ausmaß auf, muss unverzüglich ärztliche Abklärung erfolgen, denn die Ursache könnte eine schwerwiegende körperliche oder seelische Erkrankung sein.

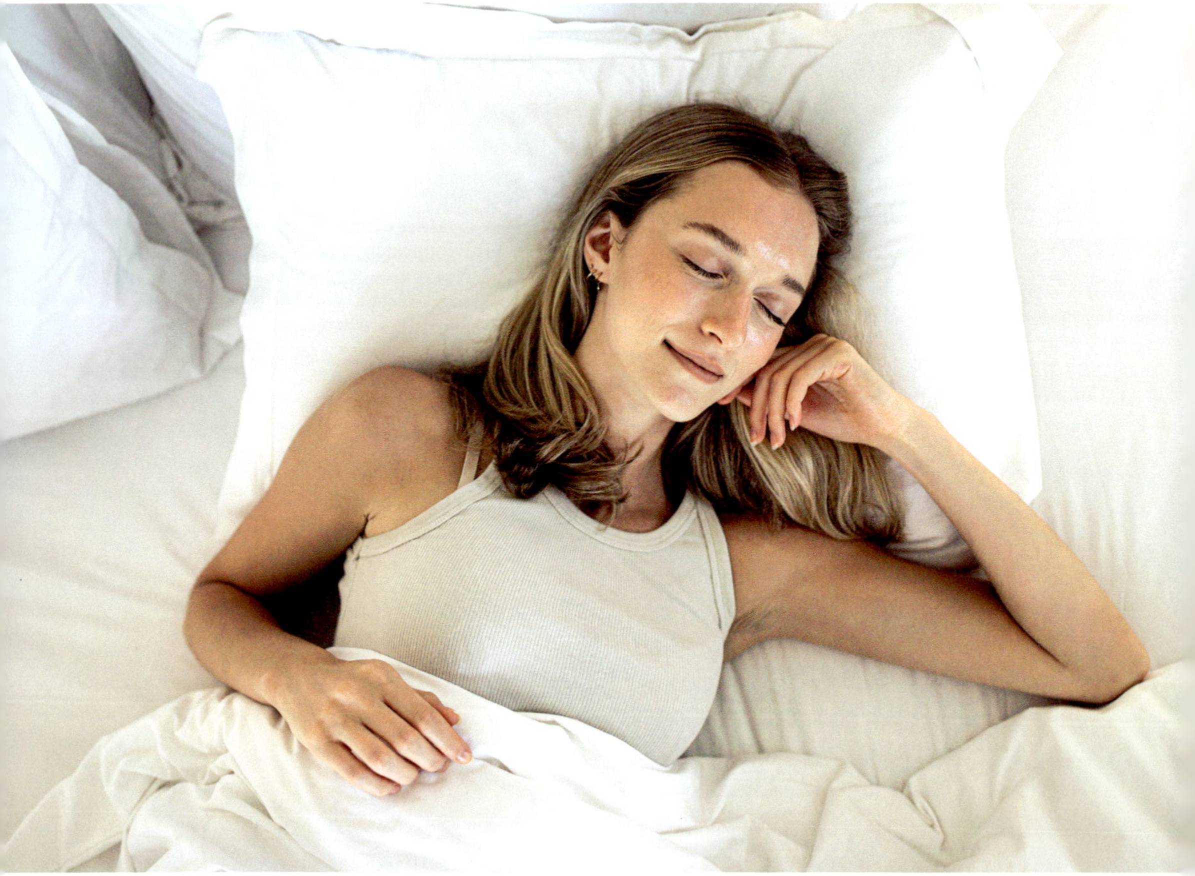

Guter Schlaf ist die Grundlage für einen energiegeladenen Start in den Tag.

## Tipps für erholsamen Schlaf

Diese Tipps können dir helfen, deinen Schlaf zu verbessern. Jeder Mensch hat jedoch individuelle Bedürfnisse, so wirkt sich beispielsweise der Konsum von Koffein bei manchen stärker aus als bei anderen. Die folgenden Empfehlungen (z. B. Uhrzeit des letzten Kaffees) dienen daher als Orientierungswerte. Probiere aus, und integriere das, was für dich funktioniert und dir guttut.

### • Angemessene Schlafdauer

Als optimale Schlaflänge gelten etwa sieben bis acht Stunden pro Nacht, was von individuellen Faktoren (z. B. Alter, Gewohnheit und Sportbelastung) abhängig ist. Es ist sinnvoll, als Bettzeit eine Stunde mehr einzuplanen. Allerdings sollte man auch nicht viel mehr schlafen, außer bei akuten Erkrankungen oder sehr intensiver Sportbelastung. Falls man generell deutlich mehr Schlaf benötigt, könnte ein medizinisches Problem vorliegen, das man ärztlich abklären muss.

### • Fester Schlafrhythmus

Ein regelmäßiger Schlaf-Wach-Rhythmus ist ein zentraler Faktor für gesunden und erholsamen Schlaf. Nutze einen strukturierten Tagesablauf mit festen Bettzeiten, so fallen dir Einschlafen und Aufwachen leichter und deine Schlafqualität verbessert sich.
Mit zunehmendem Alter gewinnt ein stabiler Rhythmus noch an Bedeutung, da der Körper weniger flexibel auf unregelmäßige Schlafzeiten reagiert. Während jüngere Menschen Schlafmangel oft noch gut kompensieren, führen unregelmäßige Schlafenszeiten bei Älteren häufig zu Ein- und Durchschlafproblemen. Unregelmäßige Schlafzeiten können zudem hormonelle Ungleichgewichte verursachen, insbesondere bei Cortisol (Wachhormon) und Melatonin (Schlafhormon).
Lege eine feste Aufstehzeit fest und halte sie konsequent ein – drücke nicht die Schlummertaste auf Wecker oder Handy, um das Aufstehen hinauszuzögern.
Auch am Wochenende solltest du deinen gewohnten Schlafrhythmus möglichst beibehalten. Längeres Schlafen, um verlorenen Schlaf unter der Woche nachzuholen, kann dir zwar kurzfristig helfen, sollte aber nicht zur Gewohnheit werden. Langfristig ist ein stabiler Rhythmus wichtig für Erholung, Gesundheit und Leistungsfähigkeit.

### • Koffein kontrollieren und nicht am Abend

Der Konsum von ein bis zwei Tassen koffeinhaltigem Kaffee gilt als unbedenklich und wird von vielen Fachleuten empfohlen. Koffein hat jedoch eine lange Halbwertszeit und kann dadurch den Einschlafprozess verzögern und die Schlafqualität beeinträchtigen. Daher ist es ratsam, koffeinhaltige Getränke mindestens sechs bis acht Stunden vor dem Zubettgehen zu meiden.
Manche Menschen reagieren jedoch weniger empfindlich auf Koffein und vertragen eine spätere Zufuhr besser, dennoch sollte übermäßiger Konsum grundsätzlich vermieden werden. Hohe Koffeinmengen können sich negativ auf das Herz-Kreislauf-System auswirken und entzündliche Prozesse im Körper begünstigen – eine Problematik, die gesellschaftlich häufig unterschätzt wird.
Statt den Koffeinkonsum stetig zu erhöhen, gilt es, die Ursachen für chronische Müdigkeit herauszufinden. Wer regelmäßig große

Mengen Koffein benötigt, um den Tag zu bewältigen, sollte die Belastungen und Lebensgewohnheiten kritisch prüfen und gezielt verändern.

- **Alkohol möglichst vermeiden**

Bereits geringe Mengen Alkohol verschlechtern die Schlafqualität deutlich. Auch wenn Alkohol das Einschlafen erleichtern kann, wirkt er dabei betäubend – nicht schlaffördernd – und führt zu unruhigem Schlaf. Vor allem die Tiefschlafphasen werden gestört.
Wenn du Alkohol konsumierst, sollte die Menge möglichst gering sein und der Konsum sollte so weit wie möglich vom Zubettgehen entfernt sein. Für erholsamen Schlaf ist es am besten, möglichst auf Alkohol zu verzichten.

- **Leichtes Abendessen**

Vor dem Zubettgehen solltest du möglichst nichts mehr essen. Optimal ist ein Abstand von zwei bis drei Stunden zwischen der letzten Mahlzeit und dem Schlafengehen. Besonders schweres oder fettiges Essen am Abend belastet die Verdauung und kann den Schlaf stören. Wähle daher eine leichte, gut verdauliche Mahlzeit, da dies einen ruhigen und erholsamen Schlaf unterstützt.

- **Schlafzimmer optimieren**

Einschlafen und Schlafqualität werden maßgeblich von Schlafzimmer und Schlafumgebung beeinflusst.
Gestalte das Schlafzimmer bewusst als Ort der Ruhe und Erholung. Es sollte sauber, staubfrei und aufgeräumt sein; vermeide, den Raum mit Möbelstücken und anderen Gegenständen zu überfüllen. Du kannst eine beruhigende Zimmerfarbe wählen. Achte auf regelmäßiges Lüften und Reinigen sowie das Wechseln von Bettwäsche und Schlafkleidung.
Investiere in eine hochwertige Matratze und ein Kopfkissen, das zu deiner Schlafposition passt. Wähle angenehme Bettwäsche, idealerweise aus atmungsaktiven Materialien.
Das Schlafzimmer sollte dunkel und vor Lärmquellen geschützt sein, die dein Einschlafen erschweren oder dich im Schlaf aufwecken. Ist dies nicht gegeben, kannst du eine Schlafmaske und Ohrstöpsel nutzen. Beide Hilfsmittel sind nicht teuer, und man gewöhnt sich recht schnell daran.
Eine kühle Schlafumgebung (etwa 17–18 Grad Raumtemperatur) und gute Luft unterstützen den tiefen Schlaf. Wärmeregulierende Matratzenauflagen oder Decken können zusätzlich helfen.

- **Elektronische Geräte und Elektrosmog vermeiden**

Elektronische Geräte im Schlafzimmer können den Schlaf stören und die nächtliche Regeneration beeinträchtigen – durch Licht, Geräusche und elektromagnetische Felder. Verzichte deshalb auf Smartphone, Laptop und andere Bildschirme im Schlafzimmer, und vermeide grundsätzlich deren Nutzung im Bett. Lagere elektronische Geräte idealerweise in einem anderen Zimmer.
Falls du nachts unbedingt erreichbar sein musst, dann sollte das die Ausnahme bleiben. Überlege dir genau, wann das wirklich sein muss, denn das unterbewusste Warten auf eine Nachricht oder einen Anruf stört die nächtliche Regeneration erheblich.
Generell wird empfohlen, mindestens eine Stunde vor dem Schlafengehen keine Bildschirme mehr zu nutzen, um den Schlafprozess nicht zu beeinträchtigen.

## • Psychische Belastung vor dem Schlafengehen vermeiden

Rufe kurz vor dem Zubettgehen keine E-Mails mehr ab, und vermeide es auch, in sozialen Netzwerken zu surfen. Stimulierende Inhalte oder Nachrichten, die Stress oder Sorgen auslösen, belasten den Geist und beeinträchtigen die Schlafqualität. Verschiebe solche Aktivitäten auf den nächsten Morgen, wenn du ausgeruht an deine Aufgaben herangehen kannst.

## • Abendrituale helfen beim Abschalten

Mit einem bewusst gestalteten Abendritual signalisierst du deinem Körper, dass der Tag zum Ende geht und du dich auf die Schlafenszeit vorbereitest. Es hilft dir, zur Ruhe zu kommen, Stress abzubauen und erleichtert den Übergang in einen tiefen, erholsamen Schlaf. Geeignete Rituale sind beispielsweise ein warmes Bad, ruhige Musik, Atemübungen oder gezielte Entspannungstechniken. Auch beruhigende Kräutertees (z. B. mit Kamille, Lavendel oder Melisse) oder ein Glas warme Milch können den Einschlafprozess unterstützen.
Wenn du im Bett beginnst zu grübeln, dann stoppe bewusst das Gedankenkarussell. Nutze eine geführte Meditation, schreibe belastende Gedanken in ein Tagebuch oder lies ein beruhigendes Buch. Mache das jedoch nicht im Bett. So bleibt dein Bett ein Ort des Schlafens, nicht des Nachdenkens.
Ein Abendritual ist keine Pflicht, sondern ein wohltuendes Signal an deinen Körper. Du darfst nun loslassen, zur Ruhe kommen und regenerieren – für einen erholsamen Schlaf und langfristige Gesundheit.

## • Tägliche Bewegung für besseren Schlaf

Regelmäßige Bewegung ist eine wichtige Voraussetzung für tiefen, regenerativen Schlaf. Sie reduziert Stresshormone wie Cortisol und fördert die Ausschüttung des Schlafhormons Melatonin. Wer sich tagsüber ausreichend bewegt, schläft abends leichter ein, durchläuft tiefere Schlafphasen und wacht erholt auf. Optimal sind moderate Trainingsformen (z. B. Radfahren, Schwimmen oder funktionelles Krafttraining), idealerweise an der frischen Luft. Auch ruhige Praktiken (z. B. Yoga oder Tai Chi) wirken entspannend auf das Nervensystem und verbessern die Schlafqualität.
Eine intensive Sporteinheit (z. B. hartes Kraft- oder Intervalltraining) sollte hingegen nicht unmittelbar vor dem Schlafengehen stattfinden, da sie den Cortisolspiegel erhöht und das Ein- und Durchschlafen beeinträchtigen kann. Ein entspannter Spaziergang am Abend kann hingegen beruhigend wirken und den Einschlafprozess unterstützen.

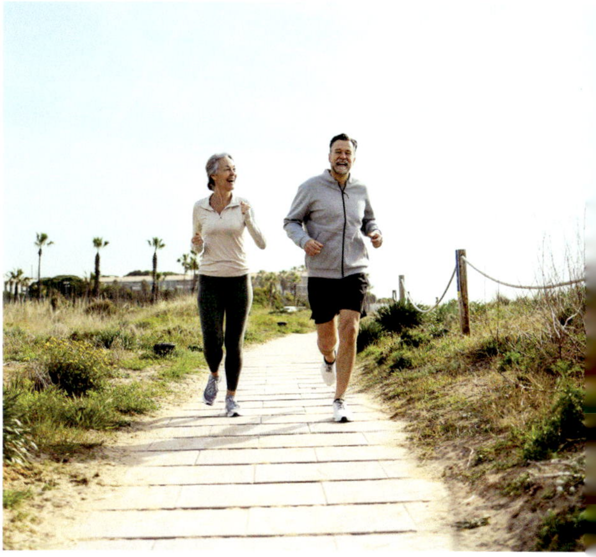

Regelmäßige Bewegung fördert einen erholsamen Schlaf.

### • Auf Schlafmittel möglichst verzichten

Schlafmittel auf chemischer Basis können in einer Ausnahmesituation kurzfristig beim Einschlafen helfen, stören jedoch die natürliche Schlafstruktur. Sie wirken lediglich betäubend, ohne echten, erholsamen Schlaf zu ermöglichen – die wichtigen Tief- und REM-Schlafphasen werden unterdrückt. In der Folge fühlt man sich am Morgen erschöpft und oft »wie gerädert«. Bei regelmäßiger Einnahme können zudem Abhängigkeit, Tagesmüdigkeit, Konzentrationsstörungen, erhöhtes Sturzrisiko sowie Herz-Kreislauf-Belastungen auftreten. Auch die häufig empfohlene Einnahme von Melatonin (z. B. als Spray) sollte nur mit Bedacht erfolgen. Zwar kann es bei Jetlag oder Schichtarbeit kurzfristig helfen, die Einschlafphase zu erleichtern, doch auch dieses Mittel ist nicht frei von Nebenwirkungen. Eine häufige Anwendung kann den körpereigenen Melatonin-Haushalt aus dem Gleichgewicht bringen und sollte nur unter ärztlicher Aufsicht erfolgen.
Pflanzliche, frei erhältliche Präparate (z. B. mit Baldrian, Passionsblume oder Melisse) können in Phasen innerer Unruhe unterstützend wirken. Auch sie sollten jedoch nicht leichtfertig, sondern gezielt und zeitlich begrenzt eingesetzt werden.
Für nachhaltigen, gesunden Schlaf ist es wesentlich effektiver, die in diesem Kapitel beschriebenen Prinzipien umzusetzen. Wer trotzdem regelmäßig schlecht schläft, sollte mögliche Ursachen ärztlich abklären lassen.

#### Hack: Regelmäßige Schlafenszeit

Versuche, soweit es dir möglich ist, die gleichen Schlafenszeiten für das Zubettgehen und das Aufstehen einzuhalten. Der Körper kann sich so besser an den Rhythmus gewöhnen.

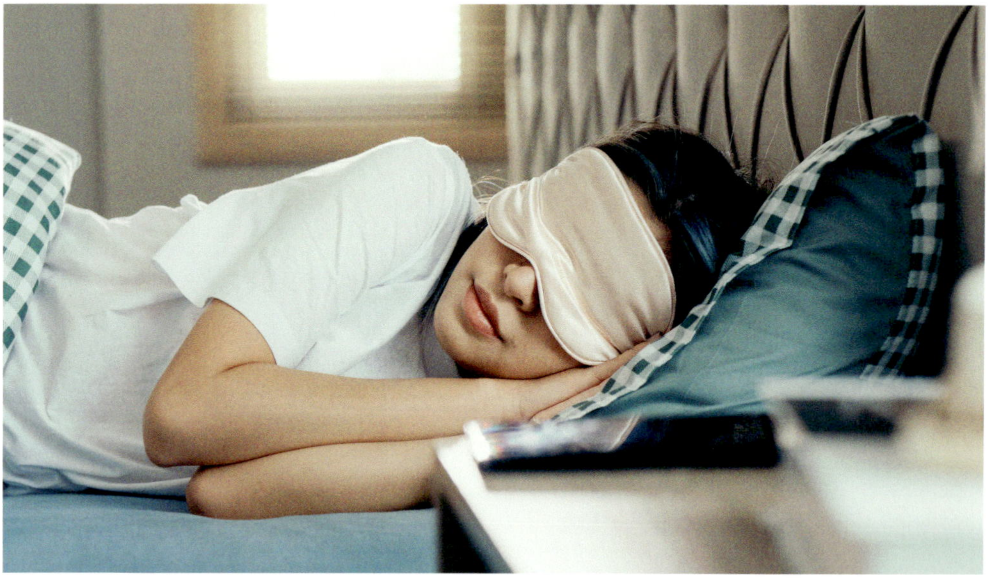

Eine Schlafmaske kann die nötige Dunkelheit sorgen.

## Schaubild zur Schlafoptimierung

Die Tabelle zeigt typische Störfaktoren und Maßnahmen, mit denen du sie durch einfache Schritte vermeiden kannst.
Versuche, schädliche Schlafgewohnheiten zu erkennen und gezielt zu verändern.

| **Aktuelle Gewohnheit** | **Problematisch, weil ...** | **Die Optimierung** |
|---|---|---|
| Schlummertaste morgens mehrmals drücken | Stört den Schlafrhythmus | Direkt aufstehen und gleich ans Tageslicht |
| Kaffee oder Cola am Nachmittag | Koffein verzögert das Einschlafen | Keine koffeinhaltigen Getränke nach 14 Uhr |
| Unregelmäßige Schlafenszeiten | Verwirren die innere Uhr | Feste Schlafzeiten, auch am Wochenende |
| Social Media kurz vor dem Einschlafen | Führt zu geistiger Unruhe und verzögert das Einschlafen | Eine Stunde digitale Auszeit vor dem Zubettgehen |
| Junk-Food am späten Abend | Schwer verdaulich, stört die Schlafqualität | Leichte, frühe Abendmahlzeit wählen |
| Arbeitsnachrichten vor dem Schlafen lesen | Erzeugt Stress und hält mental aktiv | Spätestens eine Stunde vor dem Schlaf beruflich abschalten |
| Bildschirmzeit kurz vor dem Einschlafen | Blaulicht hemmt die Melatoninbildung | Geräte mindestens eine Stunde vorher ausschalten |
| Altes Kopfkissen | Unterstützt keine gesunde Schlafposition | Ergonomisches Kissen verwenden und regelmäßig austauschen |
| Bettwäsche selten wechseln | Kann Allergien und Schlafstörungen fördern | Frische, atmungsaktive Bettwäsche alle 1–2 Wochen |
| Schlafmittel zur Bettruhe einsetzen | Risiko für Abhängigkeit und gestörten Schlafzyklus | Ursachen klären, natürliche Hilfen und Entspannungsrituale nutzen |

### Deine persönliche Optimierungsliste

Trage deine eigenen Gewohnheiten ein und finde konkrete Verbesserungsideen.

Das mache ich bisher ... → Das werde ich besser machen ...

# Maßnahmen für aktive Regeneration

Die Grundlage für eine effektive körperliche Regeneration sind eine ausreichende Versorgung mit essenziellen Nährstoffen sowie qualitativ hochwertiger Schlaf. Zusätzlich unterstützen moderate Bewegung (z. B. Spaziergänge, leichtes Schwimmen, Dehnübungen) und bewusste Entspannung den Regenerationsprozess.
Zur gezielten Förderung der Regeneration kannst du Maßnahmen nutzen, die die Durchblutung und den Stoffwechsel aktivieren.

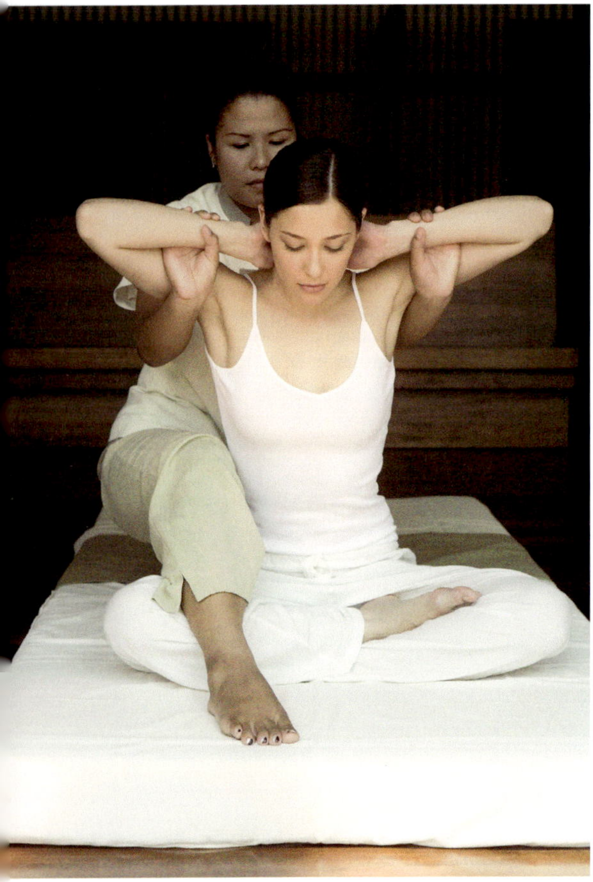

Die thailändische Heilmassage Nuad unterstützt die körperliche und geistige Regeneration.

Dazu zählen Massagen, insbesondere die traditionelle thailändische Heilmassage Nuad, sowie die Rollmassage.
Viele Menschen profitieren von Wärmeanwendungen wie der Sauna.
Kälteanwendungen (z. B. Eistonne) werden hingegen noch eher selten genutzt. Bei der Anwendung extremer Reize empfiehlt es sich, vorher ärztlichen Rat einzuholen – bei bestehenden gesundheitlichen Risiken ist das ein Muss.

## • Nuad – thailändische Heilmassage

Nuad, auch als traditionelle thailändische Heilmassage bekannt, eignet sich hervorragend zur Förderung der körperlichen Regeneration. Durch gezielten Druck auf Energiebahnen und begleitende Dehntechniken wird der Energiefluss im Körper angeregt. Die Behandlung unterstützt die Durchblutung, fördert den Lymphfluss und aktiviert die körpereigenen Selbstheilungskräfte. Nuad kann helfen, muskuläre Verspannungen zu lösen, Stress abzubauen, Schmerzen zu lindern und die Beweglichkeit zu verbessern. Zudem wirkt die Massage regulierend auf das parasympathische Nervensystem, was eine tiefe Entspannung begünstigt und die Erholung von Körper und Geist unterstützt. Weitere positive Effekte sind die Auflösung von Triggerpunkten sowie die Reduktion entzündlicher Prozesse. Regelmäßig angewendet, kann Nuad einen wertvollen Beitrag zu einem gesunden Alterungsprozess leisten.
Obwohl die Behandlung nicht von Krankenkassen übernommen wird, sind die Kosten für eine 30- bis 90-minütige Behandlung meist

moderat. Die Qualität der Anwendungen kann jedoch stark variieren – ebenso wie die individuellen körperlichen Reaktionen. Bei Unwohlsein empfiehlt es sich, das Gespräch mit der Therapeutin oder dem Therapeuten zu suchen oder die Behandlung gegebenenfalls abzubrechen.

## • Rollmassage

Die Rollmassage mit der Faszienrolle oder einem Faszienball ist eine effektive Methode zur aktiven Regeneration des Körpers. Durch das Rollen mit gezieltem Druck über das Bindegewebe werden Verspannungen und Verklebungen gelöst, die Durchblutung verbessert und der Stoffwechsel angeregt.
Das unterstützt nicht nur die schnellere Erholung nach körperlicher Belastung, sondern trägt auch zur langfristigen Gesundheit bei. Ein geschmeidiges Fasziennetzwerk fördert die Beweglichkeit, senkt das Verletzungsrisiko und unterstützt die körperliche Leistungsfähigkeit bis ins hohe Alter. Zudem wirkt die Rollmassage beruhigend auf das Nervensystem und hilft, Stress abzubauen. Regelmäßiges Faszienrollen kann entzündliche Prozesse reduzieren und die Geweberegeneration fördern.
Die Rollmassage ist ein einfach anzuwendendes Tool für jeden, der aktiv etwas für seine Regeneration tun möchte. Die Faszienrolle und Faszienbälle kannst du kostengünstig erwerben. Informationen zur Anwendung findest du auf Seiten 88–89 und ein vollständiges Programm zum Nachmachen auf den Seiten 150–155.

## • Sauna

Die Sauna ist ein bewährtes Mittel zur aktiven Regeneration und Abhärtung des Körpers. Durch die intensive Hitze weiten sich die Blutgefäße, was die Durchblutung sowie den Abtransport von Stoffwechselprodukten fördert und die Muskelregeneration unterstützt. Zudem wird das Immunsystem gestärkt, und beim Schwitzen werden Giftstoffe über die Haut ausgeschieden.
Auch auf mentaler Ebene wirkt die Sauna positiv: Die Wärme fördert die Ausschüttung von Endorphinen und reduziert Stress, was wiederum die Schlafqualität und das allgemeine Wohlbefinden verbessert.
Beim Saunieren sollte man auf die Signale des eigenen Körpers achten und gesundheitliche Risikofaktoren ernst nehmen.
Richtig angewendet, kann die Sauna ein wirksames Instrument sein, um die Regeneration zu fördern und den Prozess gesunder Langlebigkeit langfristig zu unterstützen.
Nicht jeder hat jedoch Zugang zu einer Sauna, und regelmäßige Besuche können mitunter hohe Kosten verursachen.

# Stressmanagement

Stress ist zunächst eine natürliche Reaktion des Körpers und daher nichts grundsätzlich Schlechtes. Kurzfristig kann er dich sogar leistungsfähiger machen. Doch wenn du dauerhaft unter hoher Belastung stehst, entwickelt sich chronischer Stress. Dieser wirkt sich negativ auf Herz, Gehirn, Muskulatur und Immunsystem aus und kann den Alterungsprozess beschleunigen. Deshalb ist es wichtig, Strategien zu entwickeln, um mit Stress gesund umzugehen. Ziel ist es, deinen persönlichen »Resilienz-Koffer« zu füllen – mit Methoden, die dir helfen, Stress frühzeitig zu erkennen, wirksam abzubauen und langfristig vorzubeugen.

Die Basis eines guten Stressmanagements sind erholsamer Schlaf und regelmäßige, moderate Bewegung. Ebenso entscheidend ist eine ausgewogene, entzündungshemmende Ernährung, die den Körper mit allen essenziellen Nährstoffen versorgt.

Darüber hinaus unterstützen gezielte Techniken zur Entspannung (z. B. Atemübungen oder progressive Muskelentspannung), zur Achtsamkeit (z. B. Dankbarkeitsübung oder Mini-Pause) und zur Meditation dabei. Diese Methoden helfen, Körper und Geist zur Ruhe zu bringen.

Ein bewusster Umgang mit digitalen Medien, z. B. durch »Digital Detox«, schützt vor Reizüberflutung und mentaler Erschöpfung. Auch soziale Kontakte spielen eine bedeutende Rolle: Gute Gespräche mit Familie und Freunden stärken deine emotionale Resilienz und fördern ein Gefühl von Verbundenheit.

Ebenso wichtig ist die Selbstreflexion. Wer seine persönlichen Stressauslöser kennt, kann gezielt gegensteuern und neue Verhaltensmuster entwickeln.

Geplante Auszeiten (z. B. Spaziergänge in der Natur, Massagen, Saunagänge, Sport oder kurze Powernaps) fördern zusätzlich die Regeneration. Entscheidend dabei ist, bewusst abschalten zu können. Mache das, was für dich individuell zur mentalen Erholung beiträgt.

Nicht zuletzt hilft lebenslanges Lernen, geistig flexibel und offen zu bleiben. Dies ist eine wertvolle Ressource für innere Widerstandskraft und seelisches Gleichgewicht.

Ein wirksames Stressmanagement erfordert keine radikalen Umstellungen, sondern vielmehr ein tägliches Kümmern um Körper, Geist und Seele – für mehr Gelassenheit, Lebensfreude und langfristige Gesundheit.

Auf den folgenden Seiten findest du bewährte Methoden und Übungen, die dir helfen können, deine Resilienz gegen Stress zu stärken.

### INFO: Was ist Resilienz?

In diesem Buch wird Resilienz als die Fähigkeit verstanden, psychisch widerstandsfähig zu sein, und auch in schwierigen Lebensphasen flexibel und angemessen auf Stress sowie seelische Belastungen zu reagieren. Resilienz beschreibt die innere Stärke, um mit Stress gesund umzugehen und langfristig ein seelisches Gleichgewicht zu bewahren.

### Hack: Maßnahmen zur Stressreduktion

Diese Strategien helfen dir, deine Resilienz nachhaltig zu stärken.

- **Erholsamer Schlaf:**
  7–9 Stunden pro Nacht, unterstützt durch gute Schlafhygiene (z. B. feste Schlafenszeiten).
- **Regelmäßige Bewegung:**
  Mindestens 30 Minuten täglich, z. B. Spazierengehen, Joggen, Radfahren, Dehnen oder Yoga.
- **Ausgewogene, entzündungshemmende Ernährung:**
  Reichlich Gemüse, gesunde Fette, Zuckerkonsum reduzieren, Koffein nicht übertreiben, Alkohol stark einschränken.
- **Selbstreflexion:**
  Erkenne deine Stressauslöser und entwickle Strategien, bewusst damit umzugehen.
- **Entspannungstechniken und Achtsamkeit:**
  Nutze Atemübungen, Progressive Muskelentspannung, Achtsamkeit oder Meditation.
- **Digital Detox und bewusster Medienkonsum:**
  Reduziere deine Bildschirmzeit, besonders in den Abendstunden, und konsumiere Medien bewusst.
- **Soziale Kontakte pflegen:**
  Treffe dich regelmäßig mit Freunden, Familie und Gruppen mit gemeinsamen Interessen.
- **Geplante Auszeiten:**
  Plane regelmäßig bewusste Pausen für dich ein, z. B. Aufenthalte in der Natur, Massagen oder Sauna.
- **Neues lernen:**
  Bleibe offen für Weiterbildung und persönliche Entwicklung – das stärkt deine geistige Resilienz.

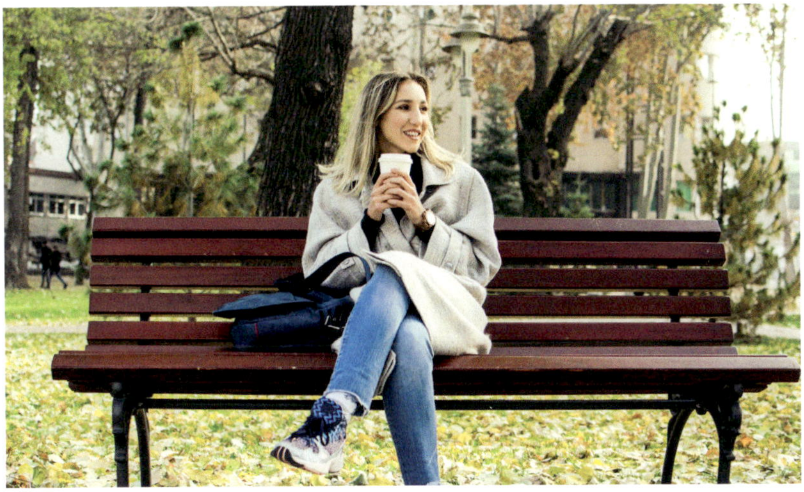

Eine Pause im Freien schenkt neue Energie und innere Ruhe.

## Atemtechniken

Die Konzentration auf eine tiefe Atmung über nur wenige Minuten hilft dabei, vom Alltagsstress abzuschalten. Indem du deine Atmung bewusst steuerst, kannst du sie ruhig und gleichmäßig werden lassen und dich erholen. Dadurch findest du leichter zur Entspannung und kannst dich besser fokussieren. Du kannst die Atemtechniken auch abends im Bett ausführen, um den Einschlafprozess zu unterstützen.

Wähle einen ruhigen Ort, um die Atemübung ungestört auszuführen. Wenn möglich, öffne ein Fenster oder führe die Übung im Freien durch. Nimm dir in den ersten Einheiten mindestens fünf Minuten Zeit. Später können bereits zehn bewusste Atemzüge ausreichen, um die positiven Effekte zu spüren.

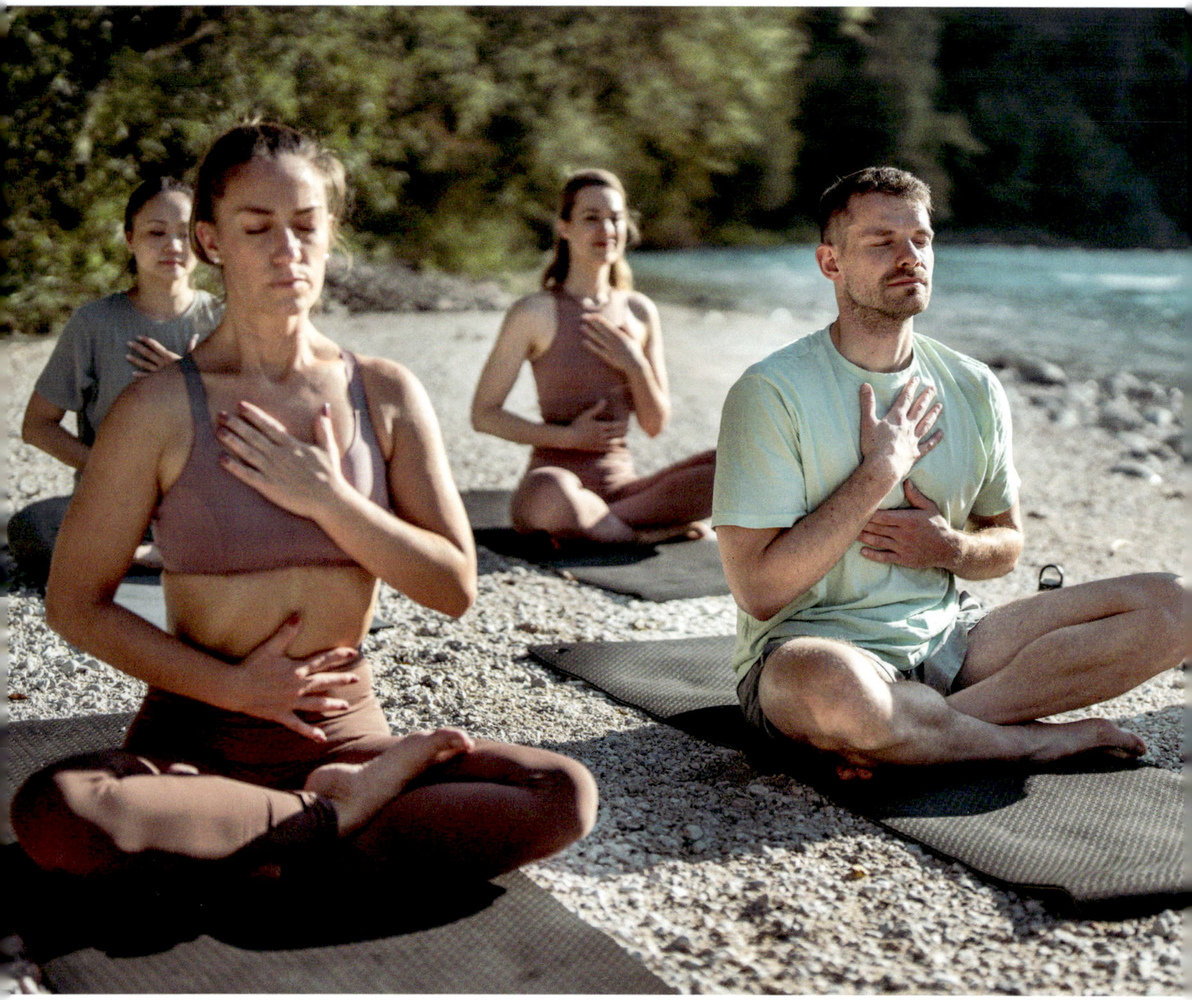

Tiefes Atmen ist ein wichtiger Bestandteil beim Yoga.

### Atemübung 1: Dreiecksatmung (4–4–4)

Diese Atemübung hilft, Stress und Nervosität zu reduzieren und zur Ruhe zu finden.

- Nimm eine angenehme, aufrechte Sitzhaltung ein. Du kannst die Augen schließen, wenn es dir beim Entspannen hilft. Alternativ ist die Übung auch im Stehen oder in Rückenlage möglich.
- Stelle dir ein gleichseitiges Dreieck vor.
  Jede Seite steht für einen Atemabschnitt von etwa 4 Sekunden.
- Gehe folgendermaßen vor:
  Atme für etwa 4 Sekunden langsam durch die Nase ein.
  Halte den Atem für 4 Sekunden an.
  Atme für 4 Sekunden ruhig durch den Mund aus.
- Beginne anschließend wieder mit dem Einatmen.
  Wiederhole das Atemmuster 10-mal, oder übe für 2–5 Minuten.
- Die Sekundenangaben kannst du flexibel anpassen (z. B. auf 3 oder 5 Sekunden). Zudem kannst du das Ausatmen alternativ durch die Nase machen. Entscheidend dabei ist, dass dir die Entspannung gut gelingt.
- Fortgeschrittene können kürzer bewusst atmen, da sich die Entspannung schneller einstellt.

### Atemübung 2: Boxatmung (4–4–4–4)

Vorrangige Ziele der Übung sind Fokus, klares Denken und Stressreduzierung.

- Nimm eine entspannte Sitzhaltung ein; alternativ im Stehen oder in Rückenlage.
- Stelle dir eine Box (Quadrat) mit vier Seiten vor. Jede Seite steht für einen Atemabschnitt.
- Führe die Übung in 4 Schritten aus, je etwa 4 Sekunden:
  Schritt 1: Einatmen durch die Nase.
  Schritt 2: Atem halten.
  Schritt 3: Ausatmen durch die Nase.
  Schritt 4: Atem halten.
- Wiederhole das Atemmuster 4–10-mal oder für 1–5 Minuten. Mache es, bis du fokussiert bist.
- Du kannst die Atemintervalle auf 3 oder 5 Sekunden anpassen.
  Alternativ kannst du durch den Mund ausatmen, wenn es sich für dich besser anfühlt.

## Atemübung 3: Tiefe Bauchatmung

Diese Entspannungsübung reduziert Stress und fördert ein intensives Gefühl innerer Ruhe.

- Begib dich in eine bequeme Rückenlage. Die Beine können ausgestreckt oder leicht angewinkelt sein. Bei Bedarf kannst du den Nacken und die Knie mit einem Kissen oder einer Rolle unterpolstern. Schließe die Augen, wenn dir das beim Entspannen hilft. Fortgeschrittene können die Übung auch im Sitzen oder Stehen durchführen.
- Lege eine Hand auf den Brustkorb und die andere auf den Bauch – in Höhe oder etwas unterhalb des Bauchnabels. Diese Handhaltung unterstützt deine Körperwahrnehmung. Ziel ist es, dass sich beim Einatmen nur die Hand auf dem Bauch hebt, während die Brust möglichst ruhig bleibt. So spürst du, ob du tief in den Bauch (Zwerchfellatmung) oder flach in die Brust atmest (Stress- oder Notatmung).
  Alternative Handhaltung: Lege eine Hand über und eine unter den Bauchnabel. Spüre, wie sich der gesamte Bauch beim Einatmen hebt und beim Ausatmen wieder senkt.
- Atme langsam und tief durch die Nase in den Bauch ein und achte darauf, wie sich der Bauch weitet.
- Halte den Atem nach dem vollständigen Einatmen einen kurzen Moment lang an.
- Atme langsam durch den leicht geöffneten Mund (alternativ durch die Nase) aus. Spüre, wie sich der Bauch wieder senkt. Du kannst den Ausatemfluss kurz unterbrechen, bevor du vollständig ausatmest – das kann die Entspannung vertiefen.
- Führe die Übung einige Minuten lang durch. Konzentriere dich ganz auf deine Atmung. Mit der Zeit wirst du bemerken, wie sich dein Körper immer weiter entspannt.
- Zum Abschluss: Zähle innerlich langsam bis drei. Dann löse die Übung auf, indem du die Fäuste ballst, dich streckst und wieder aktiv wirst.
- Hinweis: Wenn du die Übung abends vor dem Einschlafen machst, verzichte auf diesen letzten Aktivierungsschritt.

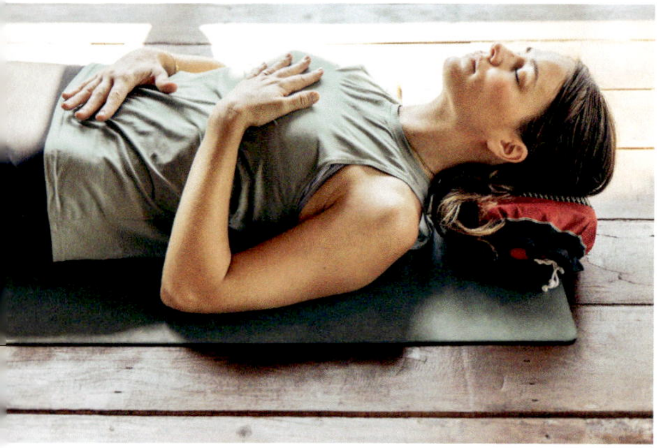

Die Atemübung in Bodenlage.

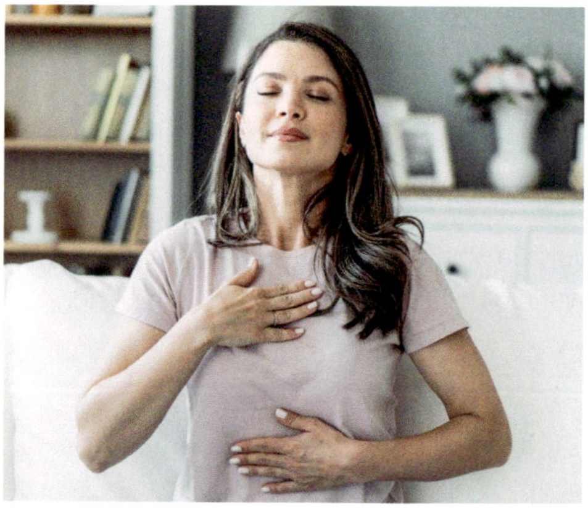

Die Atemübung im Sitz ausgeführt.

## Progressive Muskelentspannung (PME)

Möchtest du deine Fähigkeit zur Entspannung vertiefen, dann probiere die Progressive Muskelentspannung (PME) aus. Diese wissenschaftlich anerkannte Methode wurde vom amerikanischen Arzt Edmund Jacobson entwickelt und hilft, Stress gezielt abzubauen und innere Ruhe zu fördern. Sie beruht auf dem Prinzip, durch das bewusste An- und anschließende Entspannen bestimmter Muskelgruppen sowohl körperliche als auch geistige Entspannung zu erreichen.

Stress zeigt sich häufig im Körper, z. B. durch verspannte Schultern, Rückenschmerzen, Stirnrunzeln oder innere Unruhe. Genau hier setzt PME an: Durch das Anspannen und Loslassen verschiedener Muskelgruppen entsteht ein Zustand tiefer Erholung. Die Methode stärkt die Körperwahrnehmung, löst Muskelverspannungen, verbessert die Haltung und beruhigt das Nervensystem.

Regelmäßig angewendet – idealerweise täglich oder bei akutem Stress – kann PME nicht nur akute Spannungen lindern, sondern auch vorbeugend gegen chronischen Stress, Schlafprobleme und psychosomatische Beschwerden wirken. Durch die bewusste Wahrnehmung von Spannung und Entspannung entsteht eine wohltuende Pause für Körper und Geist.

Die Durchführung ist einfach und lässt sich gut in den Alltag integrieren. In diesem Buch findest du eine leicht umsetzbare Kurzversion. Wenn dir geführte Anleitungen lieber sind, kannst du eine App, eine Audio-Datei oder eine Übungs-CD verwenden, die bereits ab zehn Euro erhältlich ist.

### Progressive Muskelentspannung (Kurzform)

Diese Übung hilft dir, muskuläre Anspannung bewusst zu lösen und innere Ruhe zu finden. Hier wird eine vereinfachte Kurzform vorgestellt.

**Vorbereitung**

- Nimm eine bequeme Sitzhaltung oder Rückenlage ein.
- Schließe die Augen, wenn du möchtest.
- Atme einige Male tief ein und aus, um dich zu fokussieren.

**Grundprinzip**

- Die jeweilige Muskelgruppe etwa 5 Sekunden anspannen.
- Spannung schnell loslassen.
- Entspannung für 10–15 Sekunden bewusst nachspüren.
- Während der gesamten Übung ruhig und gleichmäßig atmen.

### Hack: Muskelspannung clever nutzen

Spanne deine Muskeln bewusst für wenige Sekunden an und lasse dann sofort locker. So verstärkst du den Unterschied zwischen Anspannung und Entspannung – dein Nervensystem schaltet spürbar schneller in den Erholungsmodus. Schon 10–15 Minuten täglich reichen, um Stress abzubauen und neue Energie zu tanken.

### Reihenfolge der Muskelgruppen

**1. Hände:**
Faust machen und 5 Sekunden fest ballen – Faustspannung lösen – entspannen.

**2. Arme vorne:**
Hände in Fausthaltung nach vorne anheben und anspannen – halten – lösen – entspannen.

**3. Arme hinten:**
Arme gestreckt etwas nach hinten drücken – halten – lösen – entspannen.

**4. Schultern:**
Schultern zu den Ohren ziehen – halten – lösen – entspannen.

**5. Gesicht:**
Stirn runzeln, Augen leicht zusammenkneifen, Nase rümpfen, Mund spitzen – halten – lösen – entspannen.

**6. Nacken:**
Kopf leicht nach hinten gegen den Untergrund oder die Rückenlehne drücken – halten – lösen – entspannen.

**7. Brust:**
Tief einatmen, Brustkorb heben, Muskelspannung aufbauen – halten – ausatmen und lösen – entspannen.

**8. Bauch:**
Bauchmuskeln anspannen – halten – lösen – entspannen.

**9. Gesäß:**
Pobacken kräftig zusammendrücken – halten – lösen – entspannen.

**10. Vordere Oberschenkel:**
Anspannen – halten – lösen – entspannen. Tipp: Wenn die Ansteuerung schwerfällt, beuge die Beine und drücke die Fußsohlen gegen den Boden.

**11. Hintere Oberschenkel:**
Fersen etwas nach hinten drücken – halten – lösen – entspannen.

**12. Unterschenkel:**
Zehen Richtung Kopf ziehen – halten – lösen – entspannen.

**13. Füße:**
Zehen krallen und nach innen oben ziehen – halten – lösen – entspannen.

### Hinweise zur Durchführung

- In der Entspannungsphase richte deine volle Aufmerksamkeit auf die zuvor angespannte Muskelgruppe. Spüre nach, ob du sie noch weiter loslassen kannst.
- Wenn dir die Entspannung in einem Bereich schwerfällt, wiederhole diesen Abschnitt. Du kannst auch eine Seite nach der anderen bearbeiten – z. B. erst die rechte Faust, dann die linke).
- Ein vollständiger Durchgang dauert etwa 10–15 Minuten.
- Für den Alltag genügen oft kurze Einheiten, z. B. nur Hände, Arme und Schultern am Schreibtisch.
- Regelmäßige Anwendung (täglich oder bei Stress) fördert Körperbewusstsein, Konzentration und innere Ruhe.

## Dankbarkeit

Dankbarkeit verbessert dein Wohlbefinden und stärkt deine Resilienz gegenüber Stress. Ziel ist, sich bewusst zu machen, was man bereits hat, wer man als Mensch ist und welche schönen Erlebnisse man im Leben machen darf. Dabei geht es nicht um das große Glück, sondern darum, die kleinen, täglichen Momente als Glück zu erkennen und wahrzunehmen.

Es gibt viele Anlässe für Dankbarkeit, und sie sind individuell ganz unterschiedlich. Beispielsweise ein anregendes Gespräch, ein freundlicher Mensch, ein wohltuender Moment in der Natur oder mit einem Tier. Dankbarkeit bedeutet, innezuhalten und den Augenblick zu würdigen – im Gegensatz zum ständigen Streben nach »mehr« und der Sorge, etwas zu verpassen, wie es in unserer Gesellschaft weit verbreitet ist.

Wenn du regelmäßig deine Dankbarkeit übst, veränderst du deine Wahrnehmung weg von Sorge und Mangel, hin zu Zufriedenheit und innerem Glück. Dies fördert die Ausschüttung von Glückshormonen wie Serotonin und Dopamin und reduziert gleichzeitig das Stresshormon Cortisol.

Du kannst deine Dankbarkeit am Abend üben, indem du dir schöne Erlebnisse des Tages in Erinnerung rufst und sie noch einmal wahrnimmst. Denke auch an liebe Personen in deinem Umfeld oder an schöne Dinge, für die du dankbar bist.

Eine hilfreiche Methode ist das Führen eines Dankbarkeitstagebuchs. Du kannst darin am Abend deine Eintragungen zu den Tageserlebnissen machen. Alternativ kannst du deine Dankbarkeit im Bett liegend gedanklich in Erinnerung rufen. Zudem kannst du im Tagesverlauf, wenn du dich überlastet fühlst, dich auf deine Dankbarkeit fokussieren.

Rufe dir mindestens drei schöne Erlebnisse ins Gedächtnis und sei ganz bewusst dankbar dafür. Spüre dabei in deinen Körper hinein, wie sich Dankbarkeit anfühlt. Durch regelmäßiges Üben verändern sich deine neuronalen Bahnen. So wird Dankbarkeit zur Gewohnheit, während Stress dich weniger stark beeinflussen kann.

### Übung: Dankbarkeitsjournal

Diese Übung lässt sich besonders gut am Abend durchführen, ist jedoch auch im Tagesverlauf möglich.

- Schaffe dir eine angenehme Umgebung und nimm dir etwa 5 Minuten Zeit.
- Schreibe mindestens drei Dinge auf, für die du heute dankbar bist.
  Das können kleine Momente sein: ein freundliches Gespräch, eine nette Geste, ein Naturerlebnis, ein schöner Abend oder ein leckeres Essen.
- Spüre bewusst in deinen Körper: Wie fühlt sich Dankbarkeit an?
- Wiederhole diese Übung täglich, damit Dankbarkeit zur Gewohnheit wird.

## Mini-Pausen zur Stressreduktion

In unserem hektischen Alltag hetzen wir oft ohne Unterbrechung von einer Aufgabe zur nächsten. Wir haben eine Liste von Terminen und Verpflichtungen über den Tag hinweg zu bewältigen. Gestresst nehmen wir immer weniger den gegenwärtigen Moment wahr und verlieren die Verbindung zu uns selbst.
Mit gezielten Mini-Pausen kannst du bewusst für einen Moment aus dem Alltag aussteigen, dich sammeln und Kraft tanken. Es wirkt wie ein kleiner innerer »Reset«. Diese Mini-Auszeiten kannst du überall praktizieren: am Schreibtisch, auf einer Parkbank oder im Auto. Schließe für einen Moment die Augen, atme tief durch und konzentriere dich ganz auf das Hier und Jetzt. Die Übung muss nicht lange sein. Es ist vielmehr wichtig, dass es dir gelingt, vollkommen innezuhalten und echte Achtsamkeit zu erleben. Je häufiger du diese bewussten Pausen in deinen Alltag integrierst, desto leichter fällt es deinem Nervensystem, sich zu entspannen – und sich nicht ständig in Alarmbereitschaft zu befinden. So entwickelst du langfristig mehr Gelassenheit und Resilienz im Umgang mit Stress.

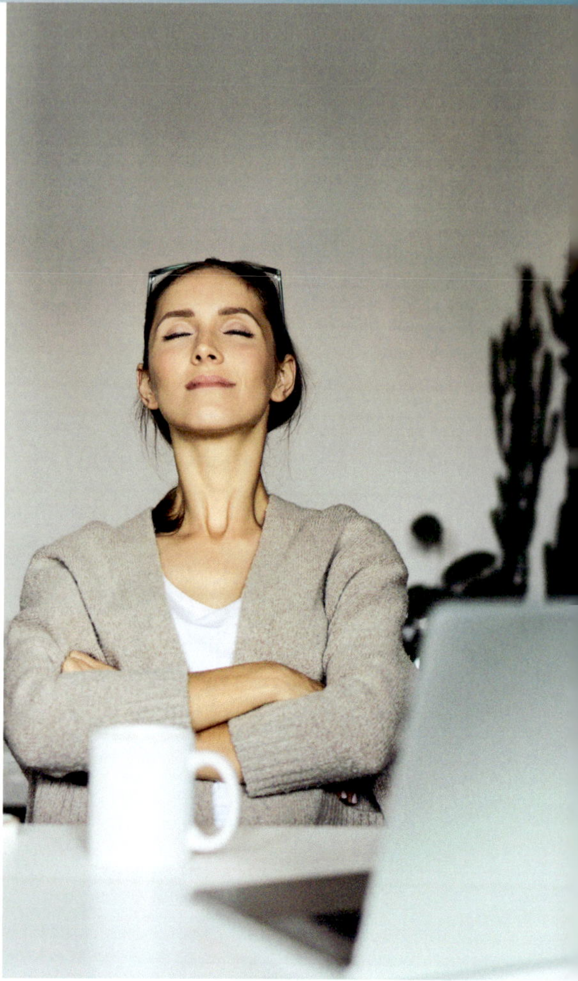
Auch eine kurze Pause bei der Arbeit am Laptop lohnt sich.

### Übung: Die Mini-Pause

Du kannst dir kurze Momente der Ruhe in deinen Alltag integrieren.

- Nimm dir 1–3 Minuten Zeit, um ohne Ablenkung innezuhalten.
- Schließe die Augen, atme tief durch und richte deinen Fokus nach innen.
- Lenke deine Aufmerksamkeit auf deinen Atem: Wie fließt er?
  Spüre in deinen Körper hinein: Wie fühlt sich deine Muskulatur an?
  Nimmst du Verspannungen oder angenehme Empfindungen wahr?
- Wiederhole die Übung mehrfach täglich, um deine Gelassenheit und Stressresistenz zu stärken.
  Tipp: Setze dir Erinnerungen, wann du die Übung im Tagesablauf integrieren willst (z. B. vor dem Essen, vor oder nach wichtigen Gesprächen).

## Digital Detox

Für unser Nervensystem sind ständige Erreichbarkeit, endloses Scrollen und die permanente Reizüberflutung durch digitale Medien erhebliche Stressquellen. Es ist nicht dafür gemacht, dauerhaft online zu sein. Der Körper reagiert auf diese Überlastung mit Symptomen wie Kopfschmerzen, Sehschwäche, Nackenverspannungen, Konzentrationsmängeln und Schlafproblemen. Hier setzt der digitale Detox an – eine bewusste Reduktion der Bildschirmzeit. Ziel ist es, die Flut digitaler Reize zu verringern, das Nervensystem zu entlasten und wieder mehr innere Ruhe zu finden. Dabei geht es nicht um vollständige Abstinenz, sondern um das achtsame Einfügen digitaler Pausen im Alltag. Grundsätzlich empfiehlt sich eine bildschirmfreie Stunde vor dem Zubettgehen. Sie fördert die Schlafqualität, da das Gehirn nicht länger dem künstlichen Licht und dem ständigen Informationsfluss ausgesetzt ist. Auch morgens lohnt es sich, die erste halbe Stunde offline zu bleiben, anstatt direkt zum Smartphone zu greifen. Ebenso sollte die Mittagspause zur digitalen Auszeit werden, um Erholung zu ermöglichen. Bei den Mahlzeiten solltest du das Handy zur Seite legen, am besten im Lautlos-Modus.

Wichtig ist die Entwicklung eines reflektierten digitalen Verhaltens. Frage dich regelmäßig: Muss ich jetzt wirklich E-Mails oder Social Media abrufen? Oder greife ich nur aus Gewohnheit zum Handy? Push-Nachrichten solltest du weitgehend deaktivieren, denn die holen dich immer wieder zum Handy zurück. Letztlich geht es darum, ständige Ablenkung zu unterbrechen und wieder im Moment präsent zu sein. Jeder Schritt in Richtung Digital Detox senkt deinen Stressspiegel, fördert deine Konzentration und schenkt dir wertvolle Zeit – für dich selbst, für echte Begegnungen und für nachhaltige Regeneration.

So wird der bewusste Umgang mit Laptop, Handy und digitalen Medien zu einem wirkungsvollen Beitrag für mehr Lebensqualität und Langlebigkeit.

### Hack: Digital Detox im Alltag

Nutze einfache Schritte für weniger Reizüberflutung und mehr innere Ruhe.

**Bildschirmfreie Zeiten einbauen**

- Eine Stunde vor dem Schlafengehen ohne Handy.
- 30 Minuten offline am Morgen und während der Mittagspause.

**Digitale Pausen gestalten**

- Handy beiseite beim Essen, in Gesprächen und beim Spazieren.
- Offline-Zonen zu Hause oder am Arbeitsplatz einrichten.

**Störquellen reduzieren**

- Push-Nachrichten ausschalten.
- Lautlosmodus oder Flugmodus während Pausen aktivieren.

**Achtsam nutzen statt automatisch scrollen**

- Vor dem Griff zum Handy: *Brauche ich das jetzt wirklich?*
- Bildschirmzeit ersetzen durch Offline-Aktivitäten:
  z. B. Natur erleben, lesen, Musik hören, spazieren, reflektieren.

## Soziale Kontakte

Wir Menschen brauchen Nähe, Austausch und das Gefühl, dazuzugehören. Freundschaften und familiäre Verbindungen geben uns Halt, stärken unsere seelische Widerstandskraft (Resilienz) und helfen, Stress abzubauen. Gute soziale Kontakte sind eine wichtige Grundlage für ein langes, gesundes Leben.

Wer sich emotional verbunden fühlt, lebt oft glücklicher und gesünder. Dabei zählt nicht die Menge, sondern die Qualität der Beziehungen. Wenige, aber echte Verbindungen sind meist wertvoller als viele oberflächliche. Schon ein offenes, ehrliches Gespräch kann beruhigen und das Gefühl geben, verstanden zu werden.

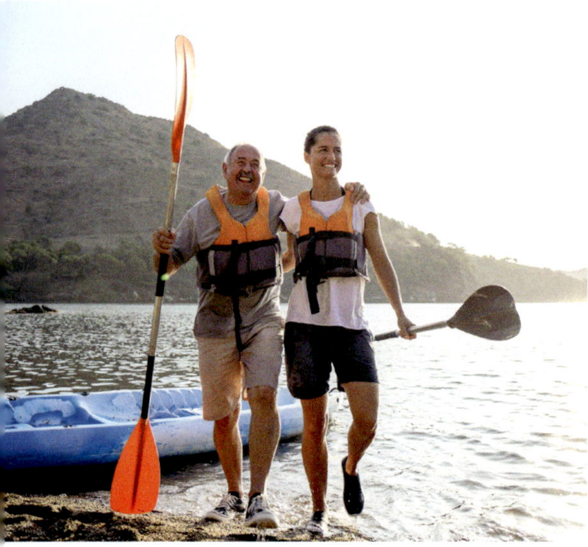

Pflege den Kontakt mit Menschen, die dir guttun.

Überlege dir: Mit welchen Menschen fühlst du dich wirklich wohl? Nach welchen Gesprächen fühlst du dich gestärkt? Pflege bewusst den Kontakt zu diesen Personen. Nimm dir regelmäßig Zeit für echte Begegnungen, ohne Ablenkung. Auch kleine Gesten, wie eine liebe Nachricht, ein Dankeschön oder ein ehrliches »Wie geht's dir wirklich?«, stärken deine sozialen Verbindungen.

Wenn du dich einsam fühlst: Wo gibt es Gruppen, Kurse oder Vereine mit Menschen, die ähnliche Interessen haben wie du, z. B. Natur, Sport oder Tiere? In solchen Gemeinschaften entstehen leichter Freundschaften und neue Kontakte. Soziale Nähe senkt nachweislich den Stress, beruhigt das Nervensystem und stärkt Körper und Seele – ein zentraler Baustein für angenehmes Älterwerden.

### INFO: Soziale Kontakte

Beginne mit einer Bestandsaufnahme:

- Wie zufrieden bist du mit deinen Freundschaften und deiner familiären Situation?
- Welche Kontakte tun dir gut? Welche rauben dir eher Energie?
- Hast du einen »Wohlfühlmenschen« länger nicht kontaktiert? Jetzt wäre ein guter Moment dafür.
- Wenn du Anschluss suchst: Gibt es Gruppen oder Vereine in deinem Umfeld, die dich interessieren? Nimm Kontakt auf!

### Mini-Hack: Soziale Nähe stärken

- Führe jede Woche ein bewusstes Gespräch – ohne Handy, ohne Eile.
- Schicke regelmäßig eine liebe Nachricht an Menschen, die dir guttun.
- Reflektiere: Welche Beziehungen geben dir Kraft? Pflege sie gezielt.
- Denke daran: Weniger ist mehr – Qualität vor Quantität.

## Selbstreflexion

Stress ist ein entscheidender Faktor, der unsere Gesundheit und unser Wohlbefinden negativ beeinflussen kann. Deshalb ist es wichtig, persönliche Stressauslöser frühzeitig zu erkennen. Neben offensichtlichen Belastungen wie Krankheit, Konflikten im familiären Umfeld oder beruflicher Überlastung gibt es auch weniger bewusste Einflüsse – etwa ein überfüllter Alltag, zu hohe Erwartungen an sich selbst oder sportliche Überforderung.

Bei der Selbstreflexion geht es darum, die äußeren und inneren Stressfaktoren zu erkennen. Ein einfaches, aber sehr wirksames Hilfsmittel ist ein Stresstagebuch. Notiere darin über eine Woche hinweg belastende Situationen, Gedanken, Gefühle und körperliche Reaktionen. So lassen sich typische Muster erkennen – etwa, wann du dich überfordert fühlst, wie du mit Konflikten umgehst oder wie zufrieden du mit deinen sozialen Kontakten bist.

Eine Woche reicht meist aus, um wichtige Erkenntnisse zu gewinnen. Länger ist nicht notwendig, denn wir wollen uns nicht dauerhaft auf Negatives fokussieren. Nach einigen Monaten kannst du das Tagebuch erneut führen, um den Erfolg deiner Maßnahmen zu prüfen und gegebenenfalls neue Stressmuster zu erkennen.

Die gewonnenen Einsichten helfen dir, bewusste Veränderungen im Alltag vorzunehmen. Auch wenn sich nicht jeder Stressfaktor sofort beseitigen lässt, kannst du gezielt deine Resilienz stärken, z. B. durch bewusste Pausen. Nutze die Selbstreflexion als wirkungsvolles Werkzeug, um Stress besser zu bewältigen und langfristig mehr Gelassenheit und Lebensqualität zu gewinnen.

### Stresstagebuch

Ein Stresstagebuch kann dir helfen, typische Belastungssituationen und deine Reaktionen besser zu verstehen. Du kannst es täglich in Stichpunkten führen – online oder auf Papier. Nimm dir für eine Woche jeden Abend 5–10 Minuten Zeit und notiere stichpunktartig:

- **Welche Situationen haben mich heute gestresst?**
  (Optional: Du kannst den Stress auf einer Skala von 1–10 bewerten.)
  *z. B. viele Termine, Bahnverspätung, Konflikt bei der Arbeit.*
- **Welche Gefühle und körperlichen Reaktionen hatte ich?**
  *z. B. Hilflosigkeit, Anspannung, Herzrasen*
- **Wie bin ich mit der Situation umgegangen (Reaktion)?**
  *z. B. geschwiegen, sehr laut geworden, traurig zurückgezogen*
- **Was wäre eine bessere Reaktion gewesen?**
  *z. B. klare Grenzen setzen, um Hilfe bitten*
- **Was hat mir heute gutgetan?**
  *z. B. nettes Gespräch mit der Bäckerin, Spaziergang nach der Arbeit*

Nach 7 Tagen Reflexion:

- Welche belastenden Situationen wiederholen sich?
- Was kann ich konkret dagegen tun?
- Welche Maßnahmen zur Stressbewältigung tun mir gut?

## Geplante Auszeiten – Kraft tanken im Alltag

Regelmäßige Pausen sind wichtig für deine Gesundheit; betrachte sie nicht als unnötigen Luxus. Ziel ist es nicht, bis zum nächsten Urlaub erschöpft durchzuhalten. Wer dauerhaft nur funktioniert, riskiert langfristige mentale Erschöpfung und Leistungseinbrüche.
Nimm dir täglich mindestens zwei bewusste Pausen. Schon 10–15 Minuten wirken erholsam; ideal sind 20–30 Minuten, z. B. für einen Spaziergang an der frischen Luft.
Was als Pause guttut, ist individuell verschieden: Sonne tanken, ein gutes Buch lesen, entspannende Musik hören, ein kurzes Nickerchen, ein Gespräch mit Freunden oder auch Yoga, moderater Sport oder einfaches Innehalten. Wichtig ist, dass du wirklich abschaltest und aus dem Funktionsmodus herauskommst. Wer beispielsweise viel am Bildschirm arbeitet, findet kaum Erholung durch Fernsehen oder Social Media. Das Nervensystem braucht echte Ruhe. Wer allein im Homeoffice arbeitet, kann durch ein Treffen mit Freunden eine wohltuende Erholungspause erleben.
Eine Auszeit muss nicht groß oder aufwendig sein, schon kurze Ruhephasen im Alltag helfen spürbar. Wenn du regelmäßig Pausen einplanst, schützt du dich vor Stress, Erschöpfung, innerer Unruhe und Schlafproblemen.
Betrachte Pausen als wichtige Termine. Bewusste Erholung gehört zu einem langfristig angelegten Gesundheitskonzept.

### Hack: Pausen fest einplanen

Trage deine Erholung in den Kalender ein – wie einen wichtigen Termin. So vergisst du sie nicht und machst Regeneration zu einem festen Bestandteil deines Tages.

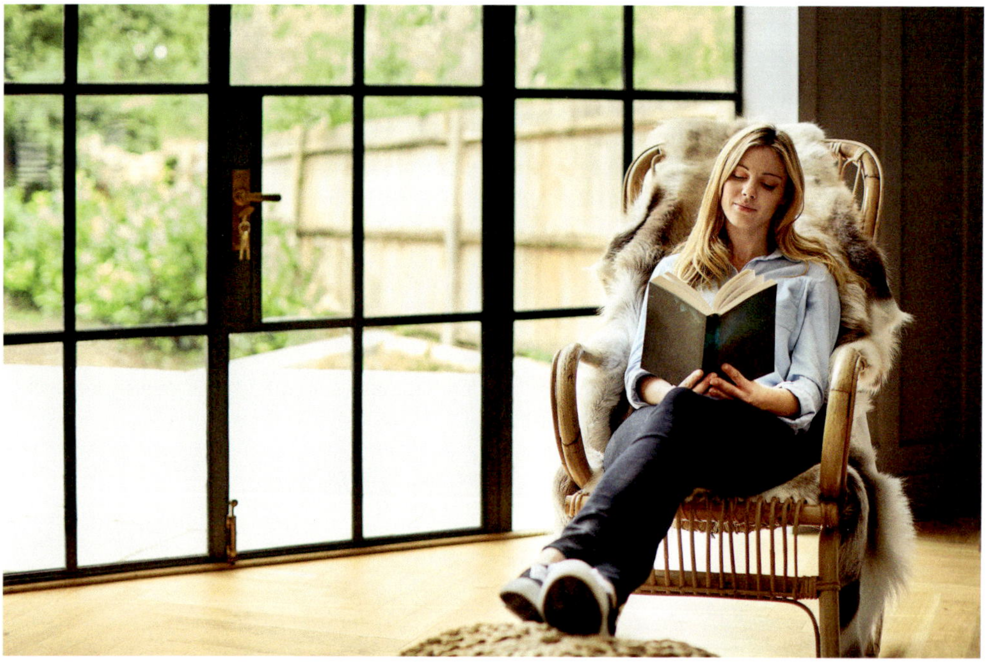

Entspanntes Lesen dient der Erholung.

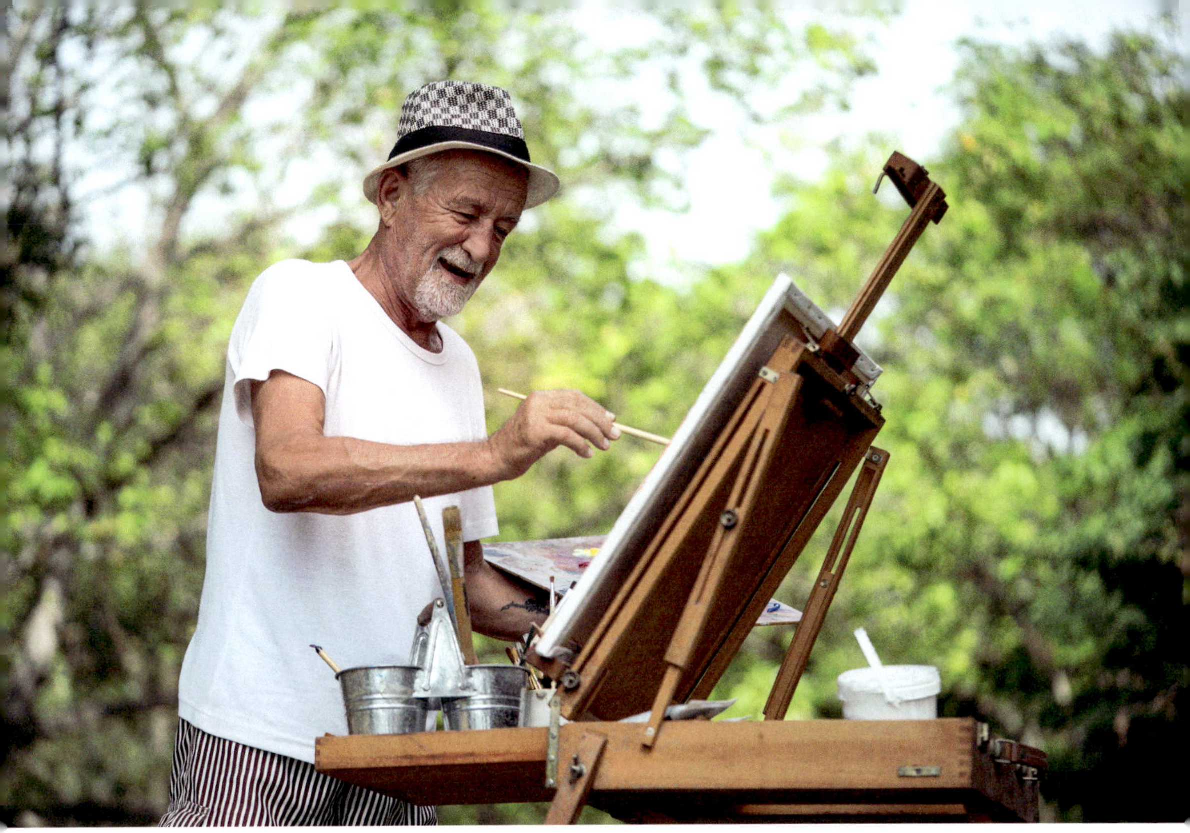

In der Natur zu malen stärkt deine innere Widerstandsfähigkeit.

## Lebenslanges Lernen

Lebenslanges Lernen spielt eine zentrale Rolle für die Förderung der mentalen Gesundheit und der Resilienz gegenüber Stress. Geistige Aktivität – unabhängig vom Alter – hilft, besser mit Herausforderungen und Veränderungen umzugehen.

Lernen stimuliert die Synapsen und neuronalen Netzwerke im Gehirn und unterstützt deren Erhalt und Weiterentwicklung. Werden sie nicht regelmäßig genutzt, kann vor allem das Kurzzeitgedächtnis im Alter nachlassen. Ziel ist es daher, das Gehirn lebenslang aktiv zu halten und gezielt zu trainieren.

Zum lebenslangen Lernen gehören Bildungsangebote wie Seminare, Fortbildungen oder Online-Kurse (z. B. über Plattformen wie Udemy). Ebenso wichtig ist informelles Lernen im Alltag: Bücher und Fachzeitschriften lesen, Podcasts hören, neue Hobbys oder Sportarten ausprobieren oder eine Sprache erlernen.

Auch kreative und körperliche Aktivitäten wie Malen, Musizieren, Tanzen oder Koordinationstraining (z. B. Einbein-Stand) fordern das Gehirn heraus. Kulturelle Bildung und der Austausch mit anderen Generationen erweitern den Horizont und stärken die soziale Resilienz.

Wichtig ist nicht das Lerntempo, sondern die Regelmäßigkeit: Kleine, wiederkehrende Lernimpulse sind oft wirksamer als intensive, aber seltene Lerneinheiten. Lebenslanges Lernen sollte neugierig, spielerisch und ohne Leistungsdruck erfolgen.

Im Rahmen deines ganzheitlichen Longevity-Konzepts trägt kontinuierliches Lernen wesentlich zur geistigen Fitness und zu einem stressresilienten Leben bei – bis ins hohe Alter.

# TEIL 4:

## Fit durch Training

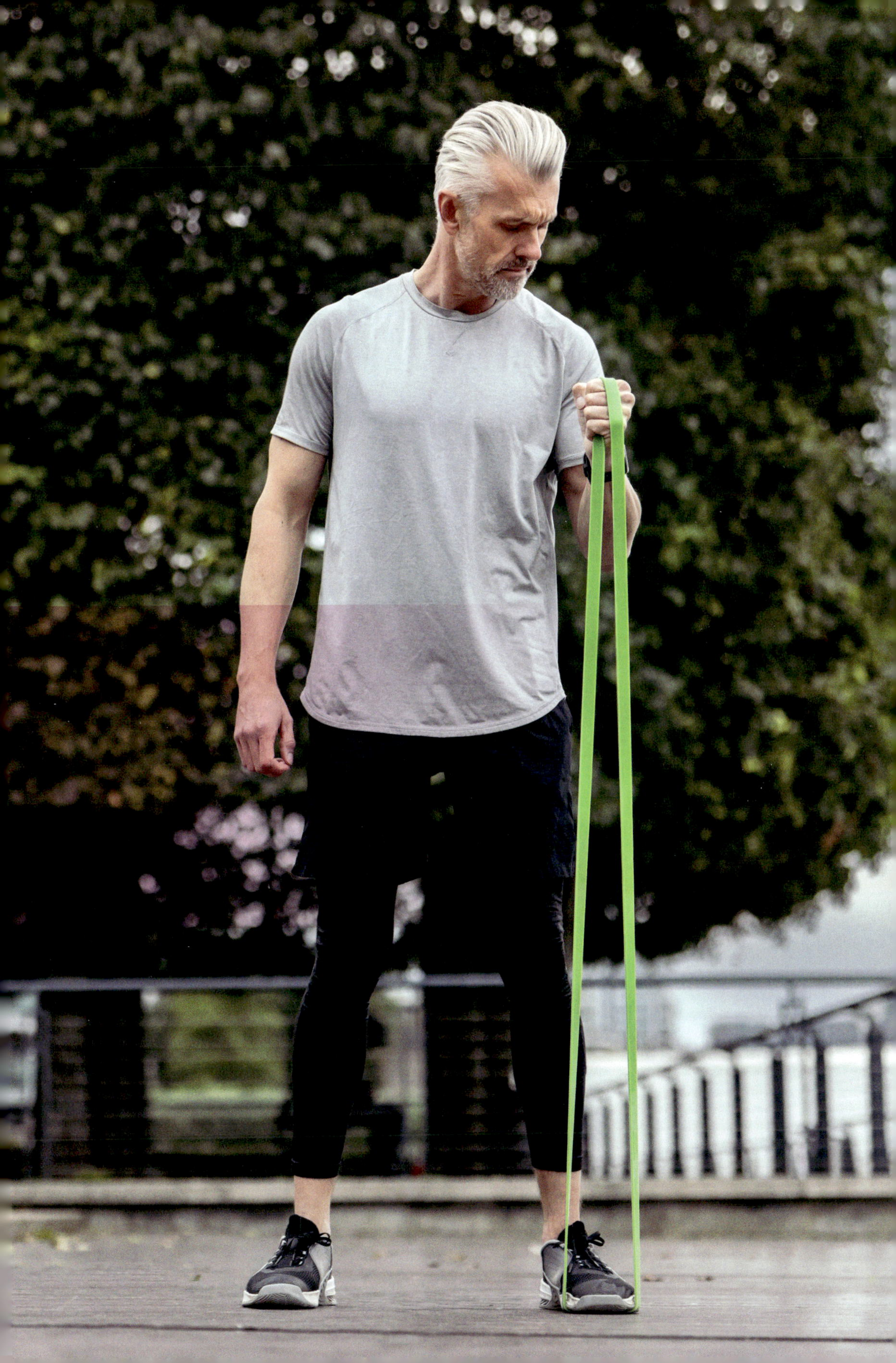

# Grundlagen

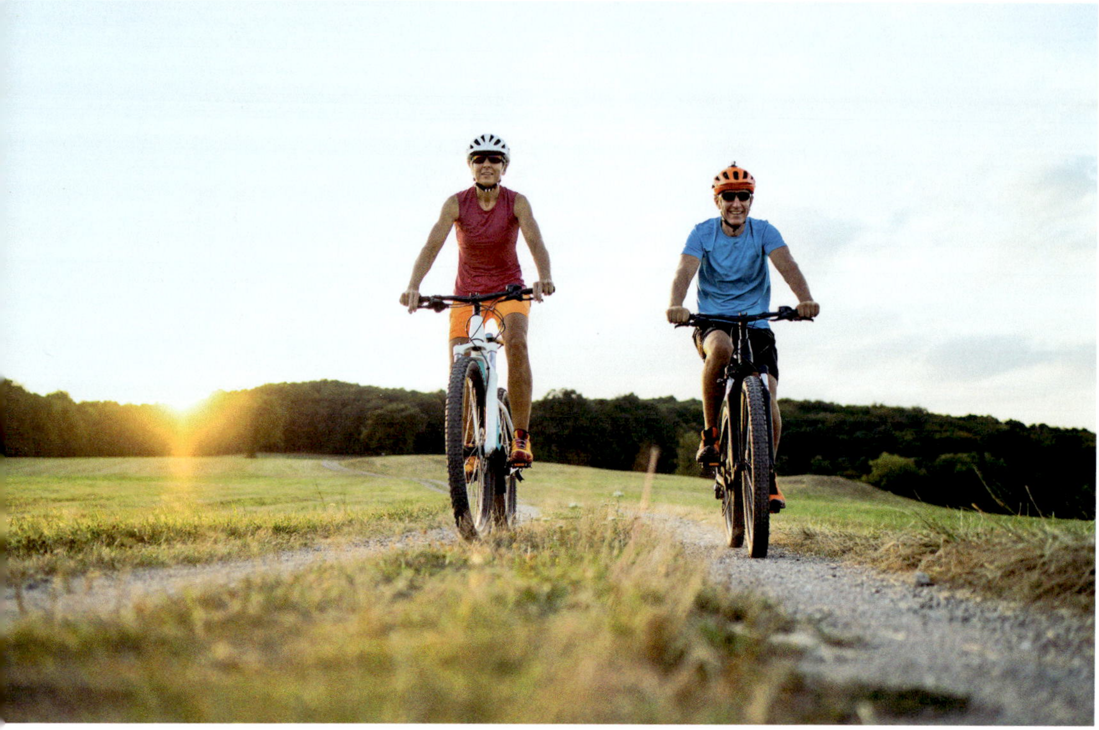

Radfahren ist eine sehr gute Trainingsform für das Longevity-Konzept.

Damit dein Körper optimal leistungsfähig ist, muss er nicht nur kräftig, sondern auch beweglich, ausdauernd und schmerzfrei sein. Nutze alle Möglichkeiten, um den Körper im Training bestmöglich zu fördern. Es ist wichtig, dabei das richtige Maß zwischen Anspannung und Entspannung zu finden. Niemand kann immer nur Leistungen erbringen – gleich ob im Alltag, Berufsleben oder Sport.

Hier erfährst du die Grundlagen zum Krafttraining, Ausdauertraining und Dehnen. Auch das Faszienrollen wird vorgestellt.

- **Krafttraining** im Konzept von Longevity soll funktionell und gelenkschonend gestaltet sein. Vom Stemmen hoher Gewichte unter Fehlstellungen und Ausweichbewegungen ist abzusehen.
- Eine gute **Ausdauer** ermöglicht es dir, körperliche Leistungen im Sport ebenso wie im Alltag länger durchzuhalten. Wichtig ist beim Ausdauertraining, dass du mit der für dich passenden Intensität übst.
- **Dehnübungen** gehören zum Fitness-Workout dazu, gleich in welcher Trainingsphase du diese einsetzt. Mit den Übungen vergrößerst du deine Beweglichkeit, schulst die Körperwahrnehmung und verbesserst deine Fähigkeit zur Entspannung.
- Eine **Rollmassage** löst Verspannungen und fördert die Regeneration. Nach einigen Wochen regelmäßiger Anwendung wird sich die Elastizität deines Bindegewebes deutlich verbessern, und schmerzende Körperstellen werden verschwinden.

# Krafttraining

Das Krafttraining hat zahlreiche positive Effekte für unsere Gesundheit und unser Wohlbefinden. Dafür musst du deine Muskulatur ausgewogen trainieren – nicht nur einige Muskeln aus optischen Gründen. Wichtig sind regelmäßiges Training und eine kontinuierliche, moderate Steigerung der Trainingsreize.
In diesem Buch findest du funktionelle Kraftübungen, mit denen du deinen Körper effektiv trainierst und deine Kraft deutlich steigerst. Es sind Übungen ausgewählt, die im selbstständigen Training daheim durchführbar sind. Ist eine Übung mit einem Trainings-Tool vorgestellt, das dir nicht zur Verfügung steht, überlege, wie du die Übung anpassen kannst oder wähle eine andere Übung für die gleiche Bewegungsrichtung beziehungsweise Muskelgruppe.
Zuerst werden Übungen vorgestellt, die vorrangig den Oberkörper aktivieren, dann den Rumpf und schließlich Gesäß und Beine. Mit diesen Übungen werden alle wichtigen Muskeln effektiv trainiert. Zahlreiche Varianten ermöglichen es dir, das Training gemäß deinem Leistungsniveau anzupassen.
Es wird auf ein ausgeglichenes Körpertraining geachtet sowie auf ein intensives Training der Core-Muskulatur, der sogenannten tieferliegenden Muskeln im Bauch- und Rückenbereich. Diese Muskeln sind sehr wichtig zur Leistungserbringung ebenso wie zum Schutz der Wirbelsäule.
Beim Krafttraining gilt immer als erste Priorität: Vermeide Verletzungen! Überlaste und verletze deinen Bewegungsapparat nicht durch zu hohe Intensität und fehlerhafte Übungsausführung. Nutze die in diesem Buch vorgestellten Methoden und Übungen für ein effektives, erfolgreiches und sicheres Training.

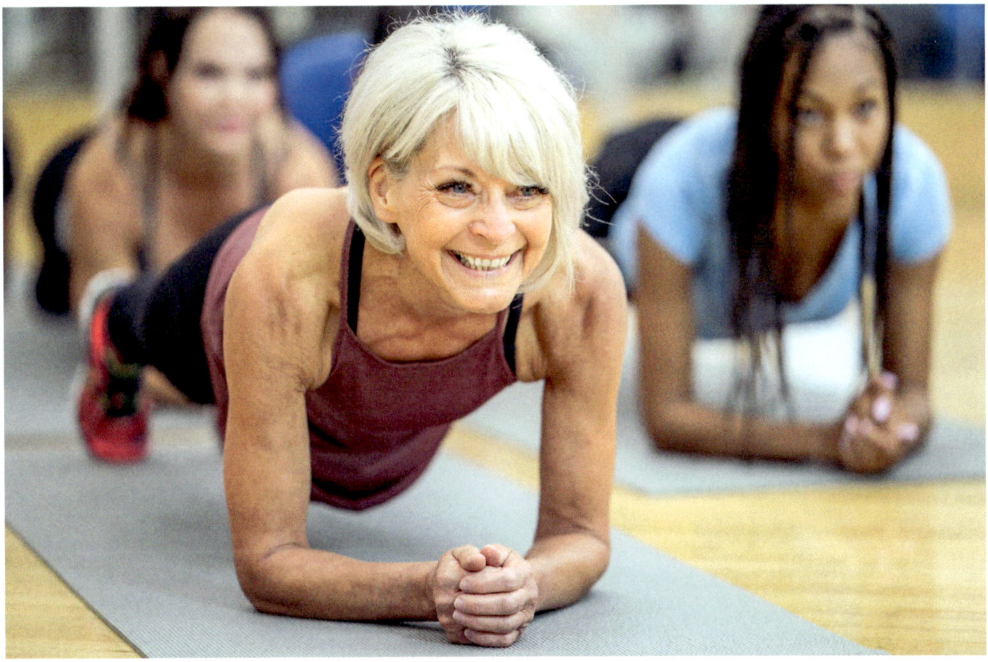

Nutze die folgenden Prinzipien für erfolgreiches Krafttraining.

## PRINZIP 1:
## Trainiere den Körper ausgeglichen

Achte bei der Zusammenstellung deines Trainingsprogramms darauf, den Körper ausgewogen zu trainieren. So entwickelst du das Kraftpotenzial optimal und schützt deinen Körper bestmöglich vor Verschleiß und Verletzungen. Es gilt, Oberkörper, Rumpf und Unterkörper zu trainieren, und zwar so, dass du für eine Bewegung auch deren Gegenbewegung kräftigst.

Bei der Zusammenstellung der Workouts ist nicht entscheidend, dass du den Körper an einem Tag ausgeglichen trainierst, sondern über den Wochenplan hinweg verteilt, da die Möglichkeit besteht, die Workouts aufzuteilen.

Einige Fitnesssportler trainieren recht einseitig – sie konzentrieren sich beispielsweise auf die Bewegung »Druck nach vorn«. Wichtig ist jedoch, dass auch die entgegengesetzte Bewegung »Zug nach hinten« mit der gleichen Intensität trainiert wird.

Dies lässt sich gut am Beispiel eines geraden Boxschlages nachvollziehen: Durch das Training der vordrückenden Muskulatur wird das mögliche Kraftpotenzial vergrößert, die Schlagbewegung muss aber ausgeglichen und stabilisiert werden. Nur mit einer kräftigen Rückenmuskulatur lässt sich der gerade Boxschlag im optimalen Bewegungsumfang und mit großer Wirkung ausführen.

Weitere oftmals auftretende Schwachstellen aufgrund von einseitigem Training sind der hintere Anteil der Schultermuskulatur, die Außenrotatoren, die seitliche Rumpfmuskulatur sowie die hintere Oberschenkel- und die Gesäßmuskulatur. In den entsprechenden Buchabschnitten erfährst du, wie du diese Partien effektiv trainierst.

## PRINZIP 2:
## Wähle den richtigen Schwierigkeitsgrad

Wähle Übungen und Intensität so, dass sie deinem aktuellen Leistungsstand entsprechen. Grundlegend ist, dass du jede Übung technisch korrekt ausführst. Ausweichbewegungen und Fehlstellungen gilt es zu vermeiden, denn die machen dich nicht stärker, sondern führen zu Verletzungen und vorzeitigem Verschleiß. Bist du noch Einsteiger im Krafttraining, dann gilt es, dass du die Übungen zuerst mit geringer Belastung ausführst. Wähle also die Belastungen eher mit zu niedriger als zu hoher Intensität, da sich dein Körper noch an das Training gewöhnen muss. Auch ist zu beachten, dass sich Muskeln schneller an die Anforderungen anpassen als Sehnen und Bänder – eine zu schnelle Steigerung erhöht das Verletzungsrisiko.

Zu den Übungen findest du Varianten zur Vereinfachung oder Steigerung. So kannst du mit dem für dich geeigneten Schwierigkeitsgrad trainieren. Wähle die Variante und die Intensität immer so, dass dir die Bewegung technisch korrekt gelingt. Schaffst du eine Übung länger als die vorgesehene Satzdauer (beziehungsweise häufiger als die geplante Wiederholungszahl), kannst du die Belastung steigern, indem du eine intensivere Variante, ein stärkeres Band oder höheres Zusatzgewicht nutzt. Steigere die Intensität jedoch nur so weit, dass du die Übung noch mindestens 30 Sekunden oder acht Wiederholungen lang korrekt ausführen kannst.

## PRINZIP 3:
## Intensiviere die Trainingseinheiten

Ziel des Trainings ist es, die körperliche Leistungsfähigkeit zu steigern. Dazu musst du deinen Körper beim Krafttraining – ebenso wie bei jeder anderen Sportart – fordern. Durch die Belastungen in der Trainingseinheit ermüdet dein Körper, seine Leistungsfähigkeit sinkt daher vorübergehend ab. In der Regenerationsphase, die unmittelbar nach dem Training einsetzt, beginnt dein Körper, sich an die Anstrengung anzupassen.
Übst du in der Trainingseinheit mit einer höheren Intensität als zuvor, setzt du einen sogenannten überschwelligen Reiz. Durch diesen Reiz wird dein Organismus veranlasst, in der Regenerationsphase ein größeres Leistungsniveau aufzubauen. Das Ziel deines Trainings sollte es daher sein, die Anforderungen schrittweise zu steigern.
Allerdings stellt der Organismus das größere Leistungsvermögen nur für eine begrenzte Zeit zur Verfügung – nutzt du es nicht, sinkt die Leistungsfähigkeit wieder ab.
Zudem ist zu beachten, dass die möglichen Leistungssteigerungen mit fortlaufendem Training immer geringer werden. Achte darauf, dass du spätestens nach zwölf Wochen zumindest einige Umstellungen am Training vornimmst, da sich dein Körper ansonsten auf die Anforderungen einstellt.

Trainiere kurz und intensiv.

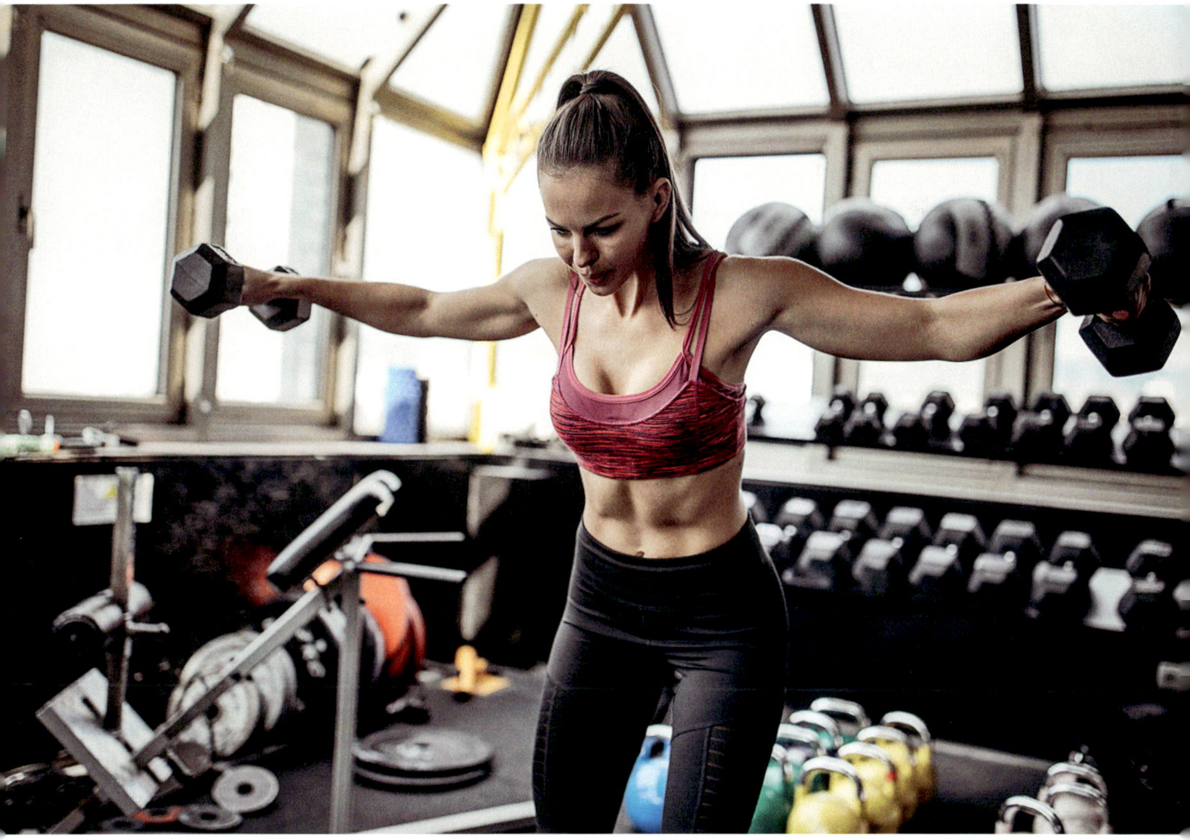

## PRINZIP 4: Intensiviere die Übungsbelastungen

Die einfachste Möglichkeit, die Belastung in einem Übungssatz zu steigern, ist es, die Satzlänge zu verlängern beziehungsweise mehr Wiederholungen auszuführen. Wenn du regelmäßig trainierst, wirst du feststellen, dass du bereits nach 1–2 Einheiten einige Sekunden Belastungszeit länger durchhältst beziehungsweise eine zusätzliche Wiederholung schaffst; vorausgesetzt, du regenerierst genügend und ernährst dich angemessen. (Viele Übungen in diesem Buch dauern mit kurzem Halten der Endposition etwa vier Sekunden pro Wiederholung.)
Erreichst du die Obergrenze für eine Satzleistung gemäß der gewählten Trainingsmethode, dann nutze eine andere Intensivierungsoption. Bei Bandübungen erhöhst du die Vorspannung oder du wählst ein stärkeres Band. Bei Hantelübungen kannst du das Gewicht steigern. Alternativ kannst du die Erholungszeit zwischen Übungen und Sätzen reduzieren oder zusätzliche Übungssätze ergänzen.
Auch kannst du die Übungsintensität verändern, indem du die Position der abstützenden Kontaktpunkte veränderst. Bringst du beispielsweise bei »K 1: Liegestütz« die Füße enger zusammen, dann wird die Übung intensiver. Oder du positionierst die Füße auf einem kleinen Kasten, um die Übung zu erschweren. Noch intensiver wird es, wenn du ein abstützendes Körperteil (z. B. Hand oder Fuß) anhebst.
Eine weitere effektive Methode ist die Kombination aus dynamischer und statischer Ausführung. Verweile während der Übungsbewegung für einige Sekunden in einer oder mehreren Positionen, besonders in der Endposition mit maximaler Muskelkontraktion, was in diesem Buch bei vielen Übungen empfohlen wird.
Außerdem kannst du Teilbewegungen in der Endposition ausführen. Dazu bewegst du dich in die Endposition und führst von dort kleine, langsame Bewegungen nach unten und oben aus. Wiederholungen im Bereich der höchsten Muskelaktivität bewirken ein besseres Trainingsergebnis. Achte bei allen Haltepositionen darauf, dass du gleichmäßig atmest.
Als Fortgeschrittener kannst du instabile Untergründe wie Gym-Ball, Therapiekreisel oder Kissen nutzen, um die Muskelaktivität weiter zu steigern.
Erhöhe generell Intensität, Bandspannung oder Zusatzgewicht nur so weit, dass du die Übung noch technisch korrekt in der vorgesehenen Zeit oder Wiederholungszahl ausführen kannst.

## PRINZIP 5: Trainiere regelmäßig

Regelmäßiges Krafttraining ist grundlegend, um deine Leistungsfähigkeit kontinuierlich zu steigern. Seltene, dafür sehr intensive Einheiten sind dagegen nicht empfehlenswert. Sie bringen in der Regel kaum Fortschritte, belasten aber den Bewegungsapparat übermäßig stark. Es empfiehlt sich, dass du jede wichtige Bewegungsrichtung beziehungsweise Muskelgruppe 2–3-mal pro Woche kräftigst.
Die optimale Häufigkeit ist davon abhängig, wie intensiv du trainierst und wie gut dein aktuelles Leistungsvermögen bereits ist. Je besser dein Trainingszustand ist, desto gezielter und individueller muss dein Trainingsplan gestaltet sein, um weitere Fortschritte zu erzielen.
Damit du das erreichte Leistungsvermögen halten kannst, gilt die Regel, dass du mindestens 1-mal pro Woche ein Krafttraining für alle

wichtigen Muskelgruppen beziehungsweise Bewegungsrichtungen ausführen musst. Pausierst du länger, dann baut der Körper seine Leistungsfähigkeit wieder langsam ab. Wenn du allerdings verletzt bist, musst du diese Körperpartie schonen. Du kannst dann andere Körperpartien trainieren. Bei einer Krankheit hingegen musst du vollständig auf das Training verzichten, um den Heilungsprozess nicht zu verzögern.

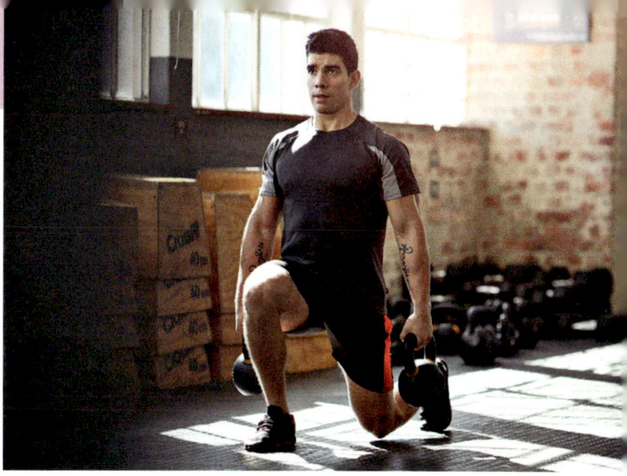

»K 25: Ausfallschritt« lässt sich gut mit Zusatzgewicht intensivieren.

## PRINZIP 6: Trainiere kurz und intensiv

In den letzten Jahren hat sich gezeigt, dass kurze, intensive Trainingseinheiten besonders effektiv sind. Für den Hauptteil eines Workouts wird häufig eine Dauer von 30–60 Minuten empfohlen, zuzüglich Auf- und Abwärmphase. Das Training wird in Übungen, Sätzen und Wiederholungen bzw. Zeitintervallen beschrieben. Ein Satz beschreibt die Ausführung einer Übung ohne Unterbrechung. Die optimale Satzanzahl richtet sich nach der Gesamtzahl der Übungen, deiner Trainingsplanung und deinem aktuellen Leistungsniveau.

Für das Krafttraining in diesem Buch bietet sich das effektive Zirkeltraining an, da sich die Übungspositionen schnell anpassen lassen. Dazu führst du jeweils einen Satz pro Übung aus und wechselst direkt zur nächsten. Nach dem letzten Übungssatz folgt eine Pause, dann wiederholst du den gesamten Zirkel. Ein Zirkel besteht in der Regel aus 5–10 Übungen und 2–3 Durchgängen – abhängig von der Intensität der Übungen und deinem Trainingsziel.

Wenn du mit einem Intervall-Timer trainierst, kannst du die Belastungszeit pro Satz individuell festlegen – je nach Trainingsmethode (Muskelaufbau oder Kraftausdauer) und deinem Leistungsstand. Die Satzdauer liegt typischerweise zwischen 30 und 120 Sekunden. Zwischen den Übungen empfehlen sich 15–20 Sekunden Pause. Nach einem vollständigen Zirkel folgt eine längere Pause von 2–3 Minuten, bevor du erneut beginnst.

Du kannst auch mit Wiederholungszahlen trainieren, wenn du diese Form des Trainings bevorzugst. Dazu empfehlen sich 8–12 Wiederholungen pro Satz einer Übung bei vorrangigem Ziel Muskelaufbau und 15–20 (20–30) Wiederholungen, wenn dein Training auf die Verbesserung der Kraftausdauer ausgerichtet ist.

Alternativ kannst du die Trainingsstruktur so gestalten, dass du zuerst eine Bewegungsrichtung (Muskelgruppe) kräftigst und dann deren Gegenbewegung (Gegenspieler), was sich beispielsweise für »Druck nach vorn« (z. B. »K 2: Brustpresse«) und »Zug nach hinten« (z. B. »K 4: Bandzug von vorn«) anbietet. Wechsle zwischen den beiden Übungen, bis alle Sätze abgeschlossen sind, und fahre dann mit dem nächsten Übungspaar fort.

Als weitere Option kannst du so vorgehen, dass du zuerst alle Sätze einer Übung machst, bevor du mit der nächsten Übung beginnst. Dieses Vorgehen erfordert allerdings, dass du 1–3 Minuten zwischen zwei Übungssätzen pausierst, wodurch sich die gesamte Trainingszeit für das Workout deutlich verlängert.

## PRINZIP 7: Regeneriere angemessen

Nach einer Trainingseinheit benötigt die aktivierte Muskulatur eine Pause, um sich zu erholen und ein größeres Leistungsvermögen zu entwickeln. Dabei gilt, dass du weder zu kurz noch zu lange pausieren sollst. Denn wenn du zu lange vom Training pausierst, baut dein Körper sein Leistungsvermögen wieder ab. Pausierst du hingegen zu kurz, kann sich dein Körper nicht erholen und ein erhöhtes Leistungsvermögen entwickeln – es kann sich sogar ein Zustand von Übertraining einstellen.
Wenn du deinen Körper zusätzlich zum Krafttraining mit intensivem Ausdauertraining und/oder anderen Sportarten belastest, musst du bei der Trainingsplanung die Gesamtbelastung im Wochenplan berücksichtigen, also die Krafteinheiten ebenso wie alle anderen intensiven körperlichen Belastungen.
Üblicherweise wird eine Erholungsdauer von 1–3 Tagen zwischen zwei Krafteinheiten für dieselbe Bewegungsrichtung, also die daran vorrangig beteiligten Muskelgruppen, empfohlen. Die optimale Zeitdauer ist abhängig von Trainingsintensität, Trainingsmethode, Leistungsstand und Regenerationsmaßnahmen. Achte auf deinen Körper: Fühlst du dich kräftig und leistungsbereit, dann kannst du trainieren. Fühlst du dich hingegen müde und schlapp, trainiere andere Körperpartien oder verzichtest auf eine Trainingseinheit. In »Teil 5« findest du Pläne, die zeigen, wie du die Trainingswoche effektiv gestaltest.
Du kannst auf die Regenerationsphase einwirken, indem du auf genügend Schlaf- und Erholungsphasen achtest. Zudem kannst du die Regenerationsphase durch eine Massage mit der Faszienrolle und einen Saunabesuch etwas verkürzen. Entscheidend ist außerdem, wie du dich ernährst. Wähle gesunde Nahrungsmittel, verzehre genügend Eiweiß, und gleiche die Eiweißmenge mit einer großen Menge an Gemüse und Salat sowie etwas Obst aus. Das Ausgleichen durch basische Nahrungsmittel ist wichtig, um eine Übersäuerung des Körpers zu vermeiden, denn mit der Zeit können sich aus einer fortlaufenden Übersäuerung zahlreiche gesundheitliche Probleme entwickeln.

## PRINZIP 8: Achte auf korrekte Körperhaltung

Bei den Übungen ist eine korrekte Körperposition entscheidend, denn sie ermöglicht effiziente Bewegungen und optimales Weiterleiten von Kraft und Energie. Liegen hingegen Defizite wie eine Schiefstellung des Körpers vor, können Bewegungen nicht effizient ausgeführt werden, und deine Leistungsfähigkeit ist eingeschränkt. Aus Fehlhaltungen entstehen Ausweichbewegungen, die Verspannungen, Verletzungen und langfristig Gelenkabnutzungen verursachen.
Widme deiner Körpermitte, dem Zentrum der Kraft, besondere Aufmerksamkeit beim Einnehmen und Stabilisieren der Übungsposition. Sind Rumpf, Becken und Schultern in einer stabilen Position, ist der Körper leistungsfähig, da alle Bewegungen über diese Körperpartien verlaufen.
Nimm immer zuerst eine stabile Anfangsposition ein, bevor du mit der Übungsdurchführung beginnst. Spanne die quer verlaufende Bauchmuskulatur an, indem du den Bauchnabel nach innen und etwas hochziehst – ohne dabei die Luft anzuhalten. Achte auf gerade Hüften und spanne die Gesäßmuskulatur an. Halte die Schultern gerade, ziehe sie erst leicht nach hinten und lasse sie dann nach unten sinken. Der

Kopf ist gerade und mittig ausgerichtet, das Kinn wird leicht zur Brust gezogen.

## Atmen beim Krafttraining

Die korrekte Atmung ist vom Trainingsziel beziehungsweise der Trainingsmethode abhängig. Verfahre bei den Übungen zur Körperkräftigung wie folgt – gleich, ob diese mit Körpergewicht, Band, Zusatzgewicht oder einem anderen Tool ausgeführt werden.

- Wenn du dich in die nachgebende Position begibst (z. B. Absenken bei »Seitheben« und »Crunch«), atmest du ein. Während der Anstrengungsphase atmest du aus, und beim Zurückkehren in die Ausgangsposition atmest du wieder ein.
Bei Druckbewegungen (z. B. »Liegestütz« und »Beidbeinige Kniebeuge«) atmest du während des Senkens in die tiefe Position ein und atmest während der Streckphase aus.
Bei Zugbewegungen (z. B. »Klimmzug« und »Hantelrudern«) atmest du während des Streckens ein (hier wird nachgegeben) und beim Heranziehen aus.
- Führst du die Übungen jedoch sehr langsam aus bzw. verbleibst über einige Sekunden oder über den kompletten Übungsverlauf statisch in einer Position, dann atmest du durchgehend gleichmäßig ein und aus. (In den Übungsbeschreibungen ist oft »kurz« beim Halten der Endposition genannt – damit sind nur ein bis maximal zwei Sekunden gemeint, was kein weiteres Ein- und Ausatmen erfordert.)
- Bei explosiver Übungsdurchführung, beispielsweise bei »Sprung aus der Kniebeuge«, atmest du ein, während du dich in die Anfangsposition (z. B. »Kniebeuge-Position«) begibst, und atmest während der explosiven Phase aus.
- Wenn du hingegen Sprungübungen mit hohen Wiederholungszahlen zur Förderung der Kraftausdauer ausführst, kannst du wie zuvor beschrieben atmen. Alternativ kannst du durchgehend gleichmäßig atmen, da dies helfen kann, den Puls etwas zu senken. Wenn dir das gelingt, wirst du die Leistung länger aufrechterhalten können.

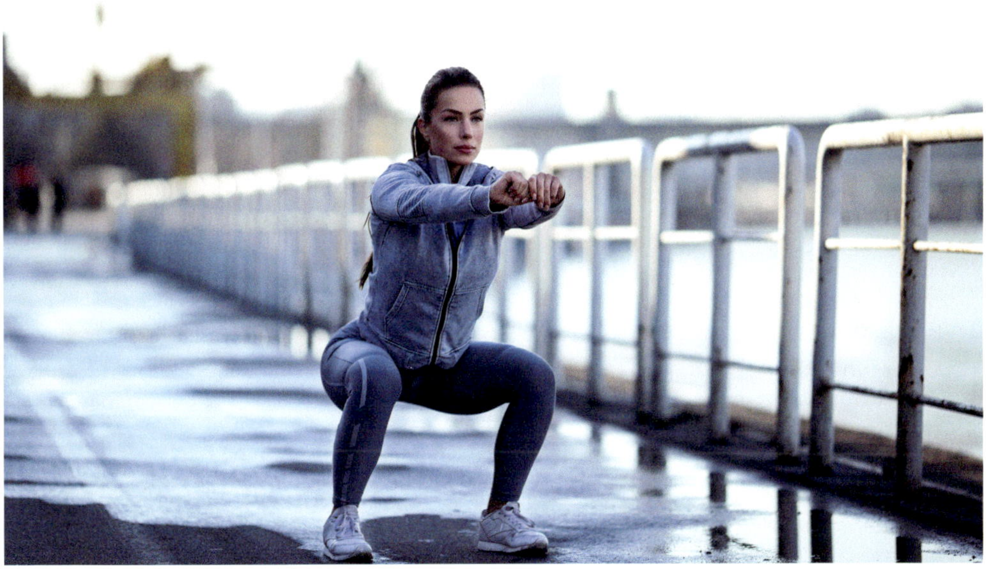

Atme ein, wenn du in die Kniebeuge gehst, und atme aus, wenn du dich nach oben drückst.

# Ausdauertraining

Regelmäßiges Ausdauertraining bewirkt, dass du körperliche Belastungen in Sport und Alltag über längere Zeit aufrechterhalten kannst. Du stärkst dein Immunsystem, schläfst besser und förderst somit dein Wohlbefinden – vorausgesetzt, du trainierst deinem Leistungsvermögen entsprechend.
Zusätzlich kann ergänzendes Ausdauertraining zum Krafttraining sinnvoll sein, wenn du den Kalorienverbrauch erhöhen möchtest, zum Beispiel mit dem Ziel, Körperfett zu reduzieren (Seiten 36 ff.).
Die Ausdauer wird bei vielen Sportarten (z. B. Ballsportarten, Kampfsport) zumindest mittrainiert, ebenso bei intensivem, zügig ausgeführtem Krafttraining. Möglicherweise hast du bereits eine gute Ausdauerfähigkeit entwickelt. Ist dies nicht der Fall, beginne dein Ausdauertraining mit gemäßigter Intensität, um zuerst die Grundlagenausdauer aufzubauen, bevor du Trainingseinheiten mit intensiven Belastungen durchführst.
Eine gute Grundlagenausdauer senkt deinen Ruhe- und Belastungspuls; außerdem normalisiert sich dein Puls nach einer Belastung schneller. Dadurch werden körperliche Aktivitäten als weniger anstrengend empfunden.
Viele Fitnesseinsteiger trainieren jedoch mit zu hoher Intensität, etwa indem sie direkt mit intensivem Tabata-Training starten. Das stellt eine zusätzliche Belastung für den Körper dar und kann zu erhöhter Infekt- und Verletzungsanfälligkeit führen. Sorge daher zunächst für eine gute Grundlagenausdauer und steigere die Anforderungen schrittweise – angepasst an dein wachsendes Leistungsvermögen.

## INFO: Ausdauer

Unter Ausdauer wird die Fähigkeit verstanden, eine Belastung möglichst lange aufrechterhalten zu können, ohne dabei vorzeitig körperlich und geistig zu ermüden, und sich nach der Belastung möglichst schnell wieder zu regenerieren. Ausdauer lässt sich somit als Ermüdungswiderstandsfähigkeit und schnelle Erholungsfähigkeit beschreiben.
Abhängig von der Energiegewinnung wird zwischen aerober Ausdauer und anaerober Ausdauer unterschieden:
**Aerobe Ausdauer** ist die Fähigkeit, die Energie, die zur Aufrechterhaltung einer bestimmten Belastung notwendig ist, zum großen Teil durch die Oxidation von Sauerstoff bereitzustellen.
Ist die Belastung hingegen zu groß, kann der Körper nicht mehr genügend Sauerstoff zur Energiegewinnung liefern.
**Anaerobe Ausdauer** bezeichnet die Fähigkeit, eine gewisse Belastungszeit unter Sauerstoffmangel, also mit Sauerstoffschuld, fortzuführen.
Beide Ausdauerformen lassen sich durch Training verbessern, wofür es zahlreiche Methoden gibt. Welche Methode sich am besten für dich eignet, hängt von Anforderungen, Leistungsvermögen und Trainingsplanung ab. Integriere verschiedene Trainingsformen in deinem Plan, um optimale Ergebnisse zu erzielen.

## Trainingsintensitäten

Mit welcher Intensität du am besten trainierst, hängt von deiner körperlichen Verfassung und deinen Trainingszielen ab. Für Fitnesseinsteiger ist es wichtig, zunächst die Grundlagenausdauer aufzubauen. Fortgeschrittene Sportler sollten mit wechselnden Intensitäten trainieren. In diesem Buch werden die folgenden Intensitätsbereiche unterschieden:

### • Regenerativer Trainingsbereich

Das regenerative Training wird mit sehr geringer Intensität ausgeführt. Dies kann sehr langsames Laufen, Radfahren oder Schwimmen sein. Du befindest dich in dieser Zone, solange du die Belastung als angenehm und kaum anstrengend empfindest. Sobald du beginnst, dich körperlich spürbar anzustrengen, ist die Intensität bereits zu hoch.
Die Herzfrequenz liegt in diesem Bereich bei **50–60 % der maximalen Herzfrequenz (MHF)**.
Diese Trainingsform eignet sich besonders zur aktiven Regeneration nach anstrengenden Einheiten oder Wettkämpfen. Direkt im Anschluss an eine intensive Belastung kannst du für 5–10 Minuten locker auslaufen. Auch eine eigenständige, regenerative Einheit ist möglich, vor allem, wenn du dich müde fühlst oder deine Muskulatur verspannt ist. Ein solches Training kann die Erholung beschleunigen.

### • Grundlagenausdauer-Intensität

Die Grundlagenausdauer wird mit moderater, gleichmäßiger Belastung trainiert. Du solltest dich während der Belastung noch unterhalten können, ohne nach Luft zu schnappen. Fühlst du dich müde oder erschöpft, ist die Intensität zu hoch.

Die Herzfrequenz liegt in diesem Bereich bei **60–70 % der MHF**.
Das Training in diesem Bereich ist besonders gesundheitsfördernd. Es stärkt das Herz-Kreislauf-System, verbessert die Sauerstoffaufnahme und unterstützt das Immunsystem. Geeignete Aktivitäten sind langsames Joggen, Radfahren, Schwimmen oder moderates Cardiotraining.
Wenn du eine gut trainierte Grundlagenausdauer besitzt, wirkt sich dies positiv in allen Sportarten mit verschiedenen Belastungszonen (z. B. Ballsportarten, Kampfsport) aus, denn der Puls senkt sich nach einer kurzen Anstrengung schnell wieder. Dies ermöglicht, dass du länger fit und konzentriert bleibst.
Bereits nach wenigen Trainingswochen kannst du bei gleichem Puls eine größere Leistung erzielen, z. B. länger und schneller laufen. Zudem senkt regelmäßiges Training in diesem Bereich den Ruhepuls.

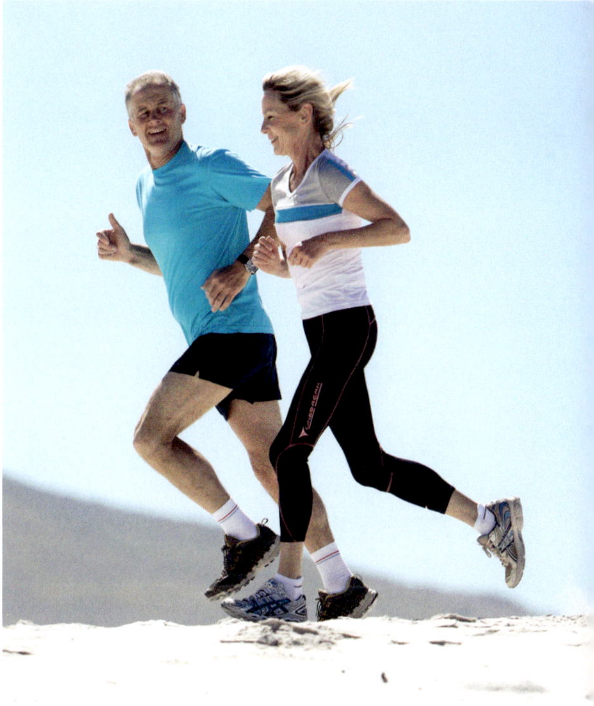

Lockeres Laufen zum Training der aeroben Ausdauer.

## • Fitnessausdauer-Intensität

In diesem Bereich ist das Training deutlich anstrengender, aber noch über mehrere Minuten durchführbar. Du solltest die Belastung deutlich spüren, ohne jedoch völlig zu erschöpfen. Wenn du bereits nach kurzer Zeit aufgrund brennender Muskeln oder schwerer Atmung abbrechen musst, ist die Intensität zu hoch.
Die Herzfrequenz liegt bei **70–80 % der MHF**.
Mit dieser Intensität trainierst du gezielt deine Ausdauerleistung, deine Muskulatur und die allgemeine Körperfitness. Du fühlst dich während des Trainings angestrengt, und nach der Einheit ist die Muskulatur deutlich beansprucht.
Das Laufen eignet sich als Trainingsform, ebenso wie alle Ausdauersportarten, bei denen die Intensität gesteuert werden kann. Dieses Training ist für fortgeschrittene Sportler und Wettkampfsportler wichtig, um Leistungssteigerungen zu erzielen.
Wichtig ist, dass du zuvor eine solide Grundlagenausdauer aufgebaut hast. Das Training macht dann auch mehr Spaß, da beispielsweise schneller gelaufen werden kann, ohne den Intensitätsbereich zu überschreiten. Außerdem regeneriert sich der Körper schneller und ist nach der Trainingseinheit bald wieder fit.

## • Anaerober Bereich / Schwellenbereich

In der Schwellenzone zwischen aerober und anaerober Energiegewinnung wird der Körper trainiert, hohe Belastungen länger durchzuhalten.
Die Herzfrequenz in diesem Bereich liegt meist bei **80–90 % der MHF**, abhängig vom individuellen Trainingszustand.
Dein Körper gewinnt dabei Energie teilweise anaerob, d. h. ohne ausreichende Sauerstoffzufuhr. Dabei entsteht vermehrt Laktat (Milchsäure), das nicht schnell genug abgebaut werden kann. Wird der Schwellenwert überschritten, z. B. bei einem Sprint, steigt die Milchsäureproduktion überproportional an. Infolgedessen übersäuert die Muskulatur, und du musst die Leistung nach kurzer Zeit abbrechen.
Fortgeschrittene Sportler können in diesem Bereich gezielte Übungseinheiten absolvieren. Fitnesseinsteiger sollten darauf verzichten, da das Training den Körper stark belastet.
Für das Training mit dieser Intensität ist es besonders wichtig, dass du zuvor eine gute Grundlagenausdauer aufgebaut hast, damit sich der Puls nach der Belastung schnell wieder normalisiert.

### INFO: Trainingsintensität

Die Herzfrequenzzonen basieren auf dem Richtwert der maximalen Herzfrequenz (MHF), die du grob mit dieser Formel abschätzen kannst. Für eine genauere Bestimmung empfiehlt sich eine Leistungsdiagnostik.
**Maximale Herzfrequenz (MHF) = 220 minus Alter**

| Intensitätsbereich | Prozent der MHF |
|---|---|
| Regenerativ | 50–60 % der MHF |
| Grundlagenausdauer | 60–70 % der MHF |
| Fitnessausdauer | 70–80 % der MHF |
| Schwellenbereich | 80–90 % der MHF |

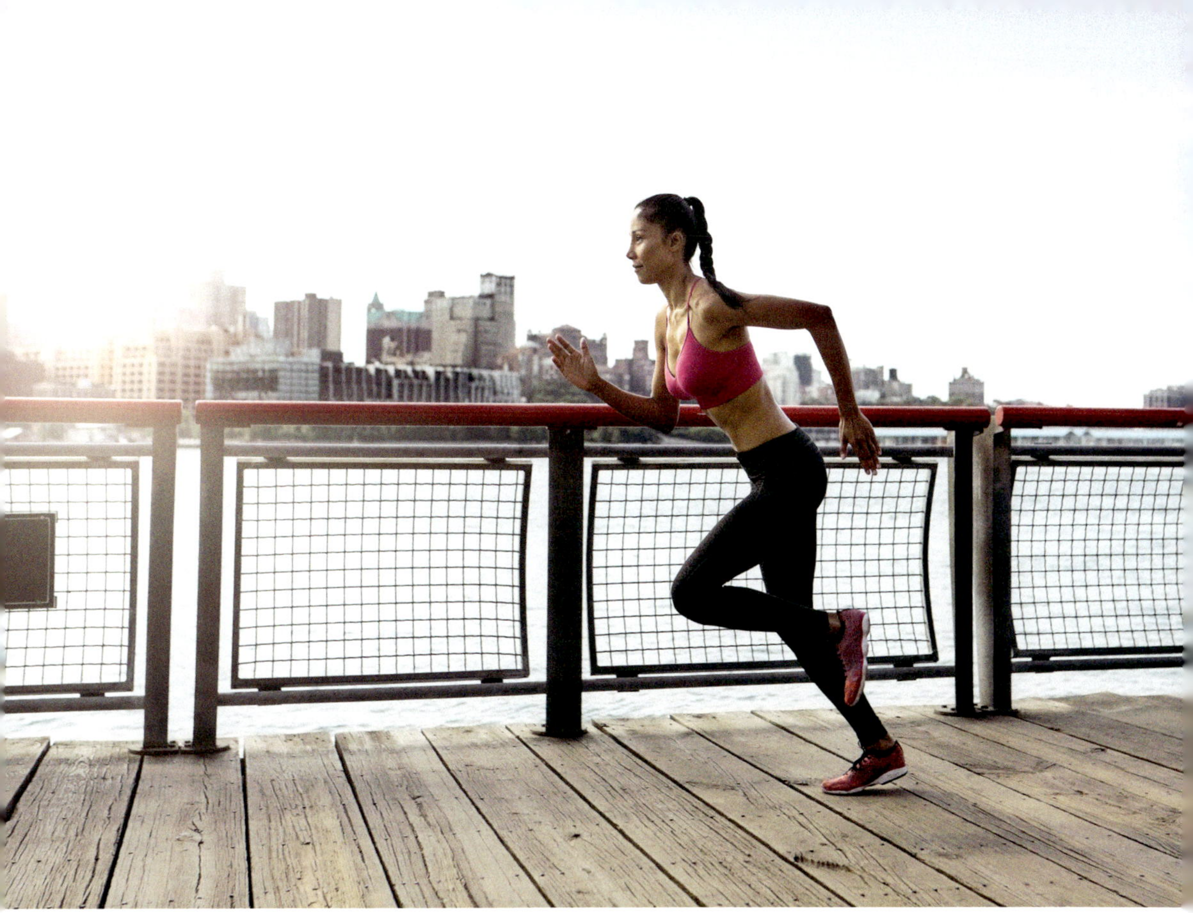

Mit Sprints kommst du schnell in den anaeroben Bereich.

## Pulsmessung

Du kannst deinen Puls manuell messen, indem du mit Zeige- und Mittelfinger auf der Innenseite deines Handgelenks, unterhalb des Daumens, leichten Druck ausübst.
Zähle die Pulsschläge 20 Sekunden lang und multipliziere die Zahl anschließend mit dem Faktor **drei**, um die Herzfrequenz pro Minute zu ermitteln. Alternativ kannst du den Puls direkt eine volle Minute lang zählen, was etwas genauer ist.
Diese Methode eignet sich zur Bestimmung des Ruhepulses oder zur Messung des Pulses nach dem Training.
Während einer körperlichen Belastung ist diese Messung nicht praktikabel, da du die Aktivität unterbrechen müsstest. Für das Ausdauertraining empfiehlt sich deshalb die Nutzung eines **Pulsmessers (Herzfrequenzmessers)**. Dabei wird ein Gurt um den Brustkorb getragen, der die elektrischen Signale der Herzschläge erfasst und an eine Uhr oder ein Trainingsgerät überträgt. Moderne Geräte erlauben die individuelle Einstellung von Trainingszonen – bei Über- oder Unterschreitung erfolgt ein akustisches oder visuelles Signal.
Zuverlässige Modelle sind im Fachhandel bereits ab etwa 80 Euro erhältlich. Es gibt auch optische Sensoren (z. B. Fitnessuhren, Smartwatches), die direkt am Handgelenk messen. Diese sind komfortabler, können jedoch bei hoher Belastung ungenauer sein.

# Dehnen

Das regelmäßige Ausführen von Dehnübungen ist für Fitnesssportler wichtig, um beweglich zu sein und dies langfristig zu bleiben. Die Dehnübungen verbessern zudem die Körperhaltung und fördern die Entspannung. Deshalb gehören Dehnübungen zum Workout – gleich, in welcher Trainingsphase du sie einsetzt.
Weiterführende Informationen und Übungen findest du im Buch *Beweglichkeit durch Dehnen, Faszienmassage und Mobility-Training* (2020).

## Gestaltung des Dehnprogramms

Bei deinen Überlegungen musst du unterscheiden, wann du beabsichtigst zu dehnen: in der Aufwärmphase, der Abwärmphase oder beim Dehnen als Haupttrainingsteil.

- Das Dehnen in der Aufwärmphase soll lokale Verspannungen beseitigen, damit du im Fitnesstraining nicht im Bewegungsrahmen eingeschränkt bist. Verbleibe in den Positionen nur jeweils maximal 10 Sekunden/3 Atemzüge (»Andehnen).

Empfindest du das Dehnen beim Aufwärmen jedoch nicht als vorteilhaft, verzichte in dieser Phase darauf.

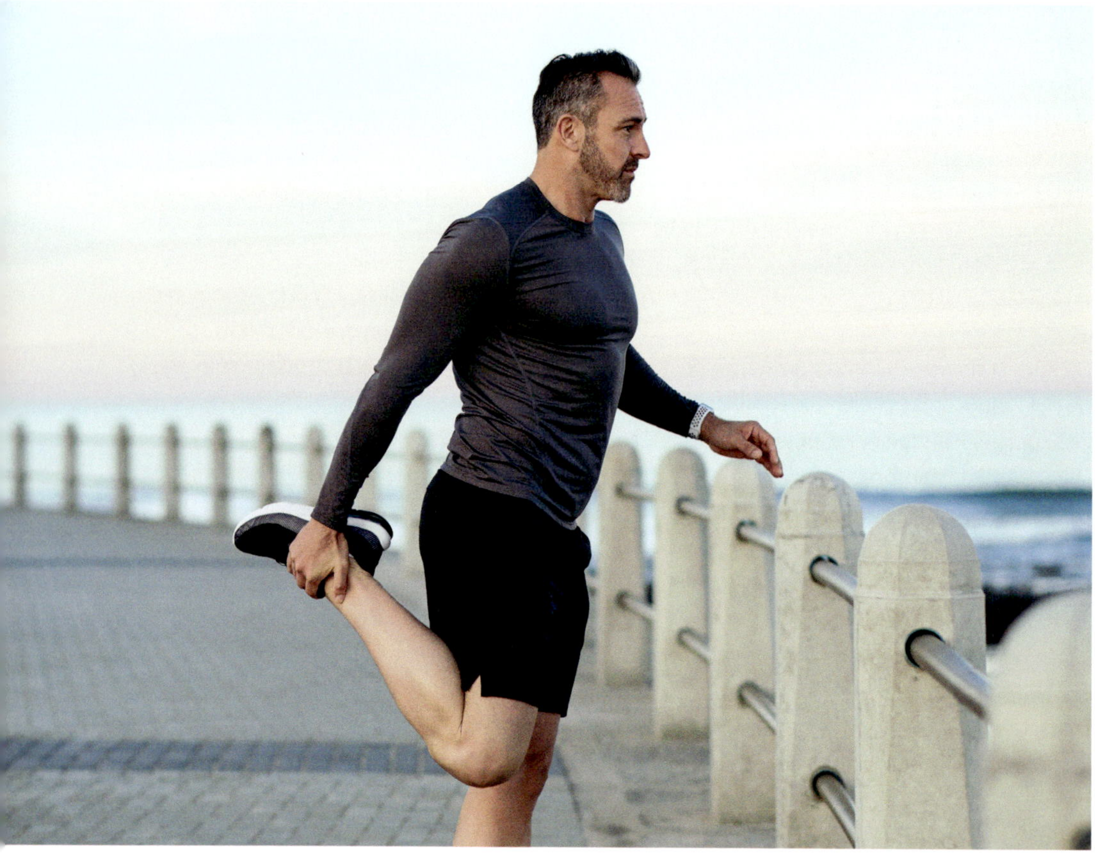

Entspanne dich und atme gleichmäßig, während du dich in der Dehnposition befindest.

- In der Abwärmphase des Workouts dehnst du die Muskeln, die sich nach dem Krafttraining deutlich verspannt anfühlen. So stellst du sicher, dass deine Muskeln beweglich bleiben, und zudem hilft es dir, vom Training abzuschalten.
- Beabsichtigst du, deine Beweglichkeit schnell zu verbessern, musst du eigenständige Trainingseinheiten machen. Dehne den ganzen Körper und vor allem deine Schwachstellen besonders intensiv. Mache 2–3 Durchgänge und halte die Dehnpositionen mindestens 20 Sekunden (7 Atemzüge). Du erreichst schnelle Erfolge in deinem Dehntraining, wenn du dich mindestens 2-mal wöchentlich intensiv dehnst.

## Dehnmethoden

Die folgenden Dehnmethoden werden von vielen Fitnesssportlern erfolgreich eingesetzt. Für einen Atemzug wird eine Dauer von etwa drei Sekunden angenommen.

- Bei der Methode »**Entspannen-Erweitern**« nimmst du zuerst vorsichtig eine Position mit leichtem Dehnreiz ein. Zum Training deiner Beweglichkeit mache die Übung für mindestens 20 Sekunden, indem du lautlos auf 7 Atemzüge zählst oder instinktiv vorgehst.
Entspanne dabei bewusst die Muskulatur und atme gleichmäßig. Dann kannst du die Position erweitern, bis du einen erneuten Dehnreiz spürst. Du kannst dies wiederholen, wobei die mögliche Erweiterung jeweils geringer ausfällt. Nach der Dehnung bewegst du dich vorsichtig aus der Position heraus.
Dehnst du dich allerdings beim Aufwärmen, dann halte die jeweilige Dehnposition nur etwa 10 Sekunden beziehungsweise 3 Atemzüge (»Andehnen«) und erweitere die Position nicht mehr, um eine Verringerung des Muskeltonus und somit eine Reduktion der Leistungsfähigkeit zu vermeiden.
- Auch bei der Methode »**Anspannen-Entspannen-Erweitern**« bewegst du dich langsam in eine Position, in der du einen leichten Dehnreiz spürst. Dann spannst du die zu dehnende Muskulatur mit mittlerer Intensität gegen einen Widerstand, ohne dabei die Position zu verändern. Als Widerstand kannst du eine Wand, eine Stange, den Boden oder den Trainingspartner nutzen. Du kannst die Spannung alternativ gegen einen imaginären Widerstand aufbauen.
Halte die Spannung mit mittlerer Intensität für etwa 6 Sekunden (2 Atemzüge). Von kürzeren Anspannungen mit voller Intensität ist abzuraten, da daraus eine erhöhte Verletzungsgefahr resultiert. Nun entspannst du die aktivierte Muskulatur für etwa 3 Sekunden (ein Atemzug), ohne die Position zu verlassen. Danach intensivierst du die Position, bis du wieder einen leichten Dehnreiz spürst, und wiederholst das »Anspannen, Entspannen und Erweitern«.
Beim Aufwärmen kannst du die Dehnposition einmal intensivieren, in der Abwärmphase sowie im Dehntraining kannst du dies mehrfach ausführen. Du wirst feststellen, dass bei jedem Durchgang die mögliche Erweiterung der Position geringer wird.

## Rollmassage

Andauernde einseitige Belastungen wie langes Sitzen am Schreibtisch und intensive körperliche Beanspruchungen in Sport und Alltag führen dazu, dass unser Körper verspannt, und sich Faszien zusammenziehen und verkleben. Diese Problematiken treten vermehrt auf, wenn der Körper stärker als üblich belastet wird, z. B. bei gesteigerter Trainingsintensität, sowie mit fortschreitendem Alter. Ein verspannter Körper fühlt sich nicht nur unangenehm an und schmerzt, sondern verringert auch die Leistungsfähigkeit und erhöht das Verletzungsrisiko, denn optimale Bewegungsausführungen werden verhindert.

Mit einer Rollmassage, bei der eine Faszienrolle oder ein Faszienball eingesetzt wird, lassen sich hervorragende Ergebnisse beim Behandeln des Körpergewebes und der Muskulatur erzielen. Die Rollmassage bewirkt Druck auf das Bindegewebe, ähnlich wie bei einer herkömmlichen Massage. Ziel ist es, verklebte und verspannte Strukturen aufzulösen, um bessere Gleitfähigkeit und Elastizität zu erreichen. Die tiefe Druckeinwirkung setzt einen Nervenreiz, der auch den Muskel entspannen lässt.

Der Rollmassage werden zahlreiche positive Effekte zugeschrieben. Die Durchblutung verbessert sich, Verklebungen und Verspannungen werden gelöst, Schmerzen werden abgebaut und die allgemeine Körperwahrnehmung verbessert sich. Auch ermöglicht die Massage, schneller zu regenerieren. Zudem sind auf andere Körperstellen positive Effekte erkennbar, was damit zusammenhängt, dass ein miteinander verbundenes Fasziennetz besteht.

Teste die Rollmassage vorsichtig. Die Übungen sind einfach zu erlernen, und du wirst bereits nach wenigen Anwendungen deutliche Verbesserungen spüren. Auch eine starke Verspannung, die sich über lange Zeit entwickelt hat, wirst du nach einigen Massagen lösen können. Bei den ersten Anwendungen wirst du möglicherweise spüren, dass sich eine Körperseite deutlich verspannter als die andere Seite anfühlt. Mache dort die Massage langsam und vorsichtig, und achte auf die Reaktion deines Körpers. Nach einigen Tagen kannst du die nächste Massage durchführen, und du wirst schon eine leichte Verbesserung feststellen. Du kannst die Massage so oft einsetzen, wie du das Bedürfnis dazu hast. Wichtig ist, dass du nicht mit »Gewalt« vorgehst, sondern auf die Signale deines Körpers achtest.

Auf den Seiten 150–155 findest du ein Rollprogramm, das du zum Einstieg nutzen und an deine Bedürfnisse anpassen kannst. Wenn du dich noch umfangreicher über Abrollübungen für alle Körperpartien informieren willst, findest du dies im Buch *Beweglichkeit durch Dehnen, Faszienmassage und Mobility-Training* (2020).

### Prinzipien

Achte auf die folgenden Prinzipien, damit sich die positiven Effekte einstellen. Du wirst viele schmerzende Körperstellen vorfinden – bereits nach wenigen Behandlungseinheiten wird sich deren Zustand deutlich bessern.

- Wähle eine Rolle, die deinem Muskelzustand entspricht. Meistens ist die mittelharte Rolle eine gute Wahl. Nutze nicht die härteste verfügbare Rolle.
- Führe die Rollmassage so lange durch, wie sie dir guttut. Empfehlenswert sind zumindest 5–10 Rollbewegungen pro Körperpartie, etwa für eine Dauer von 30–60 Sekunden. Beginne an einem Muskelansatz und rolle zum Ende des Muskels und wieder zurück. Manche Bereiche, wie die Rumpfseite, musst du in mehreren Schritten abrollen und dazu die

Rolle etwas umlegen. Rolle immer über beide Körperseiten.

- Vermeide es möglichst, über Knochen und Gelenke zu rollen. Rolle beispielsweise nicht über die Kniegelenke oder über die Wirbelsäule von einer Seite zur anderen.
- Halte den Rumpf durchgehend in Spannung. Der Rücken muss gerade sein und darf beim Rollen nicht in ein Hohlkreuz durchhängen. Spanne immer wieder die Bauch- und Gesäßmuskulatur bewusst nach.
- Die Druckintensität variierst du, indem du die Stützpositionen der Arme oder Beine veränderst und Gewicht verlagerst beziehungsweise im Sitz übst. Gewöhne dich langsam an die Härte und die Wirkung der Massage, rolle jedoch nicht mit großen Schmerzen.
- Vor einer Sportart beziehungsweise vor dem Fitnesstraining ist das Ziel einer Rollmassage, leichte Verklebungen und Verspannungen zu lösen und die Durchblutung zu steigern. Rolle dazu gleichmäßig, nicht zu langsam und nicht druckintensiv. In der Abwärmphase oder einer eigenständigen Rolleinheit kannst du intensiv und langsam rollen.
- Wenn du die Abrollübungen und die Dehnübungen in einer Trainingseinheit ausführst, z. B. in der Aufwärmphase, rolle vor dem Dehnen. Das Rollen bewirkt, dass die Muskeln weicher werden und sich besser dehnen lassen.
- Um gegen deutliche schmerzende Körperstellen vorzugehen, kannst du diese Stellen täglich abrollen, vorausgesetzt, es entsteht keine Schwellung. Andernfalls musst du warten, bis diese abgeklungen ist, was meistens 2–3 Tage dauert.

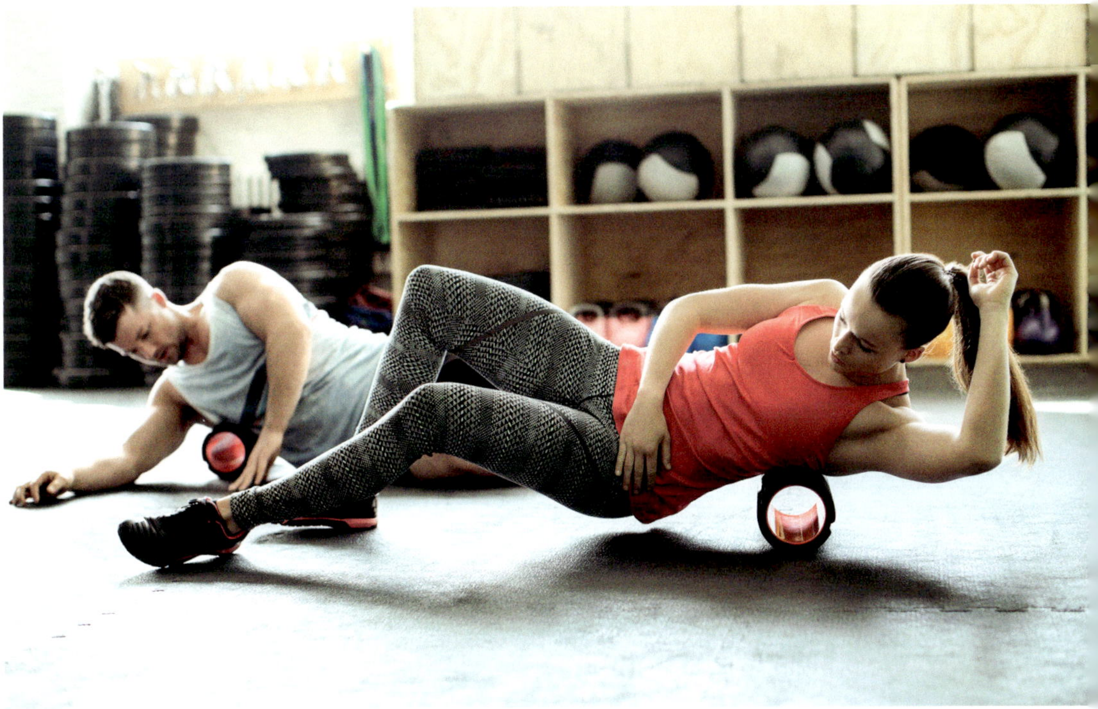

Das Faszienrollen hat sich im Sport etabliert.

# TEIL 5:
## 12-Wochen-Programm

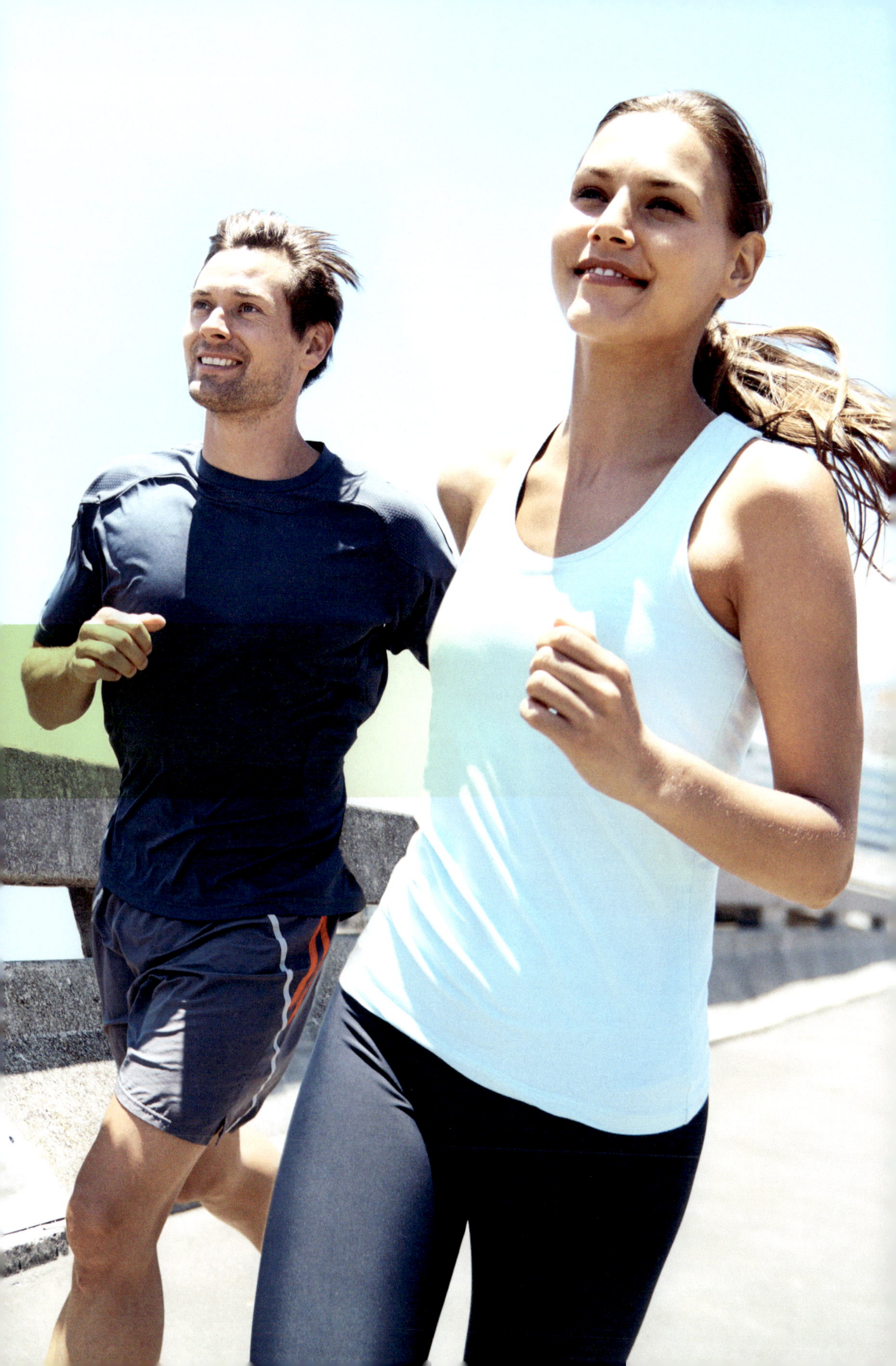

# Programmgestaltung

Dieses Trainingsprogramm ist in drei Phasen zu je vier Wochen gegliedert. Ziel ist es, zentrale Komponenten deiner Fitness systematisch aufzubauen. Ergänzend steht in jeder Woche ein zentrales Element des Longevity-Konzepts im Fokus: z. B. Schlaf, Ernährung, Regeneration, Resilienz.
Nach Abschluss des Programms wählst du eine Wochenstruktur, die gut zu deinem Alltag passt, um dein Training langfristig fortzusetzen. Grundsätzlich gilt: Alles, was dir guttut, kannst du dauerhaft in deinen Alltag integrieren. So entwickelst du eine ganzheitliche Routine für ein langes, gesundes und vitales Leben.

## Phase 1: Woche 1–4

In der ersten Phase des Programms trainierst du deine Kraft zweimal pro Woche und förderst zusätzlich deine Ausdauer und Beweglichkeit. Jede Woche setzt einen anderen Schwerpunkt.

**Kraft A:** Führe das Ganzkörper-Workout A gemäß Anleitung auf Seite 101 aus. Falls dir ein bestimmtes Gerät fehlt, wähle eine Alternativübung für dieselbe Muskelgruppe. Steigere die Intensität im Verlauf der Wochen: z. B. durch mehr Wiederholungen, längere Zeitintervalle oder Zusatzgewichte. Du kannst das Training morgens, mittags oder abends durchführen – wie es am besten in deinen Alltag passt.

**Ausdauer:** Wähle eine Ausdaueraktivität, die zu deinem Fitnesslevel passt: z. B. zügiges Gehen, Schwimmen, Radfahren, Ergometer oder leichtes Joggen. Die Trainingszeit sollte mindestens 30 Minuten mit moderater Intensität betragen (Seiten 83–84).

**Aktive Erholung:** Nutze mindestens einmal pro Woche bewusst Zeit für aktive Regenerationsmaßnahmen. Auf den Seiten 56–57 findest du Vorschläge, wie Spaziergänge, Sauna oder Rollmassage (Programm auf Seite 107).

**Dehnen:** Widme dich gezielt deiner Beweglichkeit: Dehne idealerweise den gesamten Körper (Anleitung auf Seite 106). Konzentriere dich besonders auf Körperbereiche, in denen du Einschränkungen hast. Du kannst auch Mobility-Übungen einsetzen.

**Schlaf (Priorität Woche 1):** In der ersten Woche liegt der Schwerpunkt auf erholsamem Schlaf. Wähle mindestens drei Maßnahmen von den Seiten 51–55: z. B. Abendroutine etablieren, Schlafumgebung optimieren oder Koffein ab 14 Uhr vermeiden. Beobachte, wie sich dein Schlaf entwickelt.

**Ernährung (Priorität Woche 2):** In Woche 2 richtest du deine Aufmerksamkeit auf deine Ernährung. Erstelle am Sonntag einen ausgewogenen Ernährungsplan für die kommende Woche. Achte auf nährstoffreiche Mahlzeiten. Teste neue, gesunde Gewohnheiten (Seiten 26–35).

**Atemübung (Priorität Woche 3):** In Woche 3 steht die bewusste Atmung zur Entspannung im Fokus. Wähle eine Atemübung von den Seiten 61–62: z. B. Box-Atmung oder tiefe Bauchatmung. Übe sie dreimal täglich zu verschiedenen Zeiten.

**Mini-Pause (Priorität Woche 4):** Nutze die Mini-Pausen (Seite 66) bewusst zum Abschalten im Alltag. Mache fünf kurze Erholungspausen über den Tag verteilt in einer Woche. Wenn dir diese Praxis hilft, kannst du sie dauerhaft in deinen Alltag integrieren.

## WOCHE 1

| Tag 1 | Tag 2 | Tag 3 | Tag 4 | Tag 5 | Tag 6 | Tag 7 |
|---|---|---|---|---|---|---|
| Kraft A Ganzkörper | Pause | Ausdauer | Pause | Kraft A Ganzkörper | Pause | Aktive Erholung |
| Schlaf | Schlaf | Schlaf | Schlaf | Schlaf | Schlaf | Schlaf |

## WOCHE 2

| Tag 1 | Tag 2 | Tag 3 | Tag 4 | Tag 5 | Tag 6 | Tag 7 |
|---|---|---|---|---|---|---|
| Kraft A Ganzkörper | Pause | Ausdauer | Dehnen | Kraft A Ganzkörper | Pause | Aktive Erholung |
| Ernährung | Ernährung | Ernährung | Ernährung | Ernährung | Ernährung | Ernährung |

## WOCHE 3

| Tag 1 | Tag 2 | Tag 3 | Tag 4 | Tag 5 | Tag 6 | Tag 7 |
|---|---|---|---|---|---|---|
| Kraft A Ganzkörper | Pause | Ausdauer | Dehnen | Kraft A Ganzkörper | Pause | Aktive Erholung |
| Atemübung | Atemübung | Atemübung | Atemübung | Atemübung | Atemübung | Atemübung |

## WOCHE 4

| Tag 1 | Tag 2 | Tag 3 | Tag 4 | Tag 5 | Tag 6 | Tag 7 |
|---|---|---|---|---|---|---|
| Kraft A Ganzkörper | Pause | Ausdauer | Dehnen | Kraft A Ganzkörper | Pause | Aktive Erholung |
| Mini-Pause | Mini-Pause | Mini-Pause | Mini-Pause | Mini-Pause | Mini-Pause | Mini-Pause |

## Phase 2: Woche 5–8

In der zweiten Phase des Programms trainierst du weiterhin zweimal pro Woche deine Kraft mit einem Ganzkörper-Workout. Ergänzend kommt ein Rumpftraining hinzu, um deine Core-Muskulatur zu stärken. Wie bisher förderst du deine Ausdauer und Beweglichkeit und nutzt aktive Regenerationsmaßnahmen.
Jede Woche setzt auf einen Longevity-Schwerpunkt: Schlaf, Ernährung, Entspannung oder Stressresilienz. Ziel ist es, herauszufinden, welche Maßnahmen dir besonders guttun, damit du diese in deinen Alltag integrieren kannst.

**Kraft B, C:** Führe das Ganzkörper-Workout B sowie das Rumpf-Workout C aus (Seiten 102–103). Falls du kein Gerät für eine bestimmte Übung hast, wähle eine passende Alternativübung.
Steigere die Intensität im Verlauf der Wochen: z. B. durch mehr Wiederholungen, längere Zeitintervalle oder Zusatzgewichte.

**Ausdauer:** Wähle eine Ausdaueraktivität mit einer Intensität, die deinem Fitnesslevel entspricht. Die Trainingsdauer beträgt mindestens 30 Minuten mit Grundlagenausdauer-Intensität oder mindestens 25 Minuten mit Fitnessausdauer-Intensität (Seite 84).

**Aktive Erholung:** Nutze mindestens einmal pro Woche aktive Regenerationsmaßnahmen (Seiten 56–57).

**Dehnen:** Widme dich gezielt deiner Beweglichkeit: Dehne idealerweise den gesamten Körper und besonders deine Schwachstellen intensiv (Seite 106).

**Schlaf (Priorität Woche 5):** In Woche 5 liegt der Fokus erneut auf erholsamem Schlaf. Teste weitere Maßnahmen zur Verbesserung deiner Schlafqualität (Seiten 51–55).

**Ernährung (Priorität Woche 6):** Widme dich noch einmal deiner Ernährung. Erstelle am Sonntag einen ausgewogenen Ernährungsplan für die Woche. Nutze deine Erfahrungen aus Woche 2 und probiere neue Routinen aus (Seiten 26–35).

**PME oder Meditation (Priorität Woche 7):** Teste täglich die progressive Muskelentspannung (PME) für eine Woche. Lerne das Programm (Seiten 63–64) auswendig, damit du fokussiert üben kannst, oder nutze eine Audioanleitung oder App.
Alternativ: Meditiere täglich für mindestens 15 Minuten mithilfe einer angeleiteten Meditation (z. B. per App).

**Selbstreflektion (Priorität Woche 8):** Nimm dir täglich etwas Zeit, um deine persönlichen Stressfaktoren zu erkennen. Notiere diese stichpunktartig und entwickle mögliche Lösungsideen (Seite 69).
Wichtig: Mache diese Übung nicht langfristig, denn wir wollen uns nicht auf Negatives konzentrieren. Finde Stressfaktoren, löse sie, und fokussiere dich danach wieder auf die schönen Dinge.

## WOCHE 5

| Tag 1 | Tag 2 | Tag 3 | Tag 4 | Tag 5 | Tag 6 | Tag 7 |
|---|---|---|---|---|---|---|
| Kraft B Ganzkörper | Pause | Kraft C Rumpf | Dehnen | Kraft B Ganzkörper | Ausdauer | Aktive Erholung |
| Schlaf | Schlaf | Schlaf | Schlaf | Schlaf | Schlaf | Schlaf |

## WOCHE 6

| Tag 1 | Tag 2 | Tag 3 | Tag 4 | Tag 5 | Tag 6 | Tag 7 |
|---|---|---|---|---|---|---|
| Kraft B Ganzkörper | Pause | Kraft C Rumpf | Dehnen | Kraft B Ganzkörper | Ausdauer | Aktive Erholung |
| Ernährung | Ernährung | Ernährung | Ernährung | Ernährung | Ernährung | Ernährung |

## WOCHE 7

| Tag 1 | Tag 2 | Tag 3 | Tag 4 | Tag 5 | Tag 6 | Tag 7 |
|---|---|---|---|---|---|---|
| Kraft B Ganzkörper | Roll-massage | Kraft C Rumpf | Dehnen | Kraft B Ganzkörper | Ausdauer | Aktive Erholung |
| PME oder Meditation | PME oder Meditation | PME oder Meditation | PME oder Meditation | PME oder Meditation | PME oder Meditation | PME oder Meditation |

## WOCHE 8

| Tag 1 | Tag 2 | Tag 3 | Tag 4 | Tag 5 | Tag 6 | Tag 7 |
|---|---|---|---|---|---|---|
| Kraft B Ganzkörper | Roll-massage | Kraft C Rumpf | Dehnen | Kraft B Ganzkörper | Ausdauer | Aktive Erholung |
| Selbst-reflektion | Selbst-reflektion | Selbst-reflektion | Selbst-reflektion | Selbst-reflektion | Selbst-reflektion | Selbst-reflektion |

## Phase 3: Woche 9–12

In der dritten Phase wird das Krafttraining auf vier Einheiten pro Woche gesteigert und dazu gesplittet, um genügend Regenerationszeit zu ermöglichen. Auch das Ausdauertraining bleibt ein fester Bestandteil deines Programms. An den übrigen Tagen kannst du – je nach Zeit und Bedarf – Beweglichkeits- oder Erholungseinheiten einbauen oder bewusst Pausen einlegen.
Jede Woche steht unter einem thematischen Schwerpunkt: Ernährung, Dankbarkeit, Digital Detox und soziale Kontakte. Nimm dir Zeit, um dich auf diesen Fokus zu konzentrieren. Fokussiere dich in dieser Woche auf den Schwerpunkt. Alles, was sich für dich als hilfreich erweist, kannst du langfristig in deinen Alltag integrieren.

**Kraft D, E:** Das Krafttraining wird in Workouts für den Oberkörper D und die Beine E gesplittet (Seiten 104–105). Steigere kontinuierlich die Belastung: z. B. durch mehr Wiederholungen, längere Intervalle oder Zusatzgewichte.

**Ausdauer:** Wähle eine Ausdauerform, die zu deinem Fitnessstand passt. Die Trainingsdauer beträgt mindestens 40 Minuten mit Grundlagenausdauer-Intensität oder mindestens 30 Minuten mit Fitnessausdauer-Intensität (Seite 84).

**Pause oder Aktive Erholung:** Pausiere an diesem Tag oder mache eine Maßnahme zur Regenerationsförderung, z. B. Sauna, Massage oder Rollmassage (Seiten 56–57).

**Pause oder Dehnen:** Mache eine Pause oder widme dich deiner Beweglichkeit. Dehne den gesamten Körper oder fokussiere dich auf deine Schwachstellen (Seite 106).

**Ernährung (Priorität Woche 9):**
Konzentriere dich wieder auf die Ernährung. Erstelle am Sonntag deinen Ernährungsplan. Nutze dabei deine Erkenntnisse aus Woche 2 und 5 zur Verbesserung (Seiten 26–35).

**Dankbarkeit (Priorität Woche 10):** In Woche 10 liegt der Fokus auf Dankbarkeit. Nimm dir jeden Abend etwas Zeit und mache dir bewusst, was du alles Schönes erleben durftest und wofür du dankbar bist. Es hilft, die Gedanken schriftlich festzuhalten (Seite 65).

**Digital Detox (Priorität Woche 11):**
Reduziere in dieser Woche deine Online-Zeit, um Stress zu verringern und mehr innere Ruhe zu finden (Seite 67).

**Soziale Kontakte (Priorität Woche 12):**
Wir benötigen soziale Kontakte zu Menschen, die uns guttun. In dieser Woche geht es darum, bestehende Kontakte zu pflegen und neue Kontakte aufzubauen (Seite 68).

## WOCHE 9

| Tag 1 | Tag 2 | Tag 3 | Tag 4 | Tag 5 | Tag 6 | Tag 7 |
|---|---|---|---|---|---|---|
| Kraft D Ganzkörper | Kraft E Beine | Pause oder Aktive Erholung | Kraft D Oberkörper | Kraft E Beine | Pause oder Dehnen | Ausdauer |
| Ernährung | Ernährung | Ernährung | Ernährung | Ernährung | Ernährung | Ernährung |

## WOCHE 10

| Tag 1 | Tag 2 | Tag 3 | Tag 4 | Tag 5 | Tag 6 | Tag 7 |
|---|---|---|---|---|---|---|
| Kraft D Oberkörper | Kraft E Beine | Pause oder Aktive Erholung | Kraft D | Kraft E Beine | Pause oder Dehnen | Ausdauer |
| Dankbarkeit | Dankbarkeit | Dankbarkeit | Dankbarkeit | Dankbarkeit | Dankbarkeit | Dankbarkeit |

## WOCHE 11

| Tag 1 | Tag 2 | Tag 3 | Tag 4 | Tag 5 | Tag 6 | Tag 7 |
|---|---|---|---|---|---|---|
| Kraft D Oberkörper | Kraft E Beine | Pause oder Aktive Erholung | Kraft D Oberkörper | Kraft E Beine | Pause oder Dehnen | Ausdauer |
| Digital Detox | Digital Detox | Digital Detox | Digital Detox | Digital Detox | Digital Detox | Digital Detox |

## WOCHE 12

| Tag 1 | Tag 2 | Tag 3 | Tag 4 | Tag 5 | Tag 6 | Tag 7 |
|---|---|---|---|---|---|---|
| Kraft D Oberkörper | Kraft E Beine | Pause oder Aktive Erholung | Kraft D Oberkörper | Kraft E Beine | Pause oder Dehnen | Ausdauer |
| Soziale Kontakte | Soziale Kontakte | Soziale Kontakte | Soziale Kontakte | Soziale Kontakte | Soziale Kontakte | Soziale Kontakte |

# Workouts

Ein Fitnesstraining lässt sich in drei Phasen unterteilen:

- Aufwärmphase: zur Vorbereitung des Körpers
- Hauptteil: das eigentliche Workout
- Abwärmphase: zur Unterstützung der Regeneration

Auf den folgenden Seiten findest du verschiedene **Kraft-Workouts**, ein **Dehnprogramm** und ein **Roll-Workout** zur Selbstmassage.

### Hinweis zum Dehnprogramm

Vor dem Dehnprogramm kannst du dich aufwärmen, um schneller in tiefe Dehnpositionen zu kommen. Die Übungen führst du gemäß der gewählten Dehnmethode (Seite 87) aus. Eine separate Abwärmphase ist nicht nötig.

### Hinweis zum Roll-Workout

Das Roll-Workout führst du nach Bedarf deines Körpers aus. Eine Aufwärmphase und eine Abwärmphase sind dafür nicht nötig.

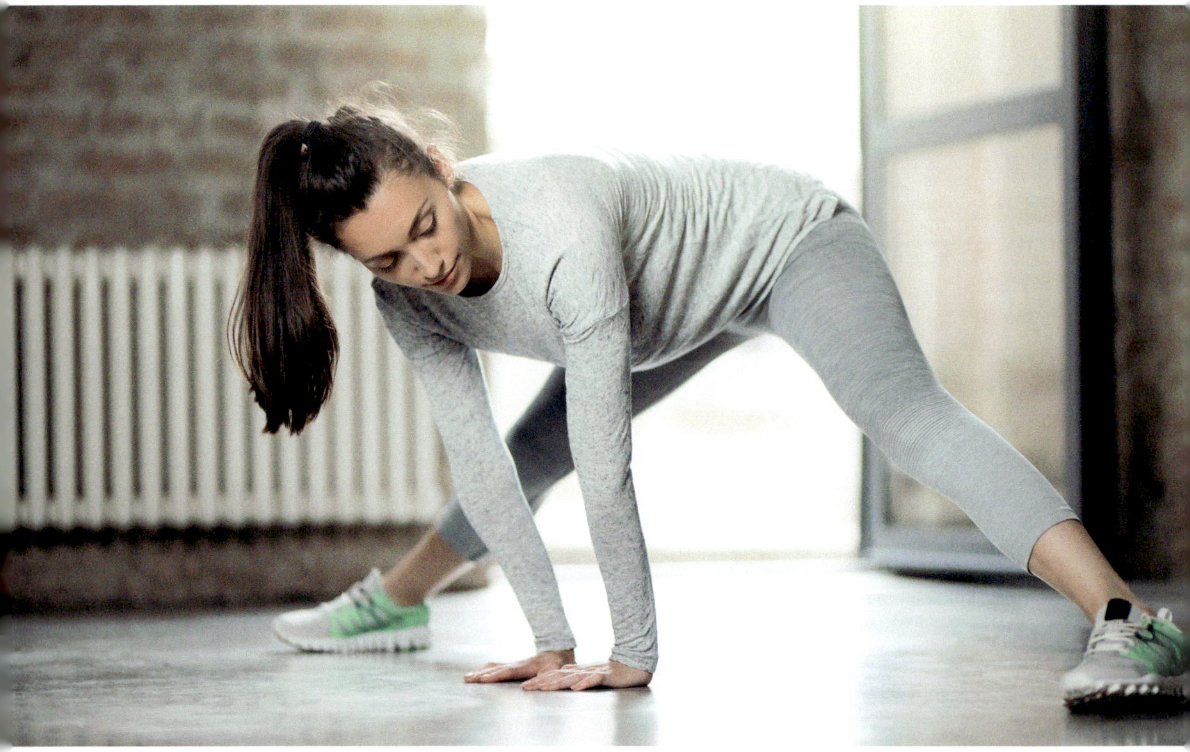

Regelmäßiges Dehnen hält dich flexibel und beugt Verletzungen vor.

## Gestaltung der Kraft-Workouts

Beachte die folgenden Hinweise für den Aufbau und die Durchführung der Kraft-Workouts in diesem Buch.

### • Aufwärmen

Die Aufwärmphase bereitet deinen Körper auf das bevorstehende Training vor, senkt das Verletzungsrisiko und verbessert deine Leistungsfähigkeit. Welche Form des Aufwärmens sinnvoll ist, hängt von deinem aktuellen körperlichen Zustand ab. Achte auf deinen Körper und wähle eine Aktivität, die dich gut auf die bevorstehende Einheit vorbereitet.
Beginne mit einer Aufwärmübung, die du einige Minuten lang ausführst. Ziel ist es, den Körper zu erwärmen und dich mental auf das Training einzustellen.
Für das Training zu Hause eignen sich einfache Bewegungen wie Kniebeugen, Laufen auf der Stelle oder Hampelmänner, die du in hoher Wiederholungszahl ausführst.
Fühlt sich dein Körper danach noch verspannt an, kannst du das Aufwärmen durch kurzes Dehnen und Mobilisieren (z. B. Kreisen von Hand-, Schulter- und Fußgelenken) ergänzen. So stellst du sicher, dass du die Kraftübungen im vollen Bewegungsradius und ohne Ausweichbewegungen ausführen kannst.
Wenn du dehnst, nutze das sogenannte »Andehnen«. Das bedeutet: Halte die Dehnposition jeweils maximal 10 Sekunden. Von intensivem statischem Dehnen (länger als 20 Sekunden Halten) ist vor dem Krafttraining eher abzuraten, da dies die Muskelspannung herabsetzen kann.

### • Hauptteil

Im Hauptteil führst du die Kraftübungen gemäß deinem Trainingsplan aus. Als Einsteiger empfiehlt es sich, mit geringer Intensität und höherer Wiederholungszahl bzw. längeren Belastungsintervallen zu beginnen. Mit zunehmender Erfahrung kannst du – je nach Trainingsziel – gezielter zwischen verschiedenen Trainingsmethoden wählen.
Zur Orientierung dienen folgende Richtwerte:

- Muskelaufbau: 8–12 Wiederholungen oder 32–48 Sekunden
- Kraftausdauer + Muskelaufbau: 15–20 Wiederholungen oder 60–80 Sekunden
- Kraftausdauer: 20–30 Wiederholungen oder 80–120 Sekunden

Diese Angaben sind Näherungswerte. Die Trainingswirkungen überschneiden sich oft, und auch die Ausführungstechnik sowie die Bewegungsgeschwindigkeit spielen eine wichtige Rolle für den Trainingseffekt.

### • Abwärmen

Es ist empfehlenswert, das Training mit einer kurzen Abwärmphase abzuschließen, um die Regeneration zu fördern und die Muskelspannung zu senken.
Du kannst nach Bedarf einige Dehnübungen ausführen, die für deinen Körper wichtig sind oder für Muskeln, die du intensiv beansprucht hast.
Fühlst du dich jedoch bereits sehr müde, dann verzichte auf intensive Dehnpositionen, da dein Körper dann zu Krämpfen neigen kann.

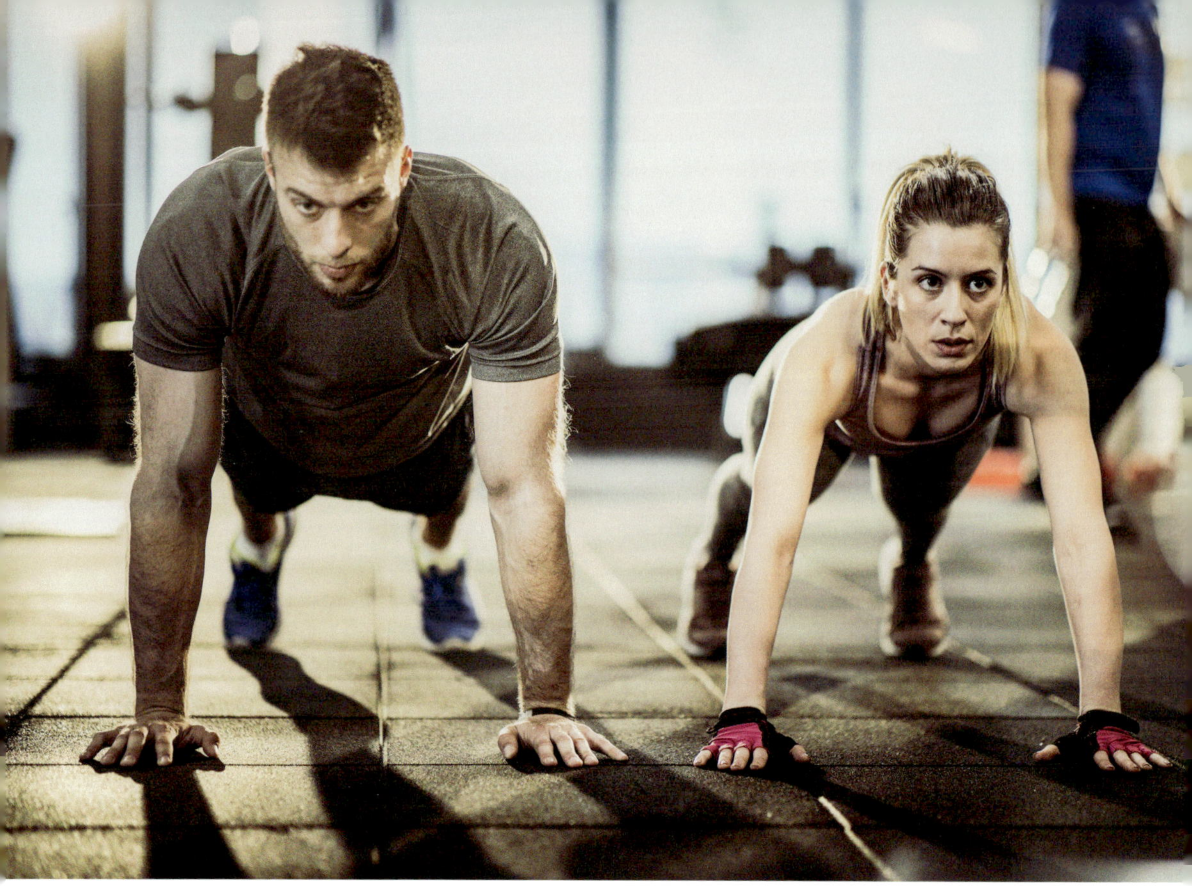

**Überblick über die Workouts**

Hier findest du eine Übersicht aller im 12-Wochen-Programm enthaltenen Workouts.

**Krafttraining**

- Kraft A: Ganzkörper Basics
- Kraft B: Ganzkörper Intensiv
- Kraft C: Rumpf
- Kraft D: Oberkörper
- Kraft E: Beine

**Ergänzende Einheiten**

- Dehnen: Ganzkörper
- Abrollen: Häufig verspannte Bereiche

# Kraft A: Ganzkörper Basics

| | |
|---|---|
| Schwierigkeitsgrad | leicht–mittel |
| Sätze | 2–3 |
| Satzdauer/Wiederholungen | 60–80 Sek./15–20 Wdh. |

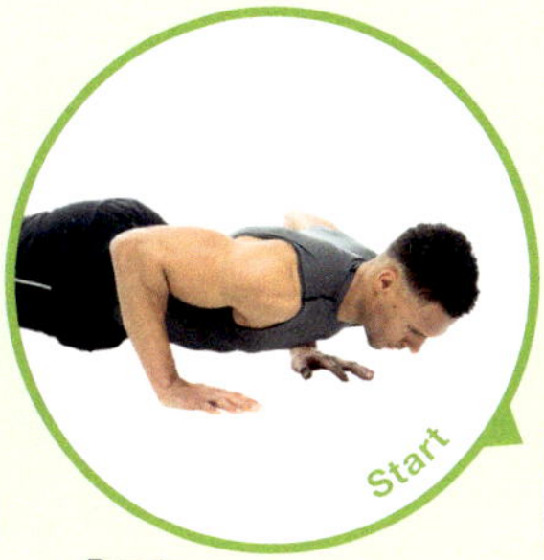


**Brust**
**K 1: Liegestütz,** Seite 112

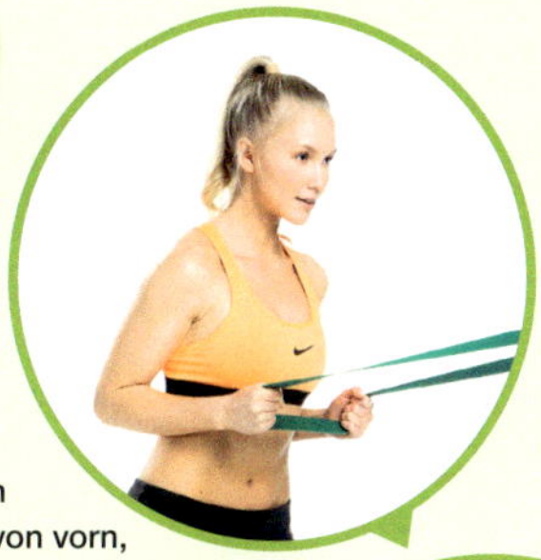

**Oberer Rücken**
**K 4: Bandzug von vorn,** Seite 115

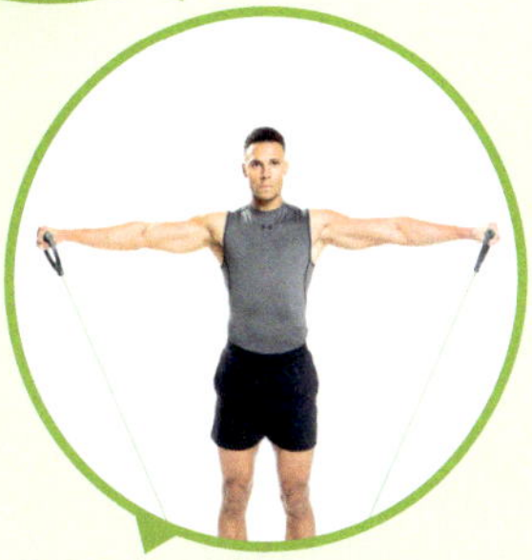

**Schultern**
**K 8: Seitheben,** Seite 119

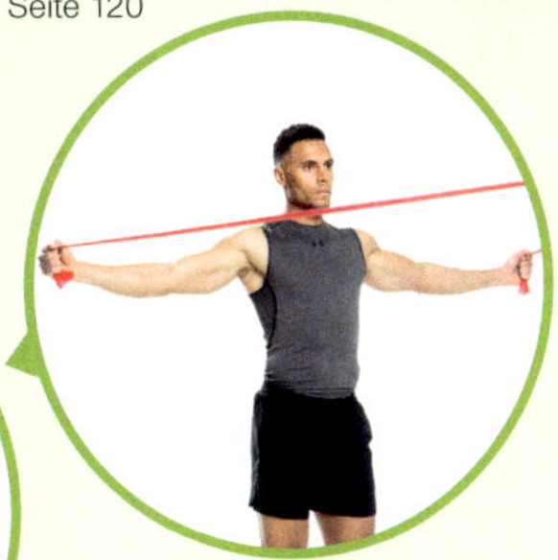

**Schultern**
**K 9: Rückwärtige Fliegende,** Seite 120

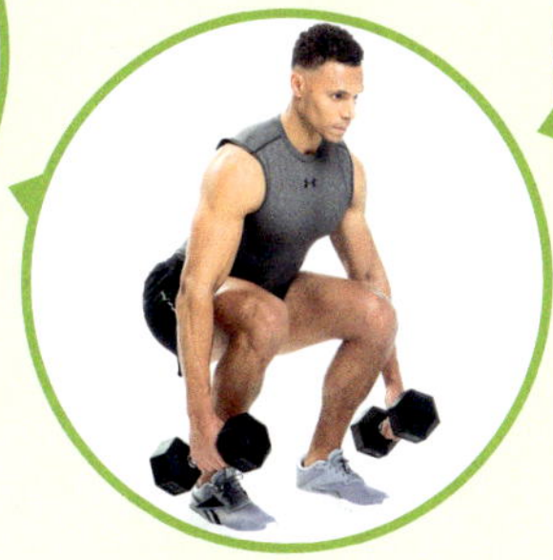

**Beine**
**K 24: Beidbeinige Kniebeuge,** Seite 135

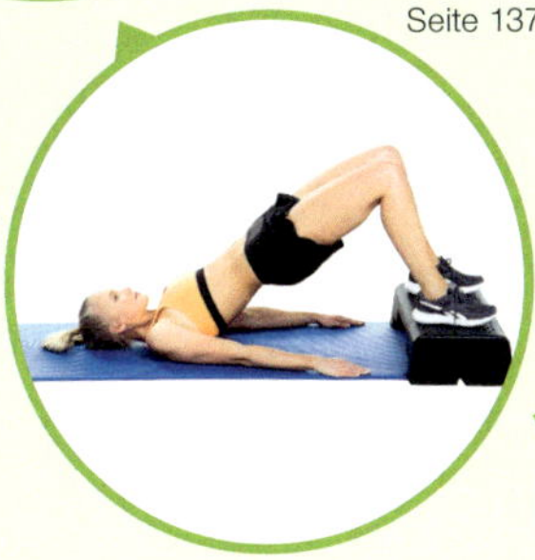

**Gesäß und Beine**
**K 26: Gesäßbrücke,** Seite 137

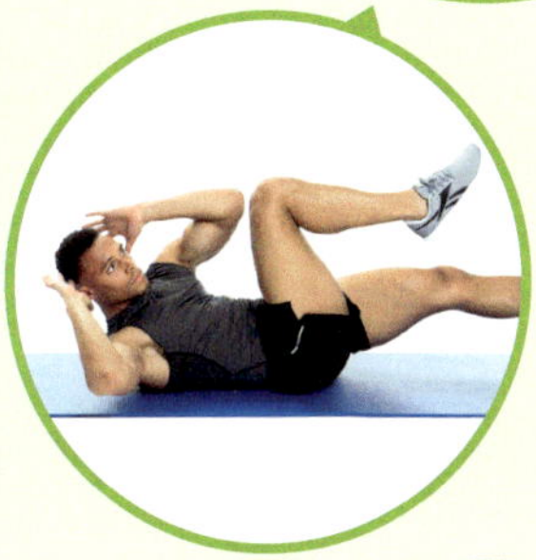

**Vorderer Rumpf**
**K 16: Diagonaler Crunch,** Seite 127

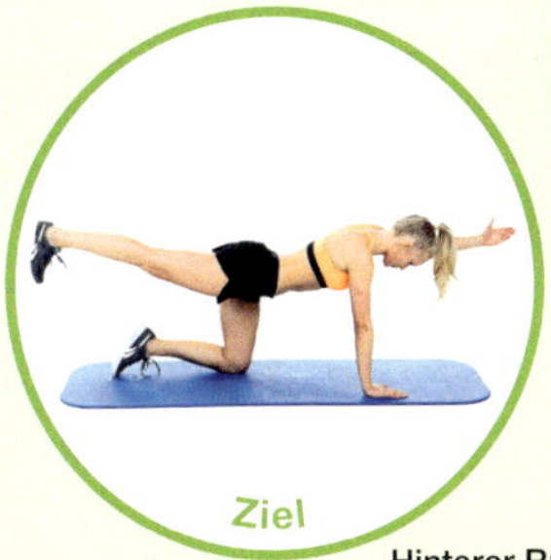


**Hinterer Rumpf**
**K 21: Diagonales Strecken,** Seite 132

| | |
|---|---|
| Option für »K 4: Bandzug von vorn« | K 6: Hantelrudern, Seite 117 |
| Erweiterung für Beine | K 29: Oberkörpervorbeugen, Seite 140 |

# Kraft B: Ganzkörper Intensiv

| | |
|---|---|
| Schwierigkeitsgrad | mittel–schwer |
| Sätze | 3 |
| Satzdauer/<br>Wiederholungen | 40–60 oder 60–80 Sek./<br>10–15 oder 15–20 Wdh. |

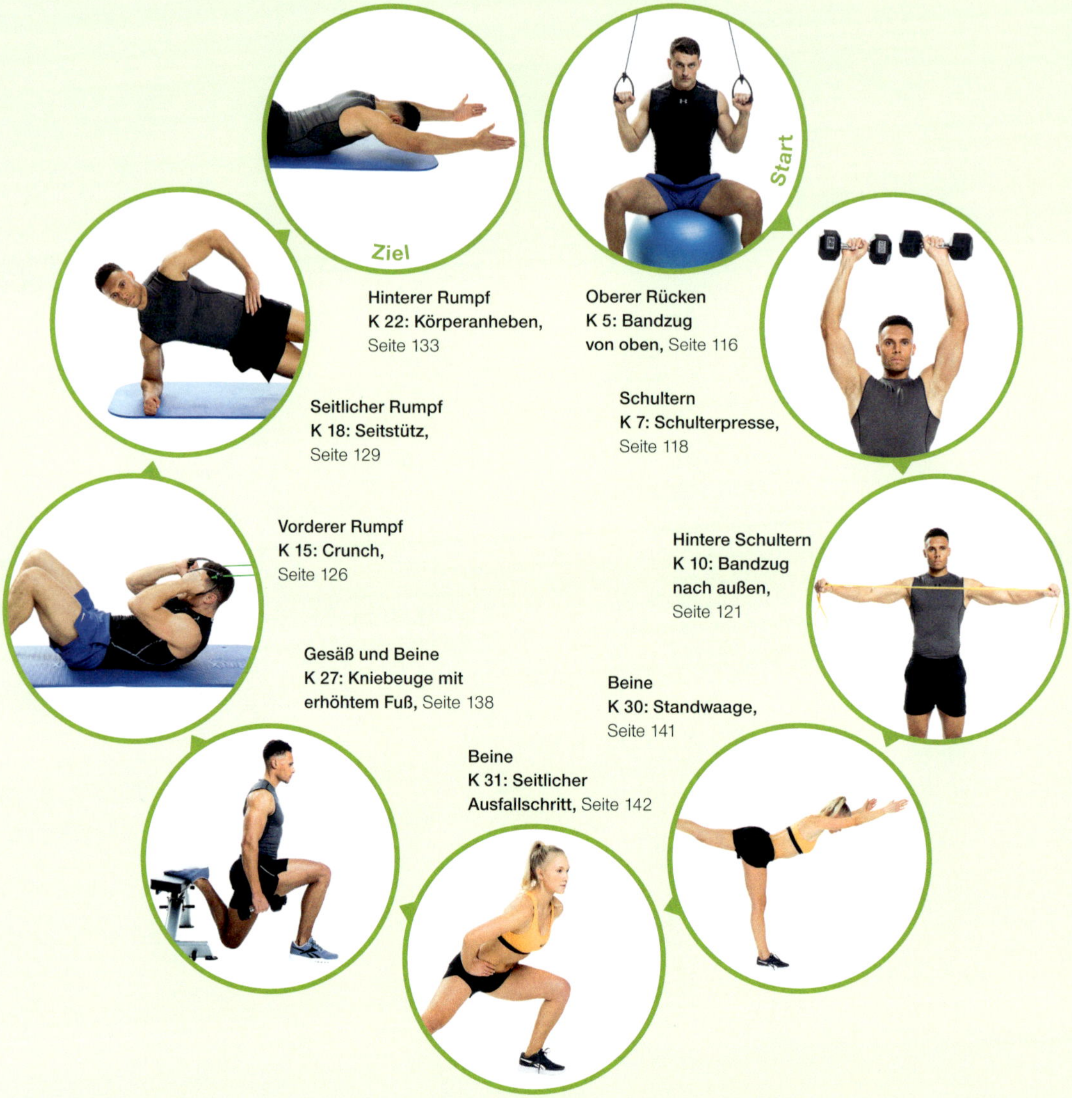

Start
Oberer Rücken
K 5: Bandzug von oben, Seite 116
Schultern
K 7: Schulterpresse, Seite 118
Hintere Schultern
K 10: Bandzug nach außen, Seite 121
Beine
K 30: Standwaage, Seite 141
Beine
K 31: Seitlicher Ausfallschritt, Seite 142
Gesäß und Beine
K 27: Kniebeuge mit erhöhtem Fuß, Seite 138
Vorderer Rumpf
K 15: Crunch, Seite 126
Seitlicher Rumpf
K 18: Seitstütz, Seite 129
Hinterer Rumpf
K 22: Körperanheben, Seite 133
Ziel


| | |
|---|---|
| Option für »K 5: Bandzug von oben« | K 3: Klimmzug, Seite 114 |
| Erweiterung für Brust | K 2: Brustpresse, Seite 113 |

# Kraft C: Rumpf

| | |
|---|---|
| Schwierigkeitsgrad | mittel |
| Sätze | 2–3 |
| Satzdauer/<br>Wiederholungen | 40–60 oder 60–80 Sek./<br>10–15 oder 15–20 Wdh |

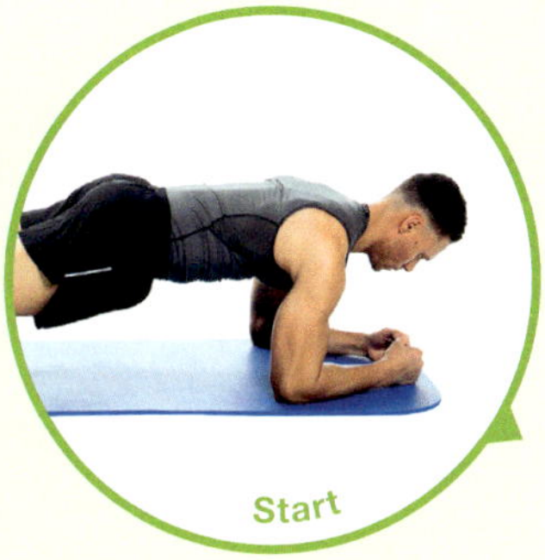


**Vorderer Rumpf**
**K 14: Unterarmstütz,** Seite 125

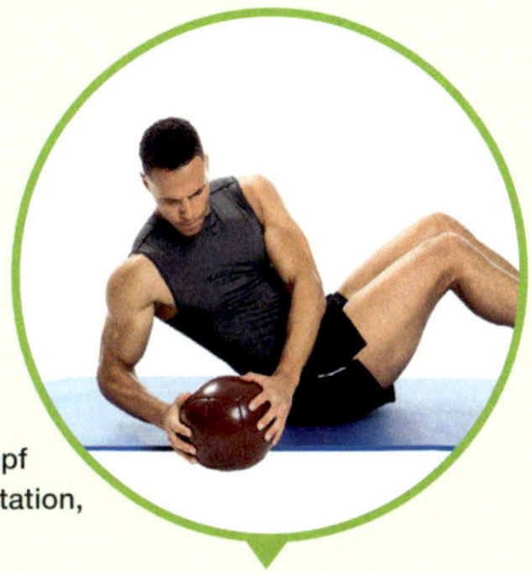

**Seitlicher Rumpf**
**K 20: Rumpfrotation,** Seite 131

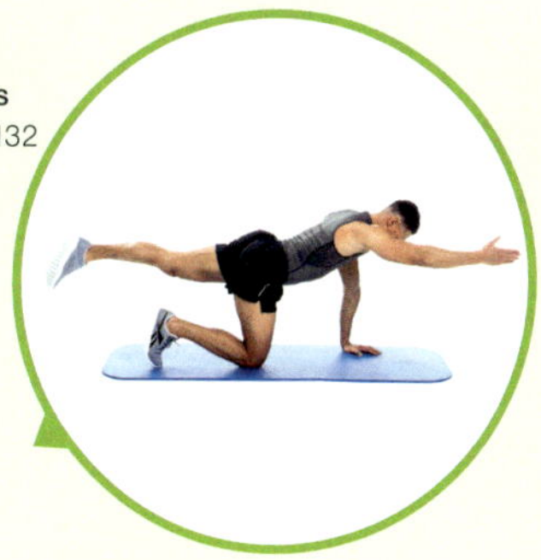

**Hinterer Rumpf**
**K 21: Diagonales Strecken,** Seite 132

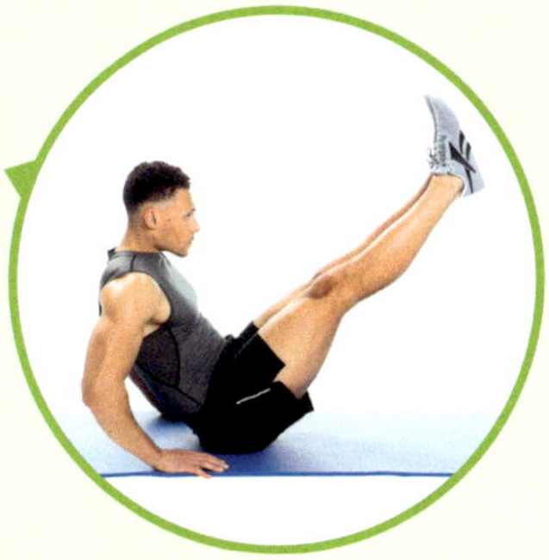

**Vorderer Rumpf**
**K 17: Dynamisches Beinheben,** Seite 128

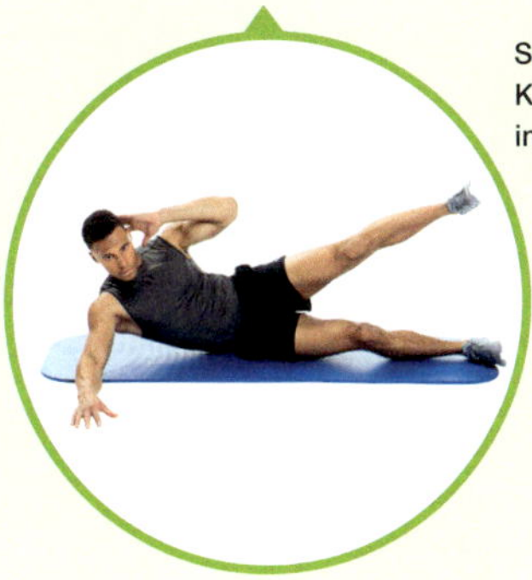

**Seitlicher Rumpf**
**K 19: Körperanheben in Seitenlage,** Seite 130

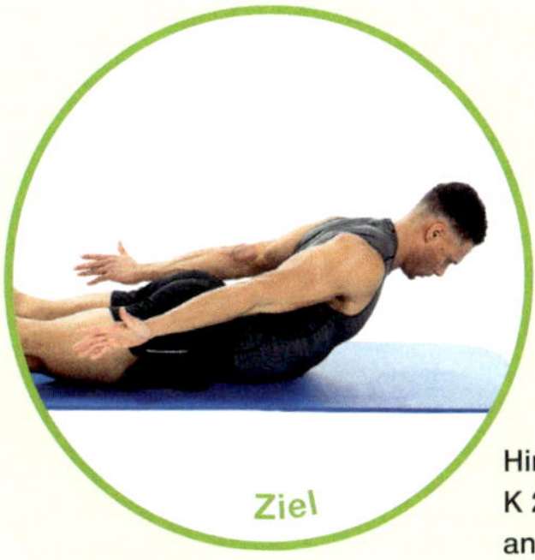


**Hinterer Rumpf**
**K 23: Oberkörperanheben,** Seite 134

| | |
|---|---|
| Option für vorderer Rumpf | K 16: Diagonaler Crunch, Seite 127 |
| Option für seitlicher Rumpf | K 18: Dynamischer Seitstütz, Seite 129 |
| Option für hinterer Rumpf | K 22: Körperanheben, Seite 133 |

# Kraft D: Oberkörper

| | |
|---|---|
| Schwierigkeitsgrad | mittel |
| Sätze | 3 |
| Satzdauer/<br>Wiederholungen | 32–48, 40–60 oder 60–80 Sek./<br>8–12, 10–15 oder 15–20 Wdh. |

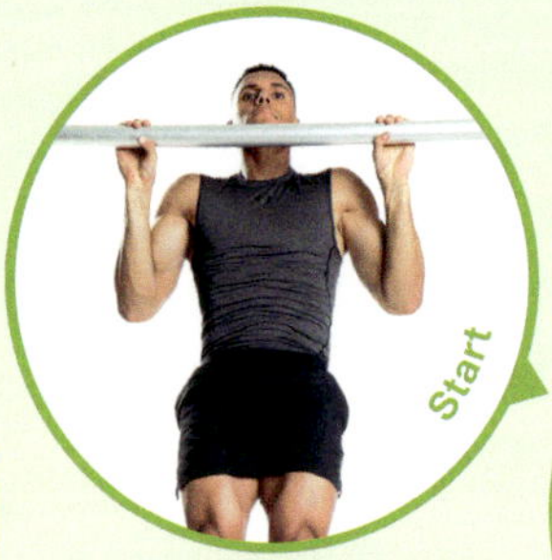


**Rücken (Zug nach unten)**
**K 3: Klimmzug,** Seite 114

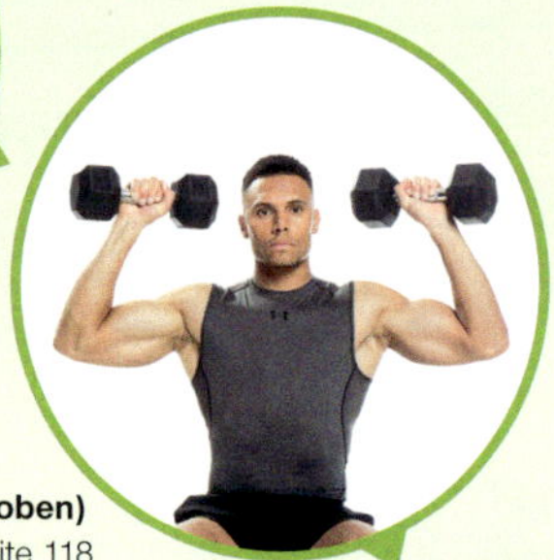

**Schultern (Druck nach oben)**
**K 7: Schulterpresse,** Seite 118

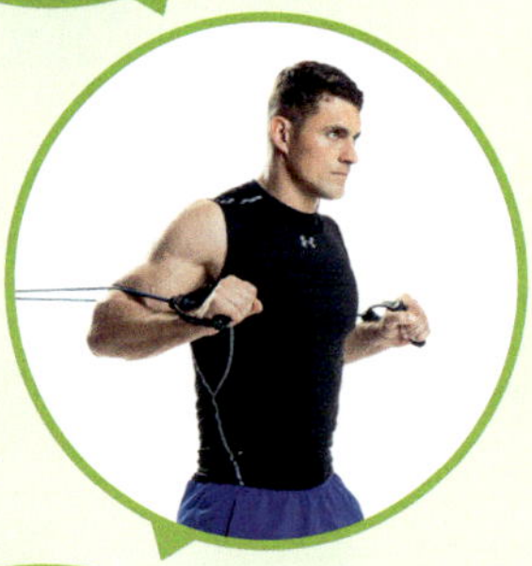

**Brust (Druck nach vorne)**
**K 2: Brustpresse,** Seite 113

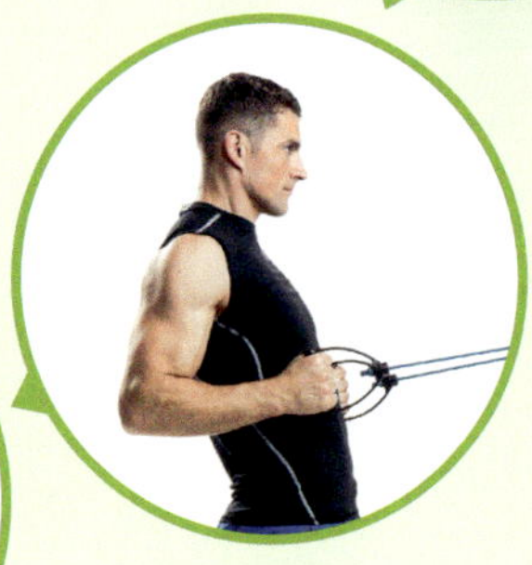

**Rücken (Zug nach hinten)**
**K 4: Bandzug von vorn,** Seite 115

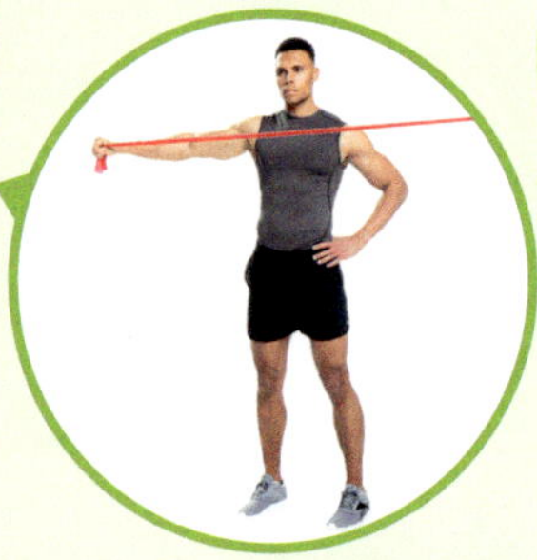

**Hintere Schultern**
**K 10: Bandzug nach außen,** Seite 121

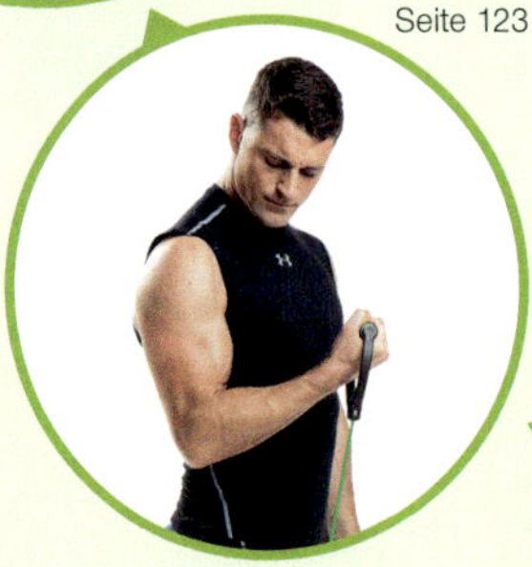

**Vordere Oberarme**
**K 12: Bizeps-Curl,** Seite 123

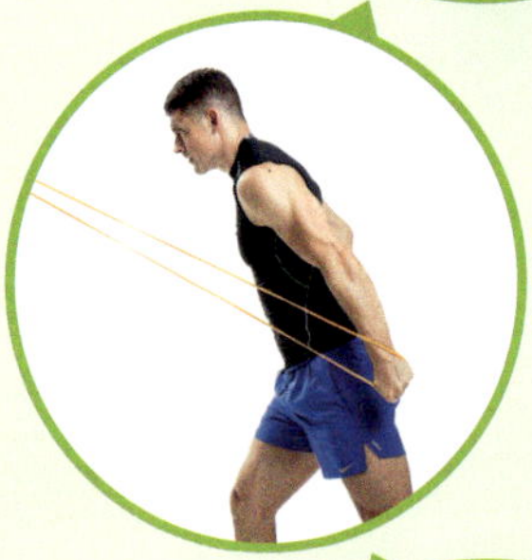

**Hintere Oberarme**
**K 13: Trizeps-Strecken,** Seite 124

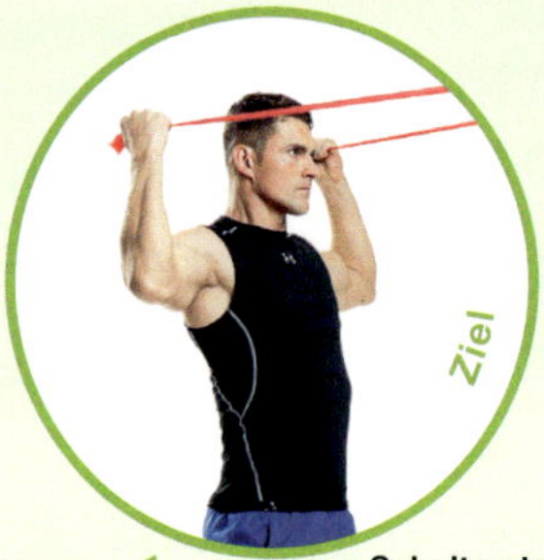


**Schulterstabilität**
**K 11: Hoher Facepull,** Seite 122

| | |
|---|---|
| Option für »K 3: Klimmzug« | K 4: Bandzug von oben, Seite 116 |
| Option für »K 2: Brustpresse« | K 1: Liegestütz, Seite 112 |
| Option für »K 4: Bandzug von vorn« | K 6: Hantelrudern, Seite 117 |

# Kraft E: Beine

| | |
|---|---|
| Schwierigkeitsgrad | mittel |
| Sätze | 3 |
| Satzdauer/<br>Wiederholungen | 32–48, 40–60 oder 60–80 Sek./<br>8–12, 10–15 oder 15–20 Wdh. |

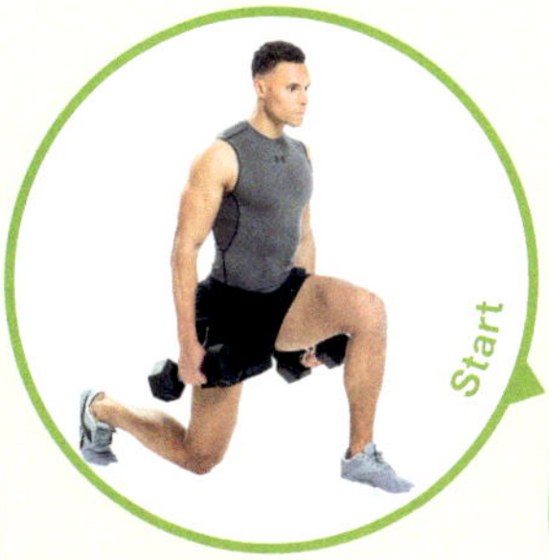


**Beine vorne**
**K 25: Ausfallschritt nach vorn,** Seite 136

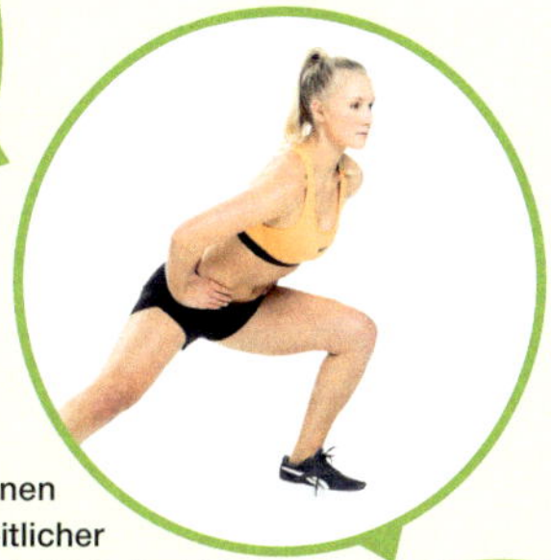

**Beine innen**
**K 31: Seitlicher Ausfallschritt,** Seite 142

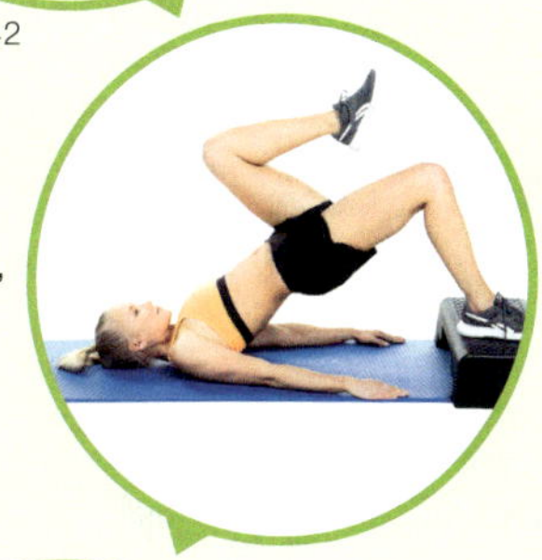

**Gesäß und Beine**
**K 26: Gesäßbrücke,** Seite 137

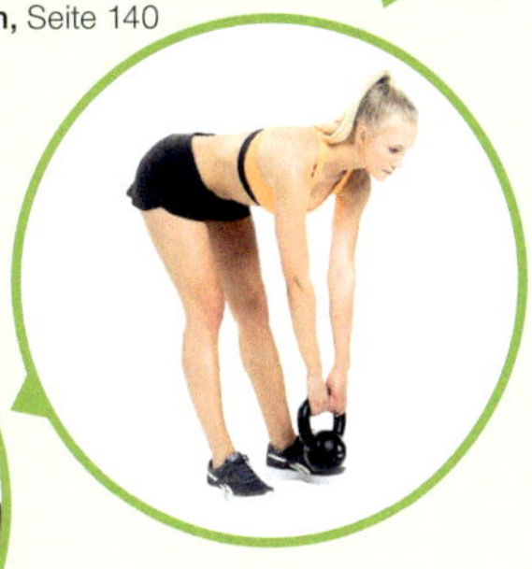

**Beine hinten**
**K 29: Oberkörper-vorbeugen,** Seite 140

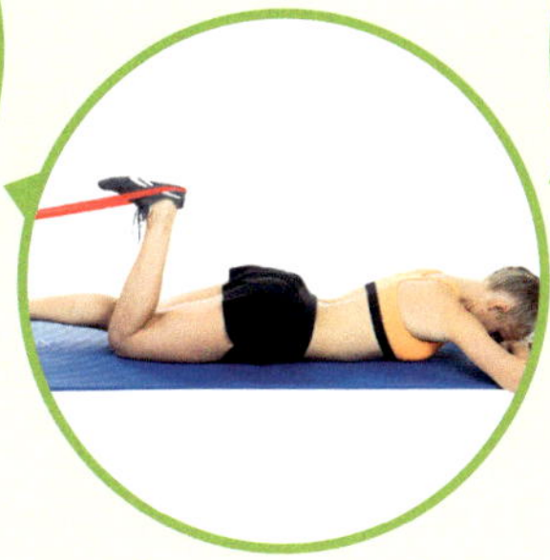

**Beine hinten**
**K 28: Fersenanziehen,** Seite 139

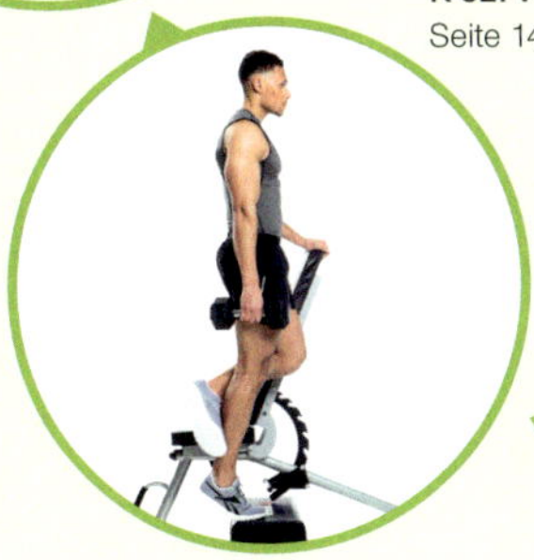

**Waden**
**K 32: Wadenheben,** Seite 143

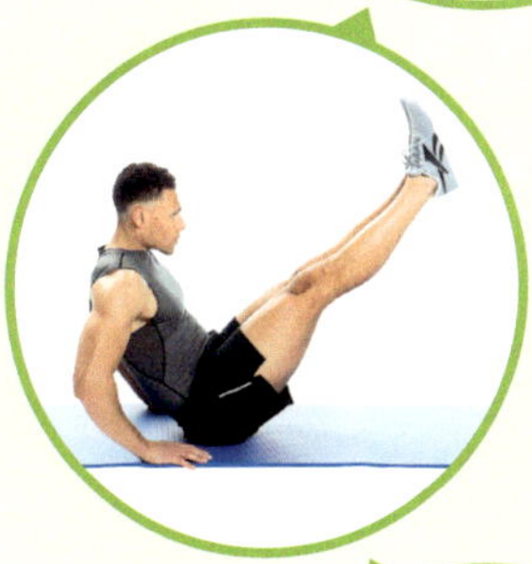

**Vorderer Rumpf**
**K 17: Dynamisches Beinheben,** Seite 128

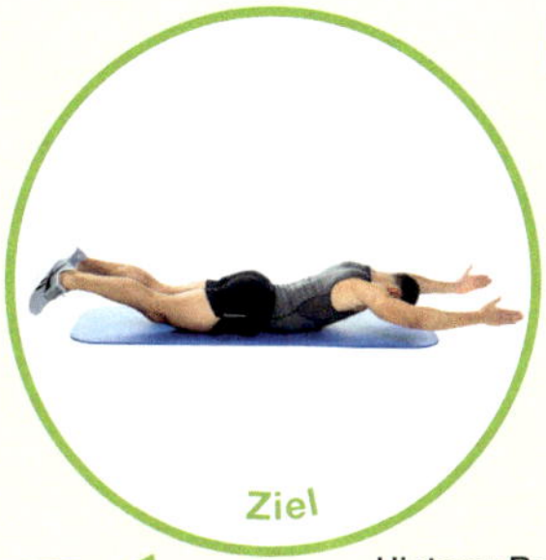


**Hinterer Rumpf**
**K 22: Körperanheben,** Seite 133

| | |
|---|---|
| Option für »K 26: Brücke« | K 27: Kniebeuge erhöht, Seite 138 |
| Option für »K 29: Oberkörpervorbeugen« | K 30: Standwaage, Seite 141 |

# Dehnen: Ganzkörper

| | |
|---|---|
| Schwierigkeitsgrad | leicht |
| Dehndauer je Übung | 20–60 sec |

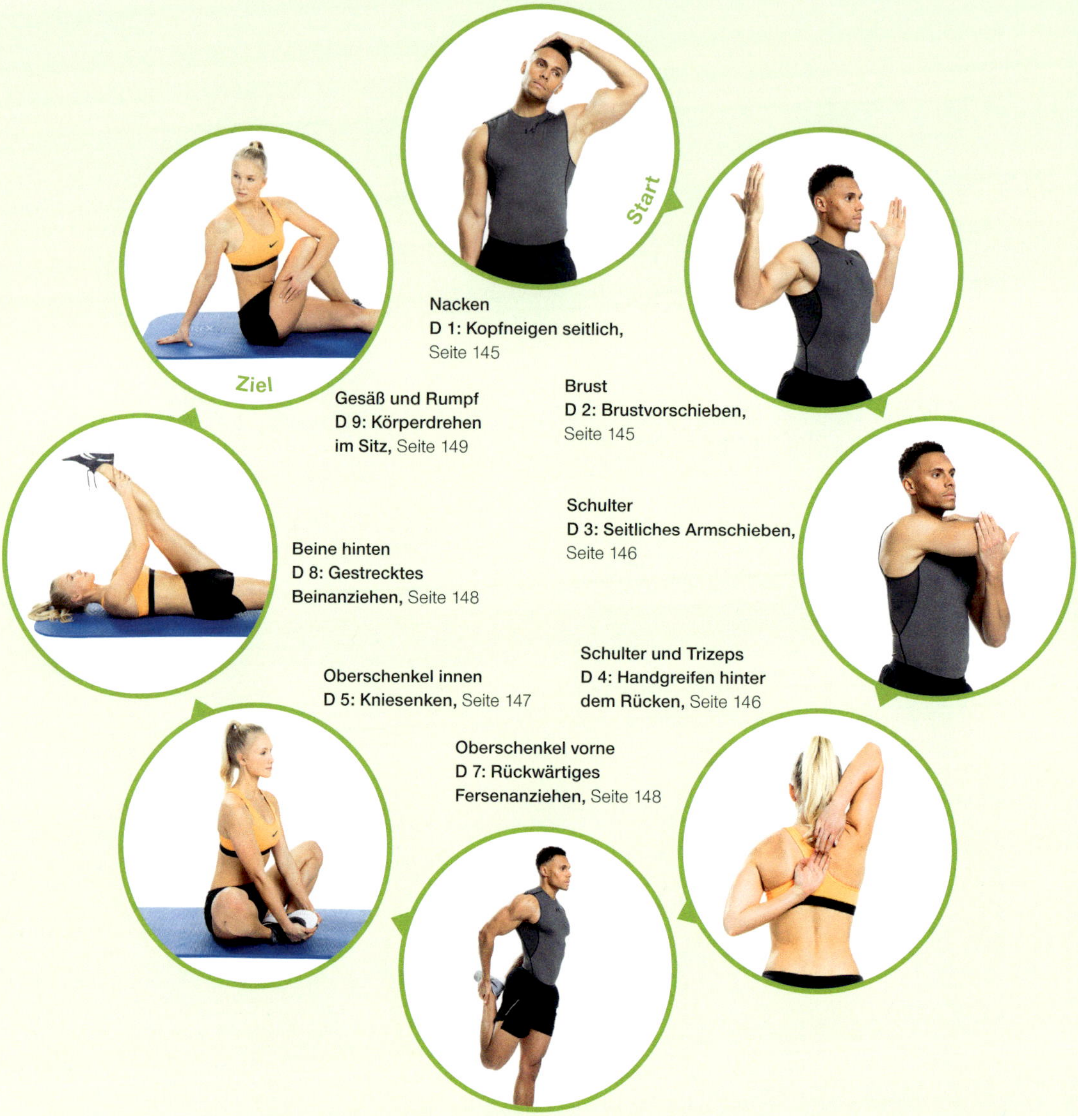

Start
Nacken
D 1: Kopfneigen seitlich, Seite 145
Brust
D 2: Brustvorschieben, Seite 145
Schulter
D 3: Seitliches Armschieben, Seite 146
Schulter und Trizeps
D 4: Handgreifen hinter dem Rücken, Seite 146
Oberschenkel vorne
D 7: Rückwärtiges Fersenanziehen, Seite 148
Oberschenkel innen
D 5: Kniesenken, Seite 147
Beine hinten
D 8: Gestrecktes Beinanziehen, Seite 148
Gesäß und Rumpf
D 9: Körperdrehen im Sitz, Seite 149
Ziel


| | |
|---|---|
| Option für »D 5: Kniesenken« | D 6: Grätschstand, Seite 147 |
| Option für »D 9: Körperdrehen im Sitz« | D 10: Körperdrehen in Seitenlage, Seite 149 |

# Abrollen: Häufig verspannte Bereiche

| | |
|---|---|
| Schwierigkeitsgrad | leicht–mittel |
| Rollwiederholungen je Übung | 5–10 je Bereich |

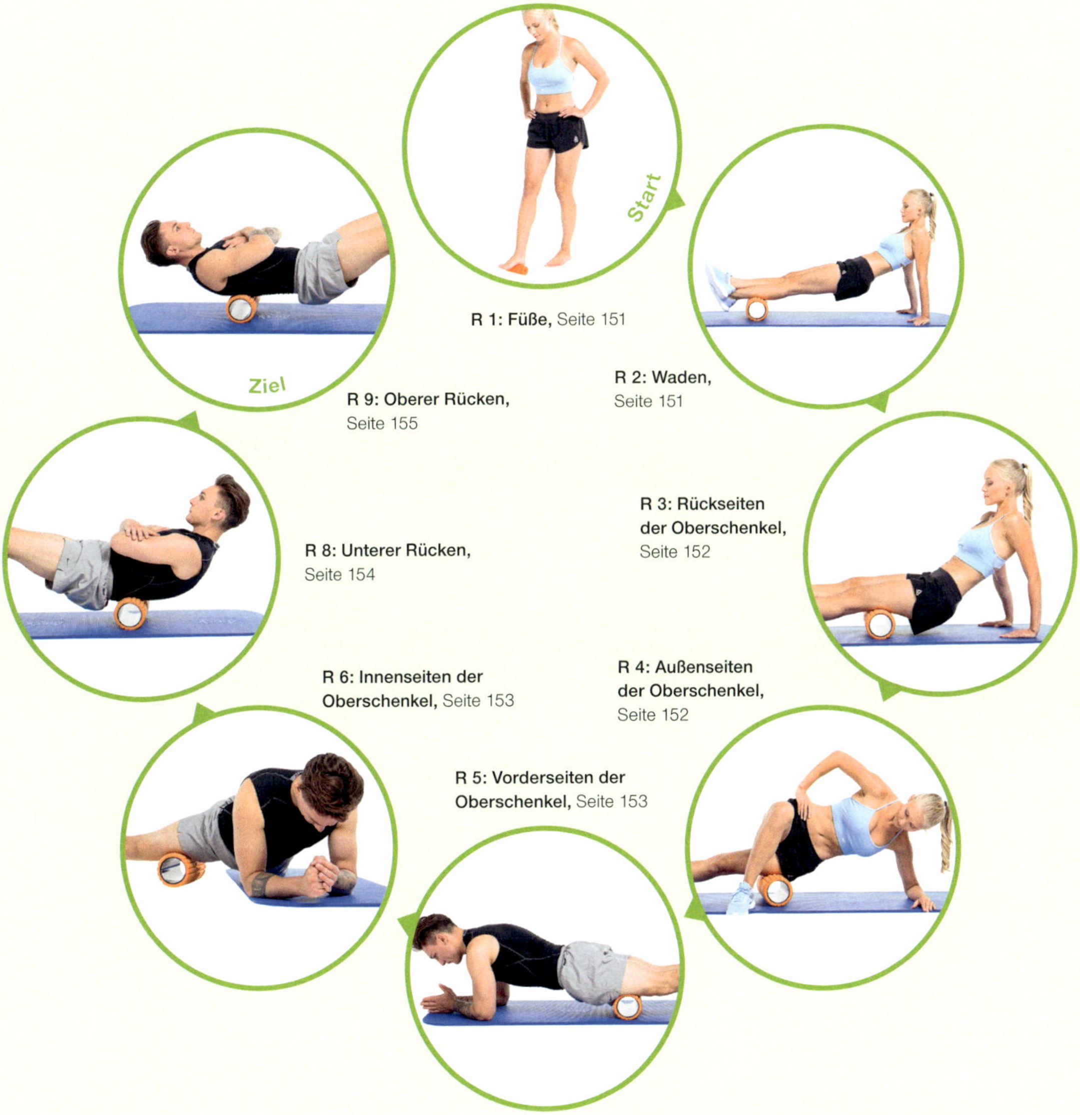
Start
R 1: Füße, Seite 151
R 2: Waden, Seite 151
R 3: Rückseiten der Oberschenkel, Seite 152
R 4: Außenseiten der Oberschenkel, Seite 152
R 5: Vorderseiten der Oberschenkel, Seite 153
R 6: Innenseiten der Oberschenkel, Seite 153
R 8: Unterer Rücken, Seite 154
R 9: Oberer Rücken, Seite 155
Ziel

| | |
|---|---|
| Erweiterung für Gesäß | R 7: Gesäß, Seite 154 |
| Erweiterung für Nacken | R 10: Nacken, Seite 155 |

# TEIL 6:
## Übungen im Überblick

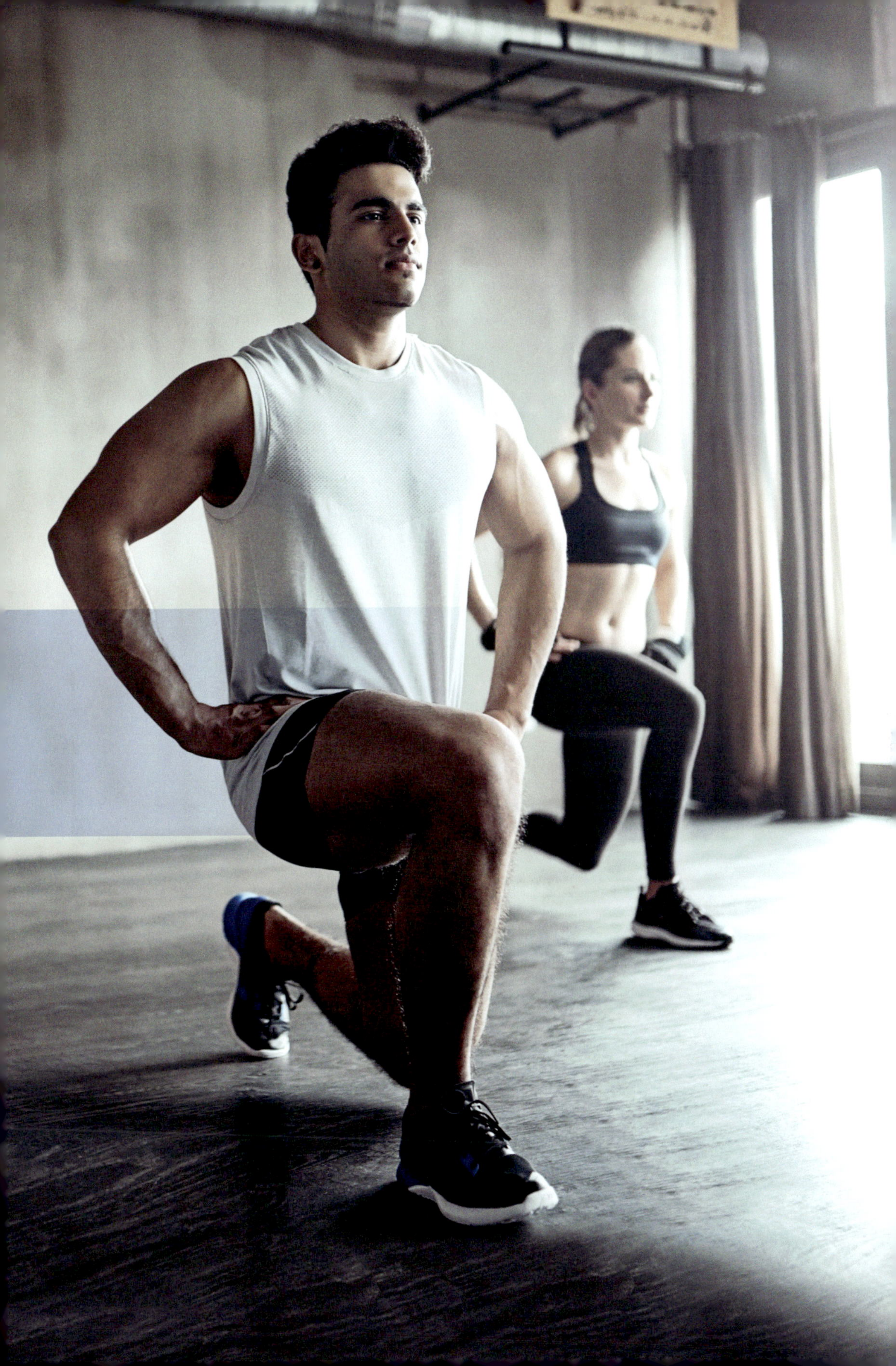

# Kraftübungen

Auf den folgenden Seiten findest du die Kraftübungen, mit denen du den ganzen Körper wirkungsvoll trainierst. Den Bereich, den die Kraftübungen vorrangig kräftigen, findest du unter »Kräftigung« bei der Übungsbeschreibung. Führe dein Training nach den folgenden Prinzipien aus.

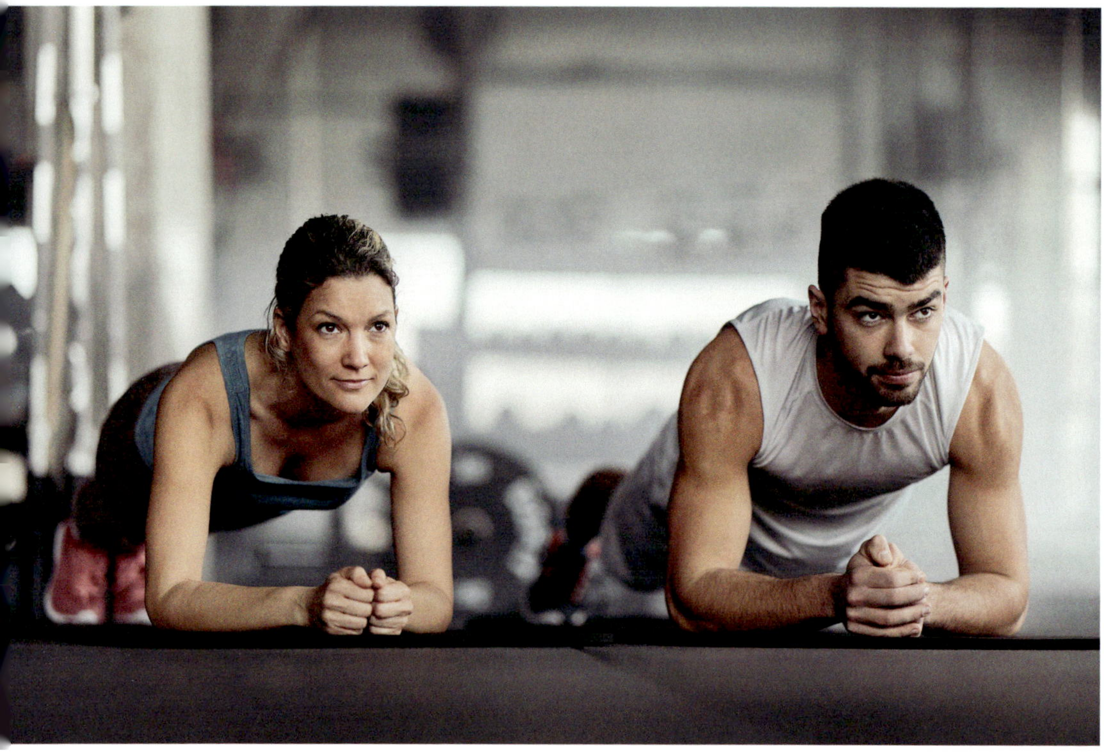

Führe das Krafttraining intensiv aus, aber ohne Fehlstellungen und Schmerzen.

## INFO: Übungsdurchführung

Wiederhole die Übung so lange beziehungsweise so oft, wie es deinem Leistungsniveau entspricht und wie es im Trainingsplan vorgesehen ist.
Intensiviere erst eine Übung, wenn du mehr als die geplante Wiederholungszahl (beziehungsweise Übungszeit) technisch perfekt in angemessener Geschwindigkeit ausführen kannst.
Du musst immer beide Körperseiten kräftigen, auch wenn eine Übung nur zu einer Seite beschrieben ist.
Die Zeichen (++) und (+) verdeutlichen, ob eine Übung einen Muskel vorrangig kräftigt oder nur mitkräftigt.

## Trainingsprinzipien

Führe dein Krafttraining nach den folgenden Prinzipien aus.

### • Stabile Position und passende Intensität

Beginne in einer stabilen Anfangsposition, z. B. bei Standübungen mit aufrechtem Oberkörper. Aktiviere die Bauch- und die Gesäßmuskulatur und spanne die Schulterblätter nach hinten unten. Halte bei der Übungsdurchführung die Körperspannung aufrecht. Die Schultern sind auf gleicher Höhe und der Rücken ist gerade. Kontrolliere hin und wieder deine Übungsdurchführung vor einem Spiegel.
Wähle die Intensität so, dass du den vollständigen Bewegungsumfang der Übung ausführen kannst.

### • Korrekte Technik

Konzentriere dich während des Trainings und achte auf korrekte Ausführung entsprechend der Übungsbeschreibung. Vermeide Ausweichbewegungen wie das Verdrehen des Körpers, da dies nicht zu einem besseren Trainingsergebnis führt, sondern nur das Verletzungsrisiko erhöht. Falls du Ausweichbewegungen benötigst, um die geplante Wiederholungszahl oder Intervalldauer zu schaffen, reduziere die Belastung.

### • Ausgeglichenes Training

Führe dein Training ausgeglichen aus, d. h., trainiere die rechte und die linke Körperseite möglichst mit der gleichen Intensität. Kräftige eine Bewegungsrichtung (Muskelgruppe) mit der gleichen Satzzahl wie die Gegenbewegung (Gegenspieler).

Wenn du dein Training in unterschiedliche Workouts aufteilst, achte darauf, dass die Bewegungen im Wochenplan ausgeglichen vorhanden sind.
Grundlegend ist, dass du alle im Buch vorgestellten Bewegungsrichtungen/Körperbereiche mindestens 1-mal pro Woche trainierst.
Einseitiges Training sowie Verletzungen können dazu führen, dass sich Muskelungleichgewichte bilden und sich daraus eine schlechte Körperhaltung entwickelt. Solche Schwachstellen musst du beseitigen, da sie zu verringerter Leistungsfähigkeit führen und die Verletzungsgefahr erhöhen. Widme dich zuerst der schwächeren Körperseite. Mache mehr oder sogar die doppelte Anzahl an Sätzen für die schwächere Muskulatur über einige Wochen hinweg, bis sich wieder ein ähnliches Kraftverhältnis eingestellt hat.

### • Intensives, schmerzfreies Training

Trainiere intensiv, aber ohne Schmerzen. Falls eine Übungsbewegung schmerzt, musst du abbrechen. Wenn der Schmerz umgehend nachlässt, achte auf deine Körperhaltung und versuche, die Übung erneut. Tritt der Schmerz wieder auf, wähle eine andere Übung für dieselbe Bewegungsrichtung, oder mache die nächste Übung im Trainingsplan.
Sollte der Schmerz jedoch auch im Ruhezustand nicht nachlassen, beende das Training und besprich dich mit einem Arzt.

# K 1 Liegestütz

**KRÄFTIGUNG**

++ Brust-, hintere Oberarm- und vordere Schultermuskulatur
+ Rumpfmuskulatur

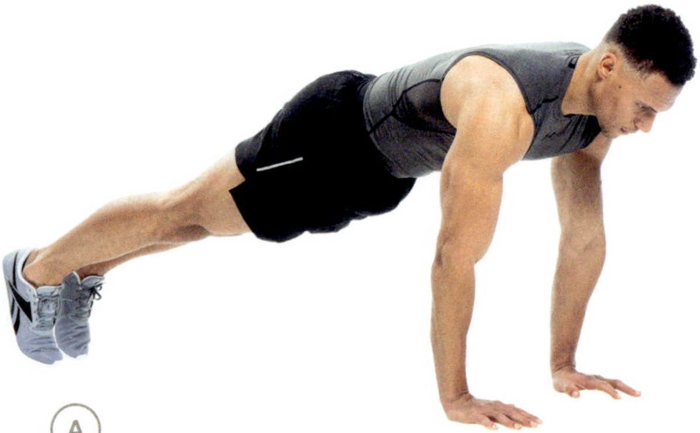

(A)

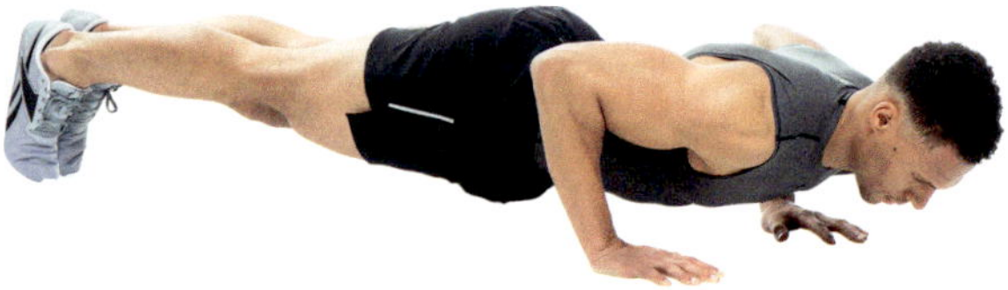

Die Anfangs- und die Endposition. (B)

**SO GEHT'S**

- Du bist in der Liegestütz-Position mit gestreckten Armen. Die Hände sind mindestens schulterbreit auseinander. Du kannst sie auch deutlich weiter stellen, um noch das Brusttraining stärker zu betonen. Die Füße sind nahe zueinander und die Zehen sind aufgestellt.
- Spanne die Gesäß- und die Bauchmuskulatur an, indem du den Bauchnabel nach innen ziehst. Die Schulterblätter spannst du zusammen und in Richtung Gesäß (A).
- Beuge die Arme, bis die Brust fast den Boden berührt (B) und atme dabei ein. Die Ellbogen werden recht nahe am Körper entlang bewegt. Halte kurz diese Position.
- Drücke dich beim Ausatmen ganz nach oben und wiederhole dann die Übung.
- Halte den Körper durchgehend in Spannung und vermeide es, ein Hohlkreuz einzunehmen. Halte den Kopf gerade, schiebe ihn nicht nach unten. Damit dies nicht passiert, kannst du dir vorstellen, dass es unter deinem Kopf »brennt«.

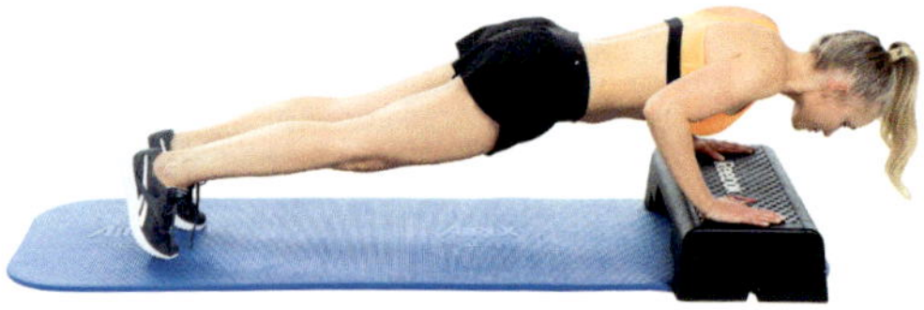

(C)

Die Vereinfachung mit den Händen auf dem Stepper.

**VARIANTEN**

Je enger du die Hände stellst und je näher du die Ellbogen am Körper bewegst, desto mehr Aktivität wird von der hinteren Armmuskulatur ausgeführt.

Du vereinfachst die Übung, indem du die Hände auf eine Erhöhung wie einen Stepper stellst (C) und zudem kannst du die Füße weiter auseinander bewegen. Einsteiger können die Knie auf dem Boden positionieren.

Du intensivierst die Übung, indem du einen Fuß anhebst.

# K2 Brustpresse

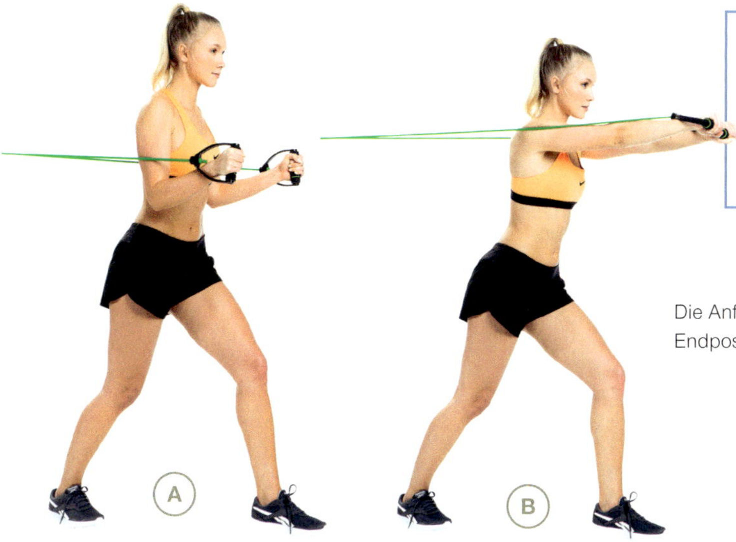


**KRÄFTIGUNG**

++ Brust- und vordere Schultermuskulatur

\+ hintere Oberarm- und Rumpfmuskulatur

Die Anfangs- und die Endposition.

**SO GEHT'S**

- Das Band ist etwa in Schulterhöhe an einem stabilen Gegenstand oder mit Bandanker an der Tür befestigt. Du stehst mit dem Rücken zur Befestigung, im leichten Ausfallschritt. In den Händen hast du die Griffe oder Enden des Bandes. Die Arme sind gebeugt und die Handflächen sind zueinander gerichtet. Mache einen Schritt vor, damit sich das Band mindestens in mittlerer Spannung befindet (A).
- Spanne die Bauch- und die Gesäßmuskulatur an und ziehe die Schulterblätter nach hinten und in Richtung Gesäß. Nun atmest du ein.
- Drücke die Hände gegen den Bandwiderstand gerade nach vorne und zusammen (B), wobei du die Handflächen nach unten drehst. Gleichzeitig atmest du aus. Halte kurz die Position.
- Bewege die Hände langsam zurück und atme ein. Kontrolliere die Bewegung, und lass dich nicht durch die Bandspannung zurückschnellen. Dann wiederholst du die Übung.

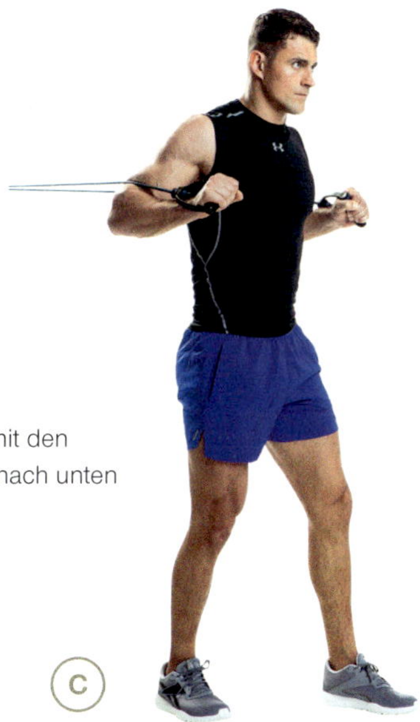


Die Variante mit den Handflächen nach unten gerichtet.

- Vermeide, die Schultern anzuheben, halte den Rumpf in Spannung und achte auf gerade Handgelenke.

**VARIANTEN**

Du kannst ohne Handdrehung üben, mit den Handflächen zueinander gerichtet oder nach unten zeigend (C).
Als Option ohne Anker legst du das Band um den Rücken.

# K 3 Klimmzug

**KRÄFTIGUNG**

++ obere Rücken- und Unterarmmuskulatur

\+ vordere Oberarm-, Schulter- und Rumpfmuskulatur

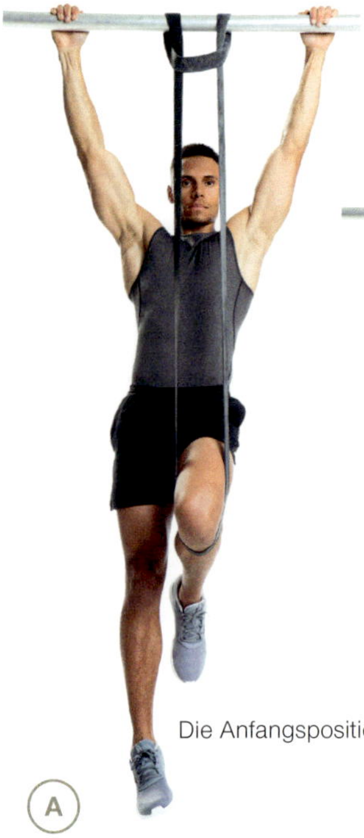

Die Anfangsposition.

A

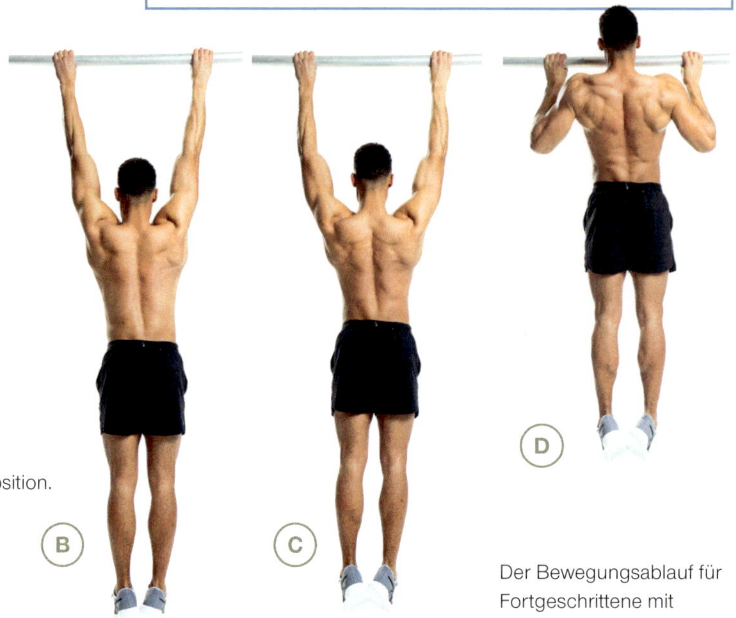

B C D

Der Bewegungsablauf für Fortgeschrittene mit Schulterblattaktivierung.

## SO GEHT'S

- Du hängst an einer Stange. Die Arme sind schulterbreit oder etwas weiter auseinander, mit den Handflächen nach vorne gerichtet und festem Griff. Zwischen den Armen hast du ein stabiles Fitnessband an der Stange befestigt. Positioniere das Knie oder den Fuß auf das Band (A).
- Spanne die Bauch- und die Gesäßmuskulatur an und atme ein. Im ersten Schritt aktivierst du die Schulterblätter, indem du sie nach hinten unten ziehst.
- Ziehe die Ellbogen nach unten zu den Rippen und dich so in einer gleichmäßigen Bewegung nach oben, bis die Brust nahe der Stange ist. Dabei atmest du aus. Visualisiere dir, dass du die Stange nach unten ziehst; versuche, dich hingegen nicht nach oben zu bringen, da du sonst leicht Ausweichbewegungen vornimmst.
- Halte kurz die Position und achte darauf, dass die Schultern unten und die Schulterblätter zusammengespannt sind.
- Senke dich langsam ab und atme ein. Dann wiederholst du die Übung.
- Vermeide Ausweichbewegungen wie Schwungholen und Anheben der Schultern.

## VARIANTEN

Beim Zurückkehren in die hängende Position kannst du die Schulterblattaktivierung bewusst lösen und sie vor der nächsten Wiederholung wieder aktivieren, oder du achtest durchgehend auf aktivierte Schulterblattmuskulatur. Fortgeschrittene üben ohne unterstützendes Fitnessband (B)–(D).

# K4 Bandzug von vorn

**KRÄFTIGUNG**

++ obere Rücken-, vordere Oberarm- und Rumpfmuskulatur

\+ hintere Schulter- und Nackenmuskulatur

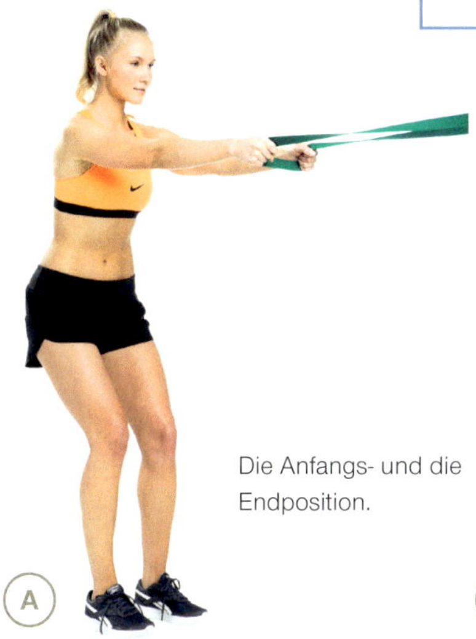


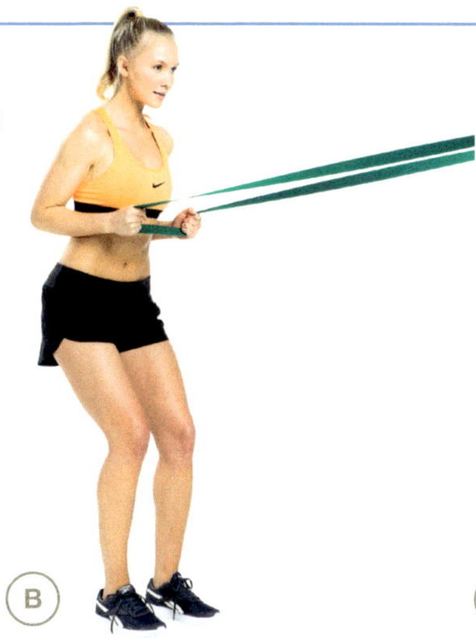


Die Anfangs- und die Endposition.

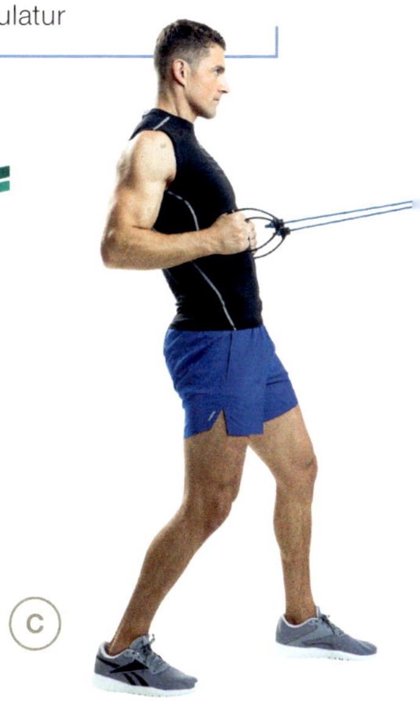


Das intensive Ziehen im zurückgestellten Schritt.

**SO GEHT'S**

- Das Band ist etwa in Brusthöhe befestigt, und du stehst in Richtung der Befestigung. Du musst einen für dich stabilen Stand einnehmen, sonst zieht das Band dich nach vorn. Im dargestellten Parallelstand muss der Rumpf stark stabilisieren.
- Die Arme sind vorgerichtet, in den Händen hast du das Band, mit den Handflächen nach innen gerichtet. Das Band befindet sich in mittlerer Spannung.
- Hebe das Kinn leicht an und strecke die Brust raus. Aktiviere die Bauch- und die Gesäßmuskulatur, ziehe die Schulterblätter nach hinten unten und atme ein (A).
- Ziehe die Ellbogen eng an dir entlang bis hinter den Körper, ohne den Rücken zu bewegen (B), und atme dabei aus. Die Ellbogen führen die Zugbewegung – nicht die Hände. Halte kurz die Position und achte auf die Schulterblattspannung.
- Strecke die Arme langsam in die Anfangsposition zurück – nicht zurückschnellen lassen. Atme dabei ein, und wiederhole die Übung.
- Konzentriere dich auf den Zug der Ellbogen; wenn du dich hingegen auf den Zug mit den Händen konzentrierst, aktivierst du mehr Bizeps. Vermeide es, die Schultern anzuheben, und halte Rumpf sowie Handgelenke stabil.

**VARIANTEN**

Du kannst mit Rotation üben, z. B. mit den Handflächen nach unten zeigend starten und sie beim Zug nach innen rotieren.

Für einen stabileren Stand kannst du aus dem Parallelstand einen Fuß nach hinten stellen und den Oberkörper leicht zurücklehnen (C) – so trainierst du weniger Rumpf, kannst aber kräftiger ziehen.

# K5 Bandzug von oben

Der Bewegungsablauf im Sitz.

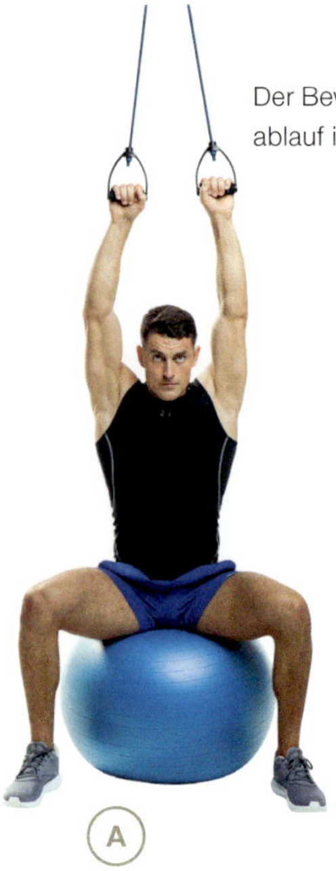


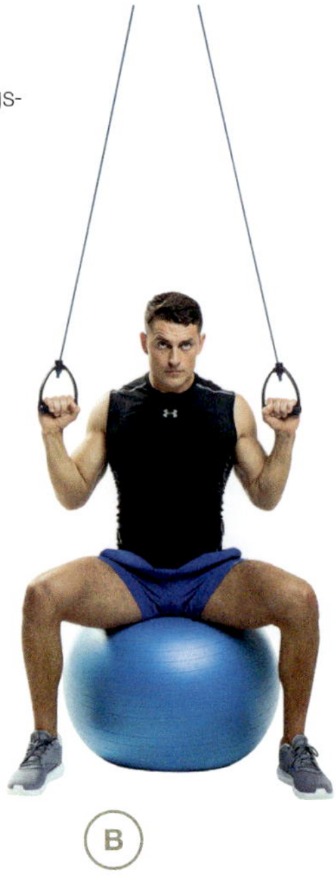


**KRÄFTIGUNG**

++ obere Rücken- und vordere Oberarmmuskulatur

\+ hintere Schulter-, Nacken- und Rumpfmuskulatur

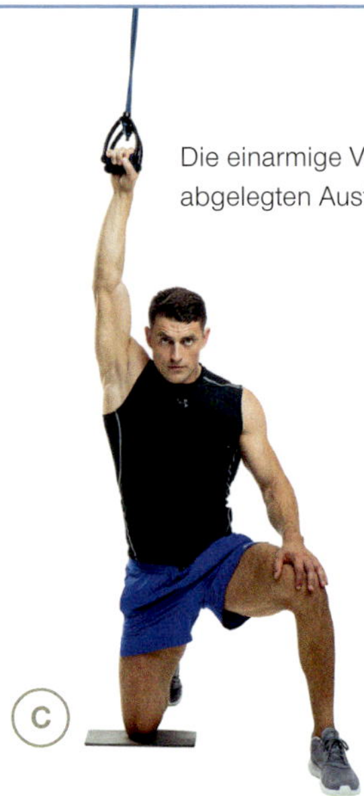


Die einarmige Variante im abgelegten Ausfallschritt.

## SO GEHT'S

- Bei dieser Übung erfolgt der Zug möglichst gerade nach unten. Du sitzt auf einem Gymball oder Stuhl. Das Band hältst du in den Händen mit hochgestreckten Armen. Die Handflächen zeigen zueinander (»Neutralgriff«) oder nach vorne. Das Band ist in mittlerer Spannung (A).
- Aktiviere die Bauch- und die Gesäßmuskulatur und atme ein. Nun ziehst du die Schulterblätter nach hinten unten, ohne die Arme zu beugen.
- Ziehe die Ellbogen außen am Körper zu den Rippen (B), und atme dabei aus. Halte kurz die Position und achte auf die Schulterblattspannung, die zusammen und nach unten gerichtet ist.
- Bringe die Arme langsam in die Anfangsposition zurück. Gleichzeitig atmest du ein. Kontrolliere das Band, lass nicht die Arme zurückschnellen. Dann wiederholst du die Übung.
- Achte darauf, dass sich nur die Arme bewegen. Bringe die Ellbogen so nach unten, als würden sie etwas hinunterdrücken. Vermeide, die Schultern anzuheben.

## VARIANTEN

Bei »Zug von oben« werden die Ellbogen nach unten an die Rippen gebracht. Im Gegensatz dazu werden bei »Zug von vorn« die Ellbogen zurückgezogen.

Wenn du zwei gleichstarke Bänder zur Verfügung hast, dann befestige sie etwas weiter als schulterbreit auseinander.

Wenn du das Band weit über Kopf befestigt hast, dann kannst du im Stand üben.

Alternativ kannst du im abgelegten Ausfallschritt oder im Kniestand üben. Du kannst mit oder ohne Rotation üben, zudem auch einarmig (C).

# K6 Hantelrudern

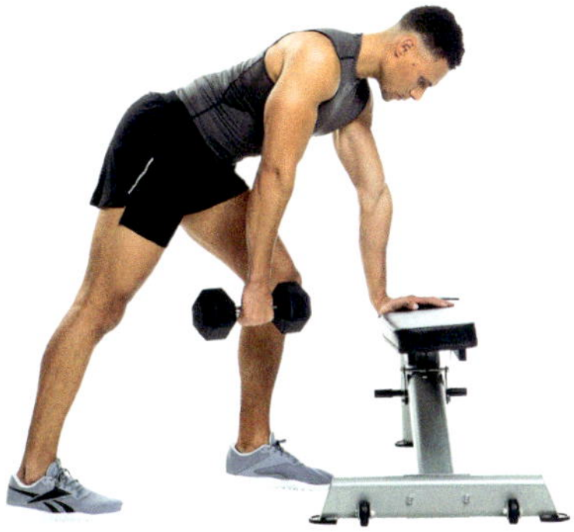

A

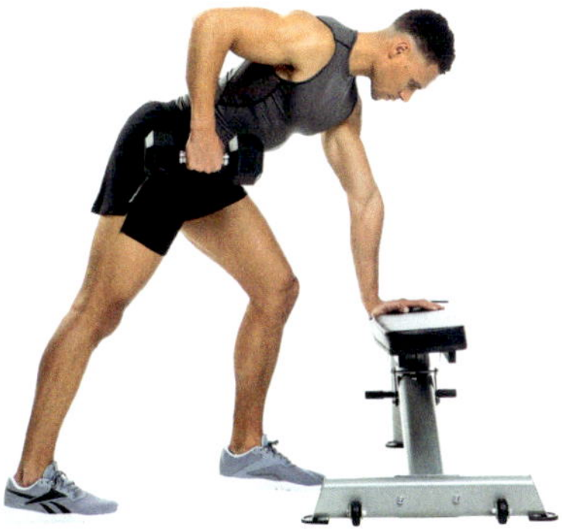

B

Die Anfangs- und die Endposition.

**KRÄFTIGUNG**

++ obere Rückenmuskulatur

\+ Unterarm-, vordere Oberarm-, hintere Schulter- und Nackenmuskulatur

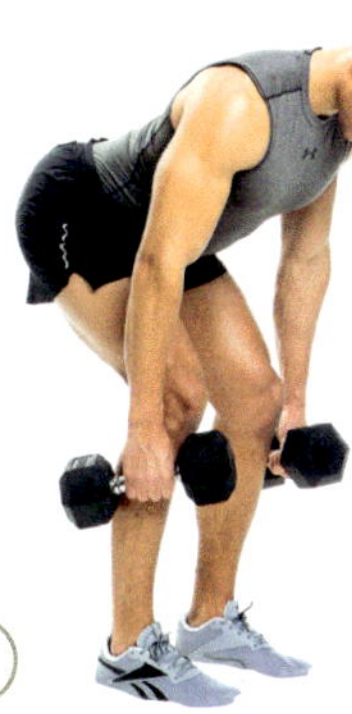

C

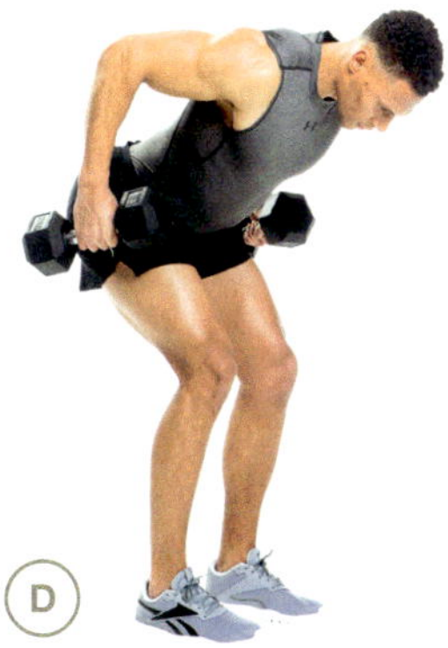

D

Die beidarmige Ausführung.

## SO GEHT'S

- Du stehst im Ausfallschritt und stützt dich mit einer Hand auf die Trainingsbank oder auf einen Stuhl. In der anderen Hand hast du eine Kurzhantel, der Arm hängt nach unten, und die Handfläche ist zum Körper gerichtet.
- Halte den Rücken gerade und aktiviere die Bauch- und die Gesäßmuskulatur. Spanne die Schulterblätter zusammen und in Richtung Gesäß (A), und atme ein.
- Ziehe den Ellbogen weit nach hinten oben, eng am Körper entlang (B), und atme dabei aus. Halte kurz die Position.
- Senke kontrolliert die Hantel, ohne die Schulterblattspannung zu lösen, und atme ein. Dann wiederholst du die Übung.
- Vermeide es, während der Übung die Schultern anzuheben, und halte den Oberkörper gerade. Bewege den Ellbogen nach hinten oben – nicht gerade nach oben.

## VARIANTEN

Alternativ können Fortgeschrittene ohne Abstützen üben und die freie Hand hinter den Rücken legen oder gleichzeitig beidarmig üben (C)–(D). Dazu nimmst du die vorgebeugte Kniebeuge ein. Dabei wird auch der stabilisierende Rumpf mittrainiert.

# K7 Schulterpresse

**KRÄFTIGUNG**

++ seitliche und vordere Schultermuskulatur

\+ Brust- und hintere Oberarmmuskulatur

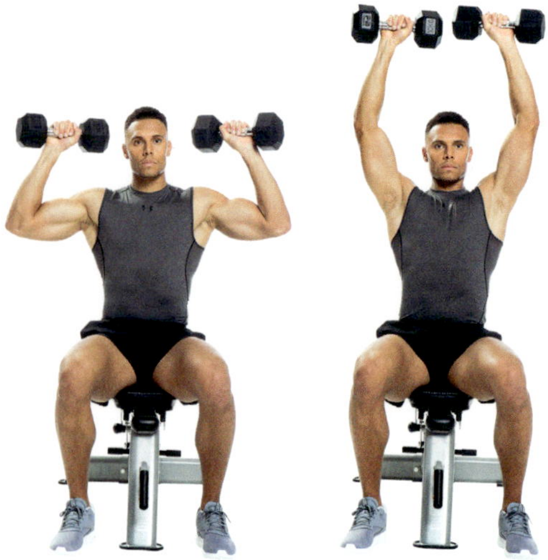

(A) (B)

Die Anfangs- und die Endposition.

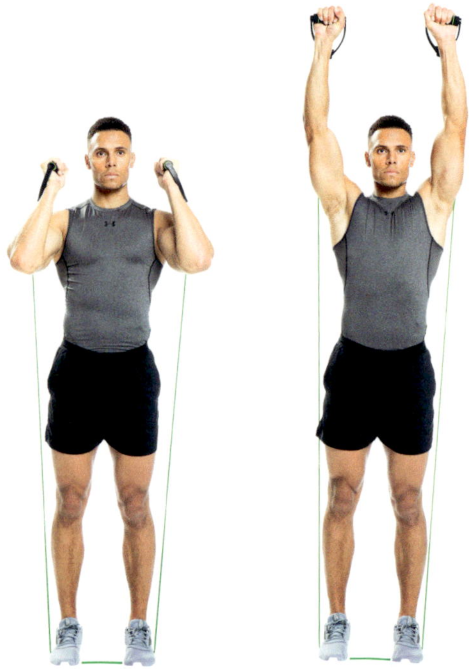

(C) (D)

Die Variante im Stand mit Fitnessband.

## SO GEHT'S

- Setze dich aufrecht auf die Trainingsbank oder auf einen Stuhl. Die gebeugten Arme sind in der Luft, die Ellbogen weisen nach außen. In den Händen hältst du Kurzhanteln, mit zueinander gerichteten Daumen (A).
- Drücke die Füße auf den Boden, spanne die Bauch- und die Gesäßmuskulatur an, und ziehe die Schulterblätter nach hinten unten. Dabei atmest du ein.
- Drücke die Hanteln nach oben und zusammen, wobei du ausatmest. Die Handhaltung bleibt bestehen (B). Halte kurz die Position.
- Senke die Hanteln kontrolliert ab und atme ein. Dann wiederholst du die Übung.
- Halte den Rumpf in Spannung, um ein Hohlkreuz zu vermeiden. Vermeide es, den Kopf vorzuschieben, sowie Ausweichbewegungen mit den Hanteln.

## VARIANTEN

Du kannst die Hanteln abwechselnd und/oder mit Drehung hochdrücken. Auch kannst du sie in der Anfangsposition mit den Handflächen zueinander halten. So erreichst du etwas unterschiedliche Muskelanteile.

Alternativ kannst du die Übung im Stand ausführen.

Zudem ist die Übung mit einem Fitnessband im Stand möglich (C)–(D).

# K8 Seitheben

**KRÄFTIGUNG**

++ Schultermuskulatur, insbesondere der seitliche Anteil

\+ Nacken- und hintere Oberarmmuskulatur

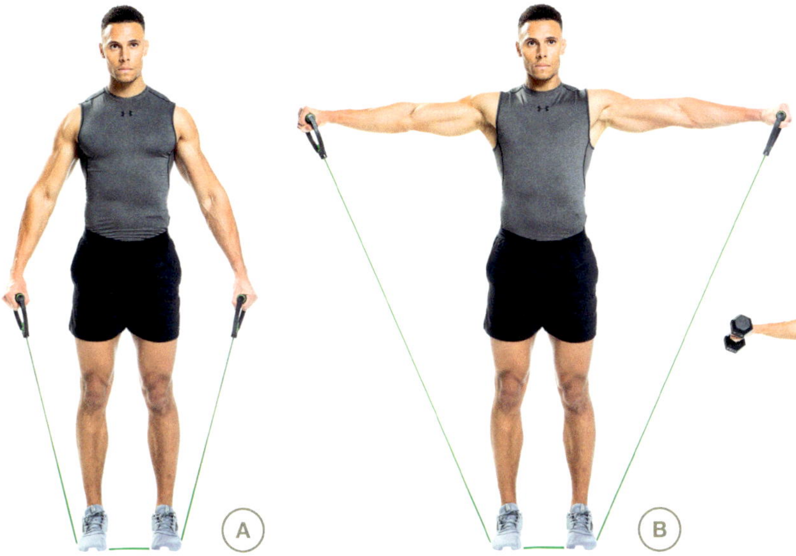

(A) (B)

Die Anfangs- und die Endposition.

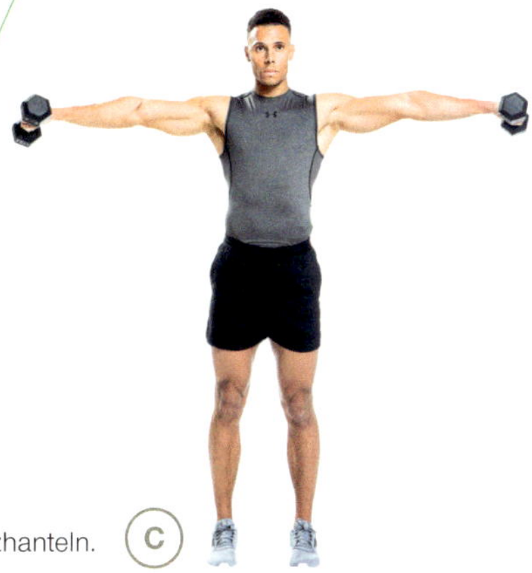

Die Variante mit Kurzhanteln. (C)

### SO GEHT'S

- Du stehst mittig auf dem Fitnessband. Die Beine sind leicht gebeugt und schulterbreit auseinander. Die Arme hast du seitlich neben oder vor den Oberschenkeln, das Band ist leicht bis mittelstark gespannt, die Handgelenke sind gerade und die Handrücken zeigen nach außen (A).
- Hebe den Brustkorb etwas an, die Schultern sind bewusst unten. Aktiviere die Bauch- und die Gesäßmuskulatur und atme ein.
- Hebe die leicht gebeugten Arme seitlich bis auf Schulterhöhe an (B) und atme dabei aus. Halte kurz die Position und konzentriere dich auf die seitliche Schultermuskulatur.
- Senke die Arme langsam nach unten, jedoch nicht zu weit, damit das Band und somit die Muskulatur in Spannung bleiben. Dann wiederholst du die Übung.
- Führe die Übung ohne Schwung aus und vermeide das Hochziehen von Schultern und Nacken. Fällt dir das schwer, dann nutze ein leichteres Band und konzentriere dich darauf, die Schulterblätter nach hinten und unten zu ziehen.

### VARIANTEN

Du kannst die Arme abwechselnd anheben oder mit nach vorn zeigenden Handflächen üben. Du kannst auch einarmig üben und das Fitnessband an einem tiefen Anker befestigen, zu dem du dich seitlich stellst.

Du kannst das Seitheben ebenso mit Kurzhanteln üben (C). Einsteiger können dabei die Arme u-förmig halten.

# K9 Rückwärtige Fliegende

**KRÄFTIGUNG**

++ obere Rücken- und hintere Schultermuskulatur

\+ Nacken- und Rumpfmuskulatur

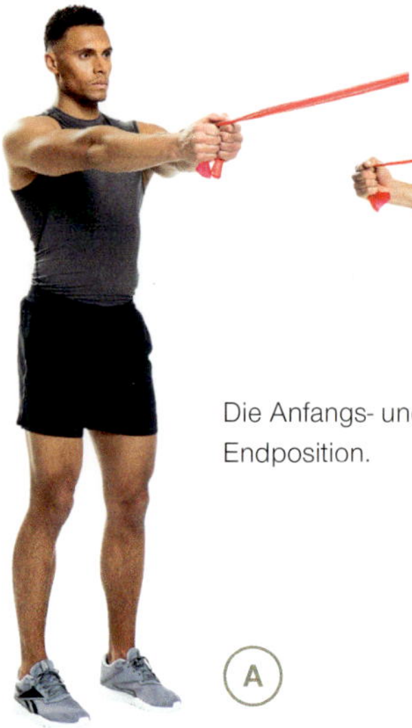

(A)

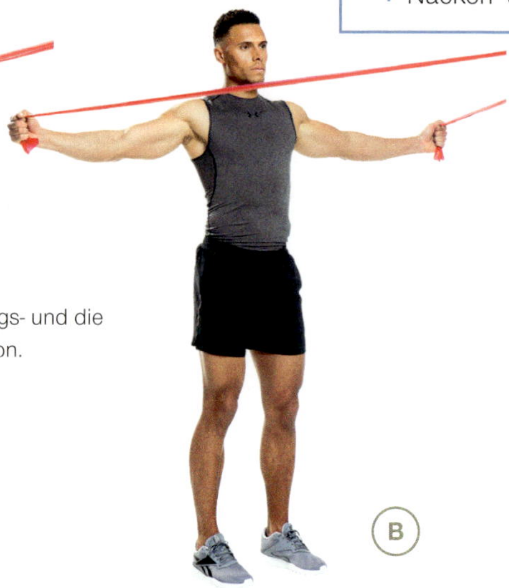

(B)

Die Anfangs- und die Endposition.

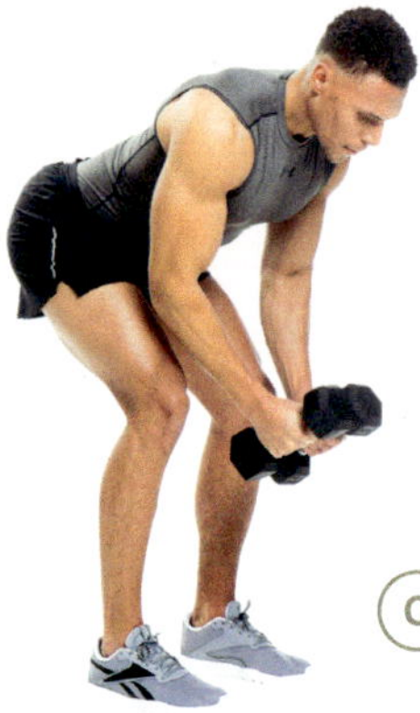

(C)

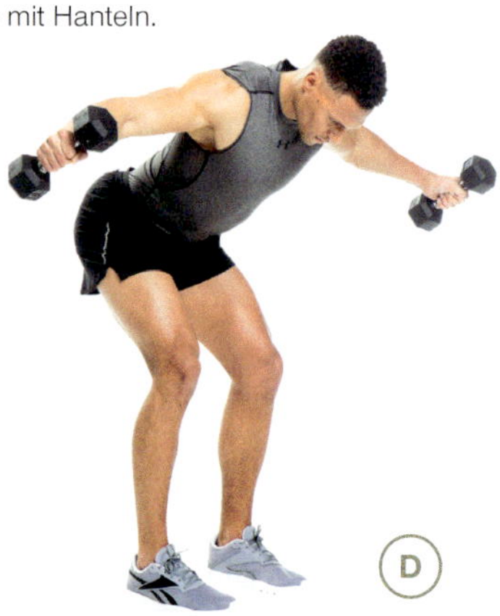

(D)

Die Variante mit Hanteln.

**SO GEHT'S**

- Das Band ist in Schulterhöhe befestigt, und du stehst in Richtung der Befestigung. Die Arme sind fast gestreckt und nach vorn gerichtet. In den Händen hast du das Band, die Handflächen zeigen zueinander. Das Band befindet sich in leichter Spannung.
- Aktiviere die Bauch- und die Gesäßmuskulatur, spanne die Schulterblätter nach hinten unten (A), und atme ein.
- Ziehe die fast gestreckten Arme in Schulterhöhe zurück, ohne den Rücken zu bewegen (B). Gleichzeitig atmest du aus. Spanne die Schulterblattmuskulatur nach und halte kurz die Position.
- Bewege die Arme langsam in die Anfangsposition zurück und atme dabei ein. Dann wiederholst du die Übung.
- Achte darauf, dass sich nur die Arme bewegen. Vermeide es, die Schultern anzuheben, und halte den Rumpf durchgehend in Spannung.

**VARIANTEN**

Du kannst mit nach oben zeigenden Handflächen üben. Du kannst auch mit Rotation üben, d. h. mit den Handflächen unten starten und die Daumen beim Ziehen nach oben rotieren. Wenn du die Muskulatur mit Hanteln trainieren willst, nutze die vorgebeugte Position (C)–(D).

# K 10 Bandzug nach außen

**KRÄFTIGUNG**

++ hintere Schulter- und obere Rückenmuskulatur

+ hintere Oberarmmuskulatur

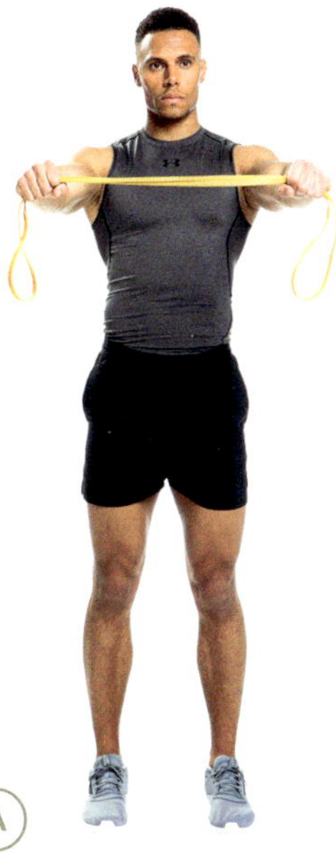

(A)

Die Anfangs- und die Endposition.

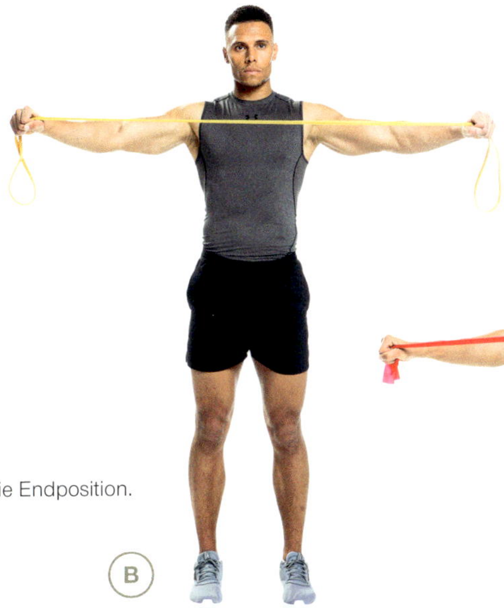

(B)

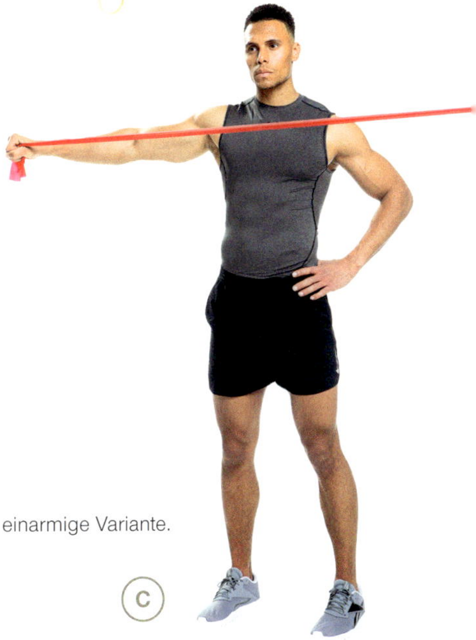

Die einarmige Variante.

(C)

**SO GEHT'S**

- Du bist im aufrechten Stand. Die Arme sind vorgestreckt, in den Händen hast du ein Fitnessband. Die Hände sind schulterbreit auseinander, die Handflächen zeigen nach unten, und das Band befindet sich in Vorspannung. Aktiviere die Bauch- und die Gesäßmuskulatur und atme ein (A).
- Ziehe das Band mit leicht gebeugten Armen kontrolliert nach außen, wobei du ausatmest. Die Ellbogen führen die Bewegung. Halte kurz die Position und konzentriere dich auf die Muskelaktivität (B).
- Führe die Hände langsam mit Einatmung in die Anfangsposition zurück.
- Vermeide Schwungholen und halte die Rumpf- und Gesäßspannung aufrecht. Achte darauf, dass die Schultern durchgehend unten sind, sowie auf gerade Handgelenke.

**VARIANTEN**

Du kannst mit nach innen oder nach oben gerichteten Handflächen üben. Das setzt unterschiedliche Schwerpunkte, reduziert jedoch die Aktivität der hinteren Schultermuskulatur. Du kannst dich mit dem Rücken in leichter Schräglage an eine Wand stellen, um Ausweichen durch Schwungholen zu vermeiden. Du kannst einarmig mit einem am Anker befestigten Band üben (C). Teste, wie es dir am besten gelingt, die hintere Schultermuskulatur zu aktivieren.

# K 11 Hoher Facepull

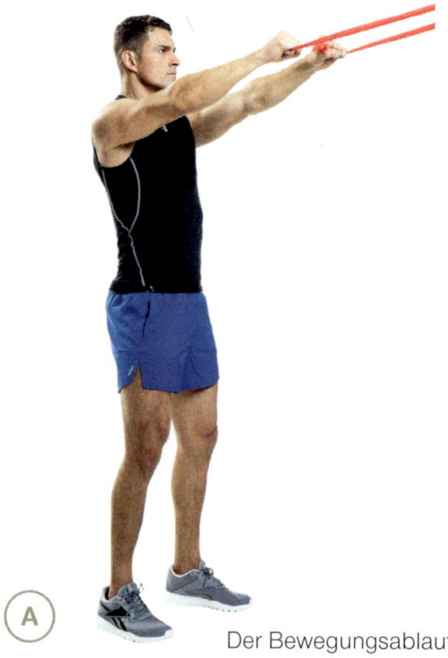


**KRÄFTIGUNG**

++ hintere Schulter- und obere Rückenmuskulatur sowie Rotatoren

\+ Nacken- und Rumpfmuskulatur

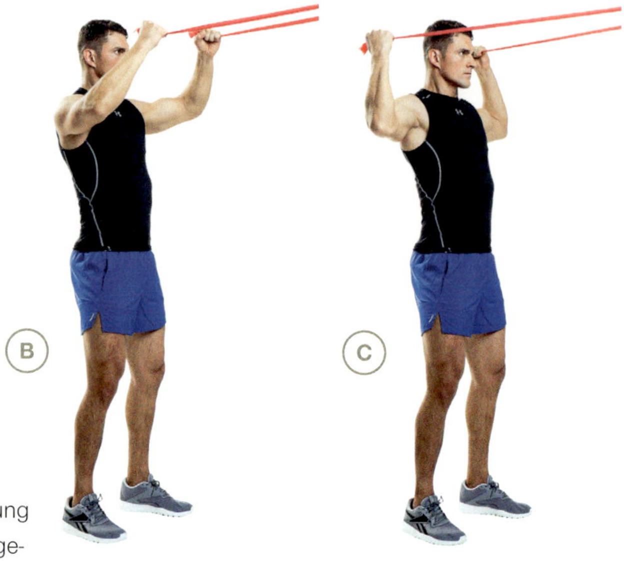


Der Bewegungsablauf.

## SO GEHT'S

Du musst zuerst sorgfältig das Fitnessband und die Befestigung prüfen, da du in Richtung der Augen ziehst. Hier ist ein Theraband® gewählt, da es – falls es doch reißt – weniger hart zurückschnalzt als die anderen Bänder.

- Das Band ist über Kopfhöhe befestigt. Du stehst im athletischen Stand in Richtung der Befestigung, d. h. aufrecht und mit leicht gebeugten Beinen. Die Arme sind nach vorn gerichtet, und das Band ist in leichter Spannung (A). Aktiviere die Bauch- und die Gesäßmuskulatur und atme ein.
- Die Übung beginnt mit dem Zurückziehen der Schulterblätter nach hinten unten. In direkter Folge ziehst du die Hände in Kopfhöhe zurück. Die Ellbogen bewegen sich auf Schulterhöhe zurück, und die Daumen rotieren nach hinten (B)–(C). Gleichzeitig atmest du aus. Spanne die Schulterblätter fest zusammen und halte kurz die Position.
- Bewege die Arme langsam in die Anfangsposition zurück, ohne den Rumpf zu bewegen und ohne die Schultern anzuheben, und atme ein. Dann wiederholst du die Übung.
- Die Hände führen bei dieser Übung die Bewegung. Achte darauf, dass der Rumpf, die Kopfposition und die Handgelenke stabil sind, sowie die Schultern unten.

## VARIANTEN

Die gezeigte Ausführung mit hohem Anker zielt besonders auf die Schultergesundheit und beabsichtigt dafür eine große Rotation. Es gibt auch Varianten mit tieferem Anker und etwas anderer Zielsetzung.

Viele Fitnesssportler nutzen ein dünnes Schlaufenband. Wenn du dieses nutzt, prüfe es unbedingt vorher auf Risse.

# K 12 Bizeps-Curl

**KRÄFTIGUNG**
++ vordere Oberarmmuskulatur
+ Unterarmmuskulatur

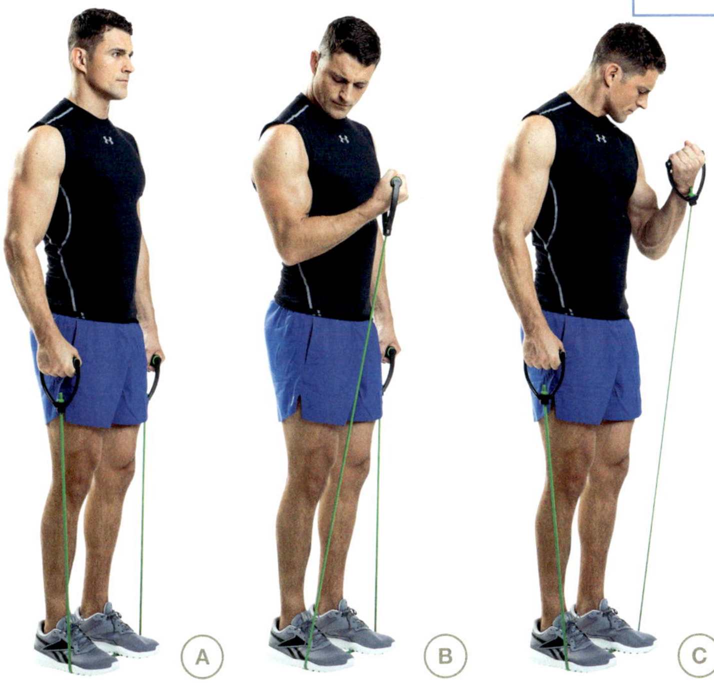


Der Bewegungsablauf.

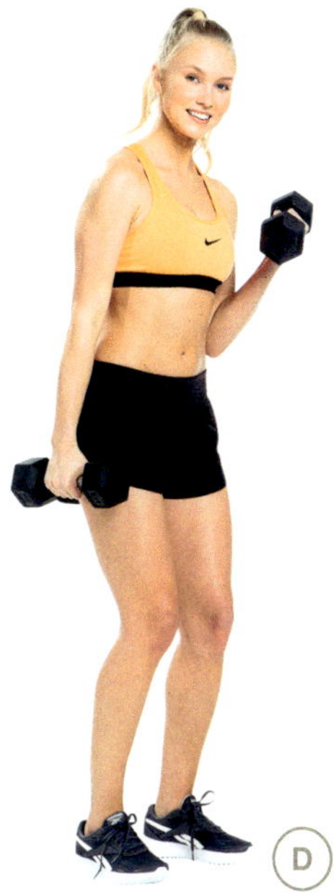


Die Variante mit Hantel.

## SO GEHT'S

- Du stehst in stabiler Position mittig auf dem Fitnessband. Die Arme sind leicht gebeugt, und die Hände sind an den Oberschenkeln, mit den Handflächen nach innen gerichtet. Das Band ist leicht- bis mittelstark gespannt.
- Spanne die Bauch- und die Gesäßmuskulatur an, ziehe die Schulterblätter nach hinten unten (A), und atme ein.
- Hebe den rechten Unterarm mit Rotation an, ohne die Position des Oberarms zu verändern (B), und atme aus. Halte kurz die Position und spanne den Oberarm stark an.
- Senke den Unterarm kontrolliert ab und atme ein. Dann führst du die Aufwärtsbewegung mit dem linken Unterarm aus (C).
- Fahre so fort, bis du für beide Arme die benötigte Wiederholungszahl erreicht hast. Achte darauf, dass du die Handgelenke stets gerade hast, und halte die Schulterblätter in stabilisierter Position. Die Bewegung erfolgt über die Kraft der Oberarmmuskulatur, ohne Einsatz der Schultern.

## VARIANTEN

Als Option kannst du die Curls ohne Rotation als »Hammer-Curl« oder mit nach vorn zeigenden Handflächen üben.
Du kannst die Hanteln auch gleichzeitig anheben. Ebenso effektiv ist die Variante mit Kurzhanteln (D).

# K 13 Trizeps-Strecken

**KRÄFTIGUNG**

++ hintere Oberarmmuskulatur

\+ Unterarm- und hintere Schultermuskulatur

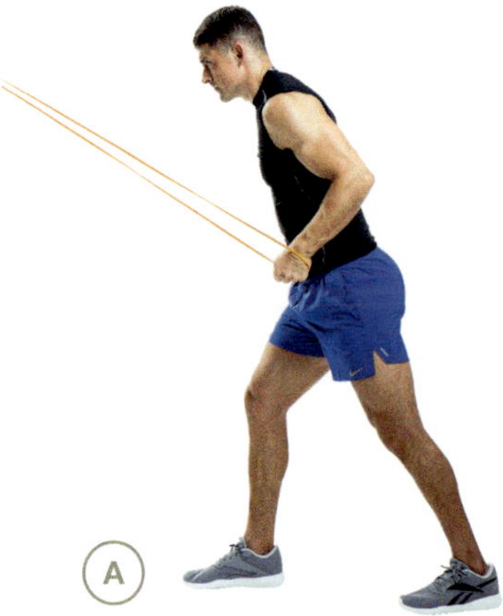

A

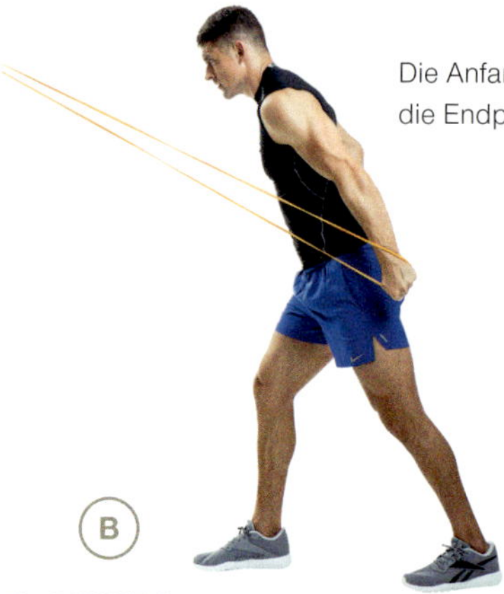

B

Die Anfangs- und die Endposition.

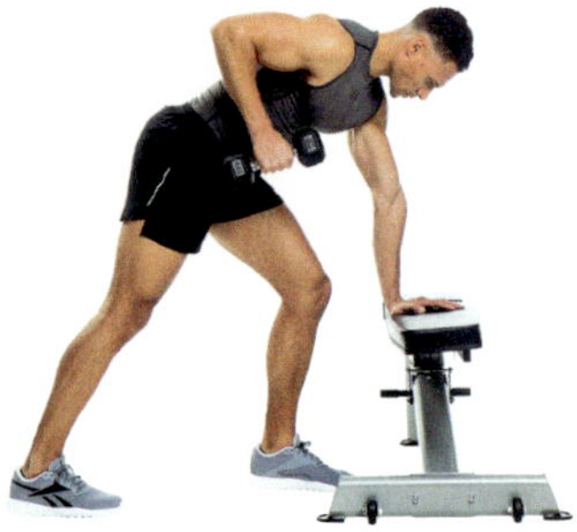

C

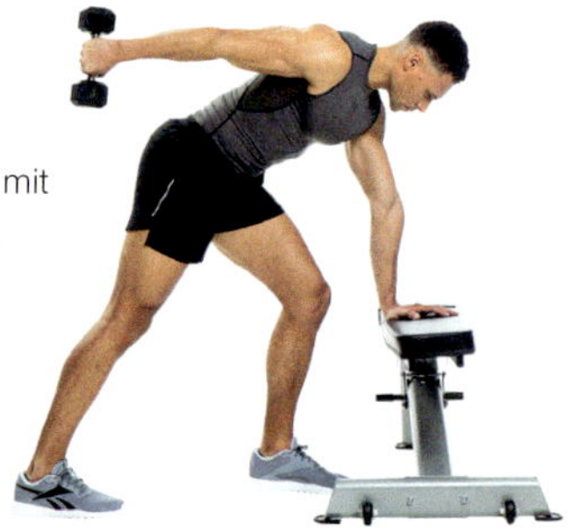

D

Die Übung mit Kurzhantel.

## SO GEHT'S

- Das Band ist mindestens in Kopfhöhe befestigt. Du stehst im stabilen Stand in Richtung Befestigung. Der Übungsarm ist rechtwinklig. In der Hand hast du das vorgespannte Band, mit nach innen oder nach unten zeigender Handfläche und geradem Handgelenk. Beuge den Oberkörper etwas vor.
- Spanne die Bauch- und die Gesäßmuskulatur an, ziehe die Schulterblätter nach hinten unten, und atme ein. Den Ellbogen fixierst du an der Körperseite (A).
- Strecke den Unterarm nach hinten (B), möglichst ohne den Ellbogen zu bewegen. Gleichzeitig atmest du aus. Konzentriere dich auf die Trizeps-Aktivität und halte kurz die Position.
- Bewege den Unterarm langsam in die Anfangsposition zurück und atme ein, der Ellbogen bleibt fixiert. Dann wiederholst du die Übung.
- Achte darauf, dass du das Handgelenk stets stabil hast. Die Bewegung erfolgt über die Kraft der hinteren Oberarmmuskulatur, ohne Einsatz der Schultern.

## VARIANTEN

Du kannst auch beidarmig üben. Alternativ trainierst du den Trizeps mit Kurzhanteln, beispielsweise in abgestützter Position (C)–(D).

# K 14 Unterarmstütz »Plank«

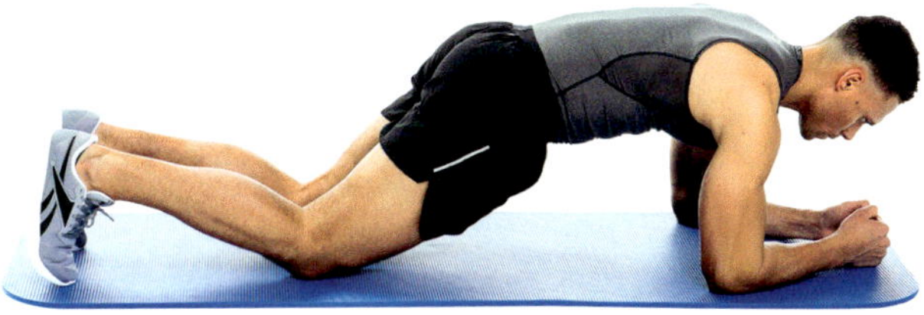

(A)

**KRÄFTIGUNG**

++ Rumpfmuskulatur, insbesondere die vordere Bauchmuskulatur

+ Schulter-, Brust, hintere Oberarm- und vordere Oberschenkelmuskulatur

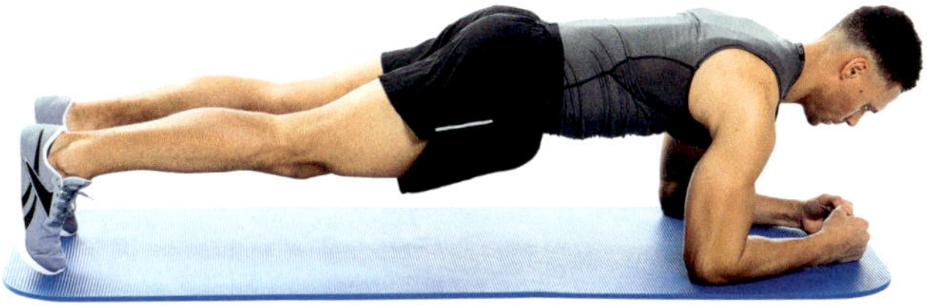

(B) Der Bewegungsablauf.

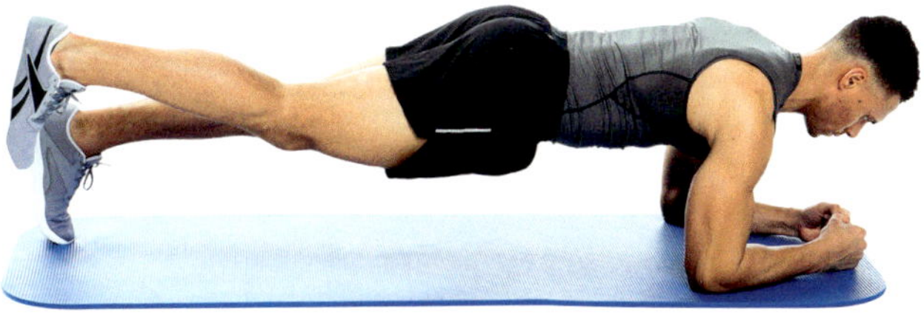

(C)

Die Intensivierung mit Beinheben.

## SO GEHT'S

- Du befindest dich in Bauchlage, die Zehen sind aufgestellt, und die Unterarme sind mit den Ellbogen unter den Schultergelenken positioniert (A).
- Drücke dich hoch, sodass Rücken, Becken und Oberschenkel eine gerade Linie bilden (B). Spanne die Ellbogen und die Füße zueinander, ohne sie zu bewegen, um eine große Aktivierung der Bauchmuskulatur zu erzielen.
- Halte die Position für 40–60 Sekunden. Atme dabei durchgehend gleichmäßig. Spanne die Gesäßmuskulatur immer wieder nach.
- Achte darauf, dass du die Rumpfspannung bewahrst und somit ein Hohlkreuz verhinderst.

## VARIANTEN

Du intensivierst die Übung, indem du abwechselnd einen Arm oder ein Bein (C) anhebst.

# K 15 Crunch

**KRÄFTIGUNG**

++ vordere Bauchmuskulatur
+ seitliche Bauchmuskulatur

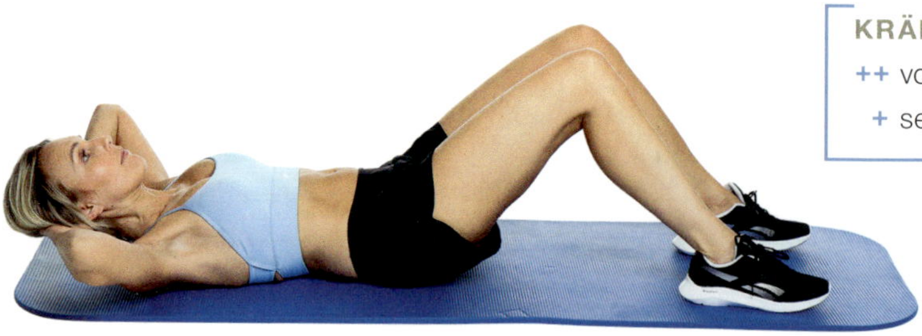

(A)

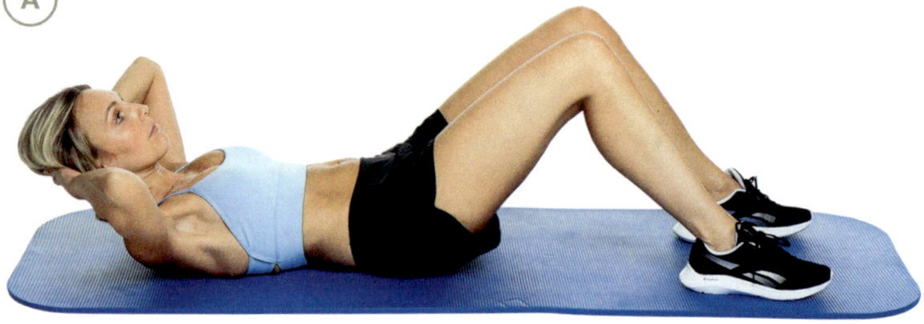

(B)

Der Bewegungsablauf.

**SO GEHT'S**

- Du liegst auf dem Rücken mit den Händen an den Schläfen und aufgestellten Füßen.
- Hebe den Kopf etwas an und ziehe das Kinn leicht zur Brust. Spanne die Bauch- und die Gesäßmuskulatur an und drücke die Füße fest auf den Boden auf, um die Position zu stabilisieren (A), und atme ein.
- Hebe den Oberkörper mit der Kraft der Bauchmuskulatur an (B), wobei du ausatmest. Halte kurz die Position und spanne die Bauchmuskulatur fest an.
- Senke den Oberkörper langsam mit Einatmung, ohne den Oberkörper vollständig abzulegen, damit die Bauchmuskulatur in Spannung bleibt. Dann wiederholst du die Übung.
- Achte darauf, dass du beim Absenken kein Hohlkreuz einnimmst. Spanne immer wieder die Bauch- und die Gesäßmuskulatur nach.

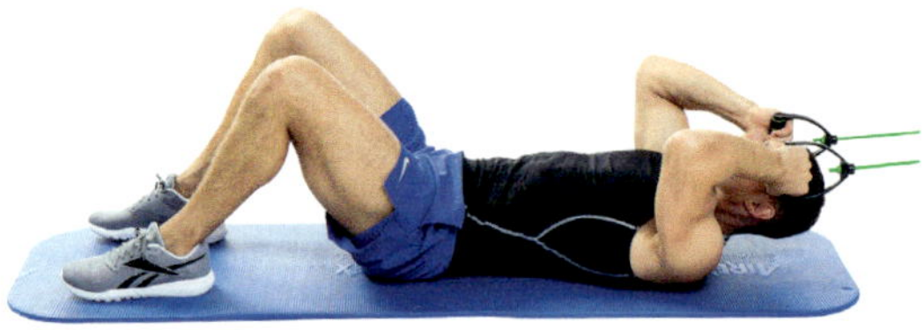

(C)

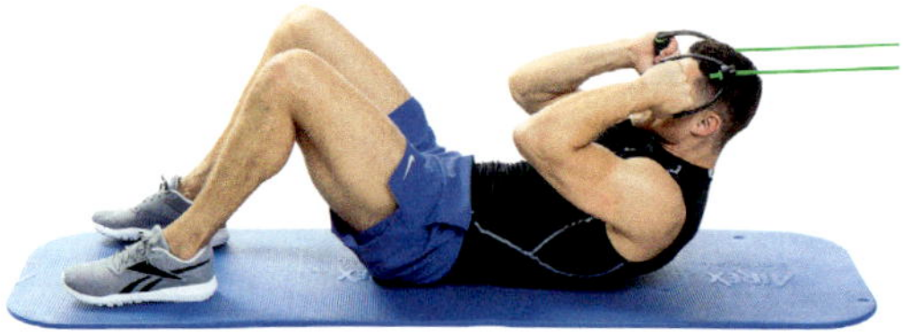

(D)

Der Intensivierung mit Band.

**VARIANTEN**

Du kannst den Crunch nach rechts und links vorne ausführen, um den seitlichen Bauchbereich intensiver zu aktivieren. Du intensivierst die Übung, indem du ein Gewicht in den Händen hast oder ein Fitnessband mitziehst (C)–(D).

# K 16 Diagonaler Crunch mit Beinanziehen

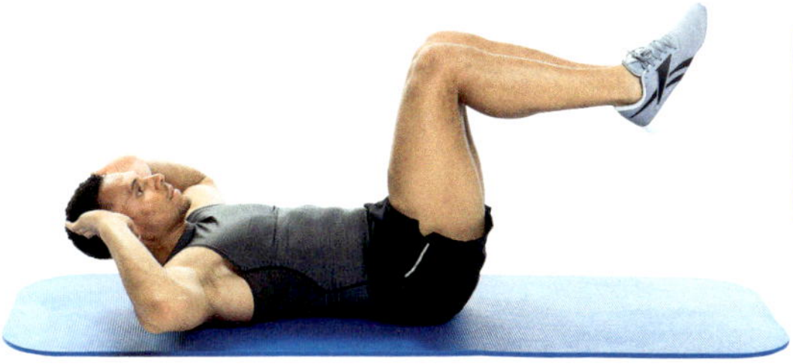

A

**KRÄFTIGUNG**

++ Rumpfmuskulatur, insbesondere die vordere und seitliche Bauchmuskulatur

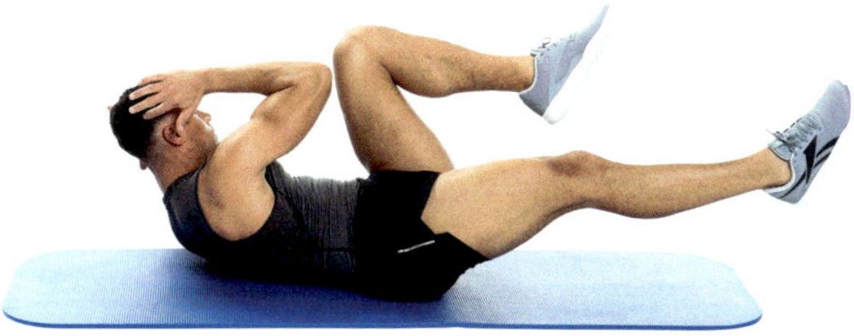

B

Der Bewegungsablauf.

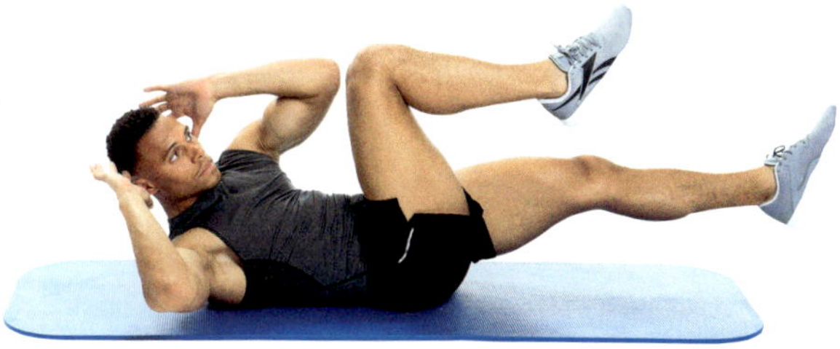

C

**SO GEHT'S**

- Du liegst auf dem Rücken und hast die Beine gebeugt angehoben. Hebe den Oberkörper leicht an, mit den Händen an den Schläfen, ohne den Kopf zu stützen.
- Ziehe das Kinn an und drücke den unteren Rücken bewusst auf den Boden (A), und atme ein.
- Richte den Oberkörper mit Ausatmung nach links auf und ziehe das linke Knie heran. Berühre mit dem rechten Ellbogen das linke Knie (B). Dabei streckst du das rechte Bein, ohne es abzulegen, so, als würdest du ein Fahrradpedal treten. Halte kurz die Position.
- Bewege dich langsam in die Anfangsposition zurück und atme ein.
- Richte den Oberkörper mit Ausatmung nach rechts auf und ziehe das rechte Knie heran, sodass sich der linke Ellbogen und das Knie berühren. Dabei streckst du das linke Bein (C).
- Fahre entsprechend mit den abwechselnden Bewegungen fort.
- Achte auf diagonales Anheben des Oberkörpers; du sollst nicht nur das Knie anziehen und den Ellbogen hindrehen.

**VARIANTEN**

Übst du eher zügig, dann atme durchgehend gleichmäßig.

Du vereinfachst die Übung, wenn du die Beinbewegung verringerst. Noch leichter wird es, wenn du die Beine gebeugt auf den Boden aufstellst und Crunches abwechselnd nach links und rechts machst.

Du intensivierst die Übung, indem du in der Anfangsposition die Arme nach oben gestreckt neben dem Kopf hast. Zudem kannst du Zusatzgewicht nutzen oder ein Miniband um die Füße gespannt halten.

# K 17 Dynamisches Beinheben

**KRÄFTIGUNG**

++ vordere Bauchmuskulatur

\+ seitliche Bauchmuskulatur

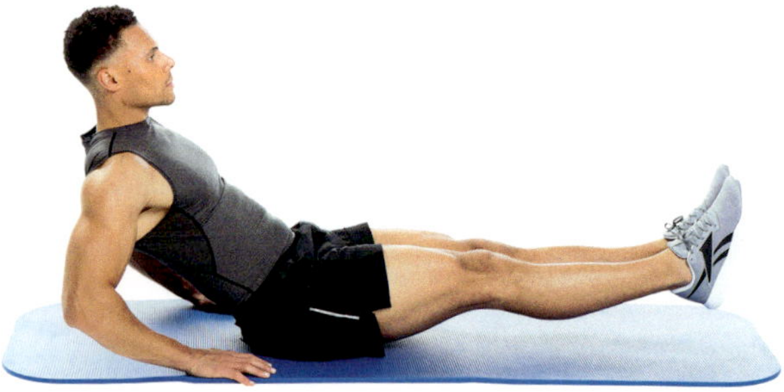

(A) Die Anfangs- und die Endposition.

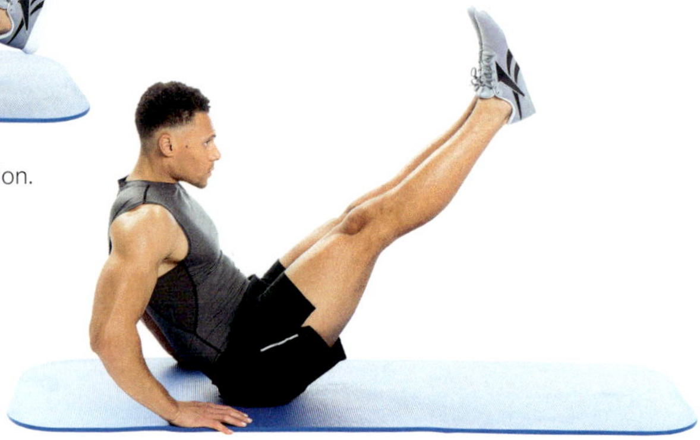

(B)

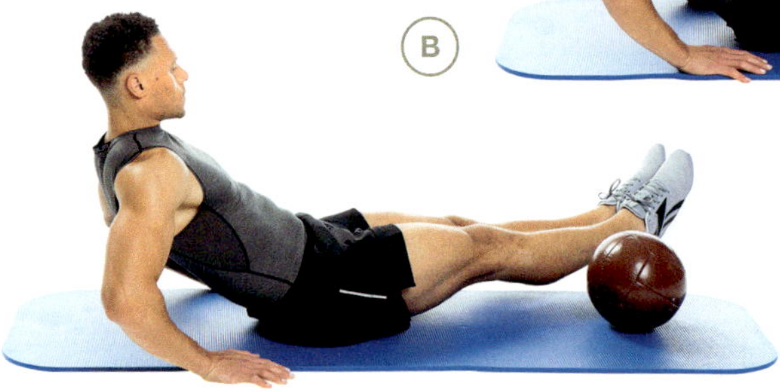

(C) Die Variante mit Beinanheben über den Medizinball.

**SO GEHT'S**

- Du sitzt mit gestreckten Beinen auf dem Boden. Die Hände sind hinter dem Gesäß positioniert, die Finger zeigen nach vorne und das Kinn ist leicht zur Brust gezogen.
- Spanne die Bauch- und die Gesäßmuskulatur an. Hebe die gestreckten Beine leicht vom Boden ab und lehne den Oberkörper zurück. Das ist die Anfangsposition (A).
- Bewege die gestreckten Beine hoch und gleichzeitig den Oberkörper in Richtung der Beine (B). Dabei atmest du aus.
- Senke den Oberkörper und die Beine kontrolliert in die Anfangsposition zurück, ohne sie abzulegen. Gleichzeitig atmest du ein. Dann wiederholst du die Übung.
- Führe rhythmisches Heben und Senken aus.

**VARIANTEN**

Du kannst variieren, indem du die Beine abwechselnd nach links und rechts bewegst. Dies lässt sich gut ausführen, wenn du die Beine über einen Ball hebst (C).
Du kannst die Übung mit Fußgewichten oder einem Fitnessband intensivieren.
Fortgeschrittene können ohne Abstützen üben, d. h. die Hände werden an den Schläfen oder nach oben gestreckt gehalten.

# K 18 Dynamischer Seitstütz

**KRÄFTIGUNG**

++ Rumpfmuskulatur, insbesondere die seitliche Bauchmuskulatur, sowie die äußere Oberschenkel- und Schultermuskulatur

**SO GEHT'S**

- Du befindest dich im Seitstütz. Der Unterarm ist unterhalb der Schulter aufgestellt, und das Becken ist auf dem Boden abgelegt. Die obere Hand kannst du auf den Oberschenkel legen oder auf die Hüfte stützen (A).
- Hebe das Gesäß und die Oberschenkel mit Ausatmung an, sodass der Körper gerade ist (B), und halte kurz die Position.
- Senke langsam das Becken, ohne es abzulegen (C), und atme ein. Dann wiederholst du das Beckenheben.
- Vermeide Ausweichbewegungen wie ein Abknicken der Position.
- Trainiere anschließend die andere Körperseite.

**VARIANTEN**

Du kannst statisch üben, indem du die Oberschenkel hebst, bis der Körper gerade ist. Halte diese Position für mindestens 40–60 Sekunden. Das statische Halten entspricht der Ausführung eines Übungssatzes. Einsteiger können die Beine beugen und den unteren Unterschenkel aufstützen.
Du kannst intensivieren, indem du den oberen Arm und das obere Bein anhebst. Du kannst eine Kurzhantel auf der Hüfte halten und im Handstütz üben.

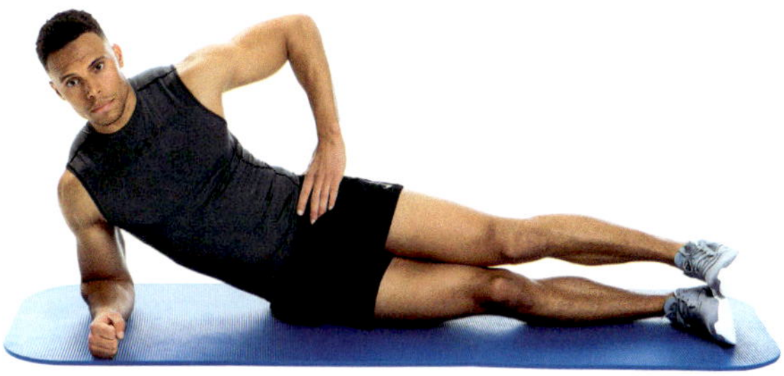

(A)

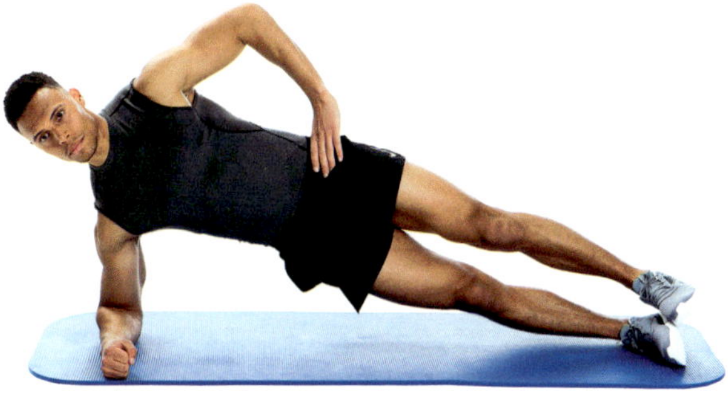

(B)

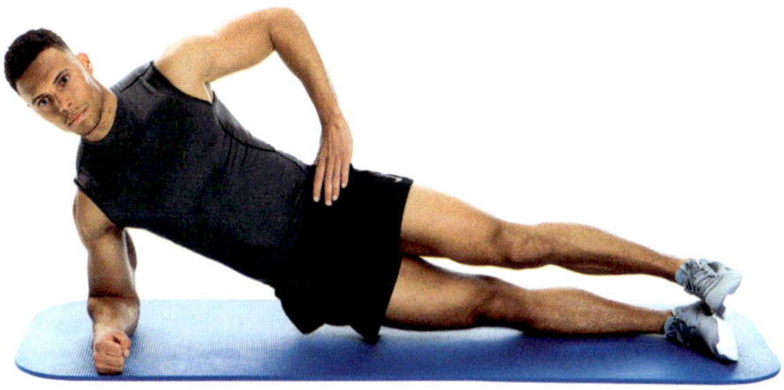

(C)

Der Bewegungsablauf.

# K 19 Körperanheben in Seitenlage

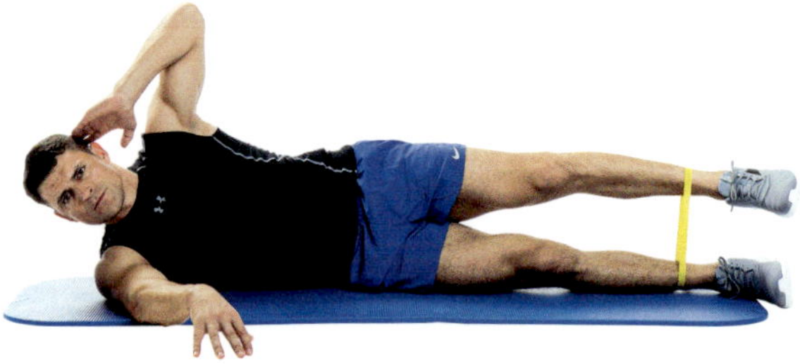

A

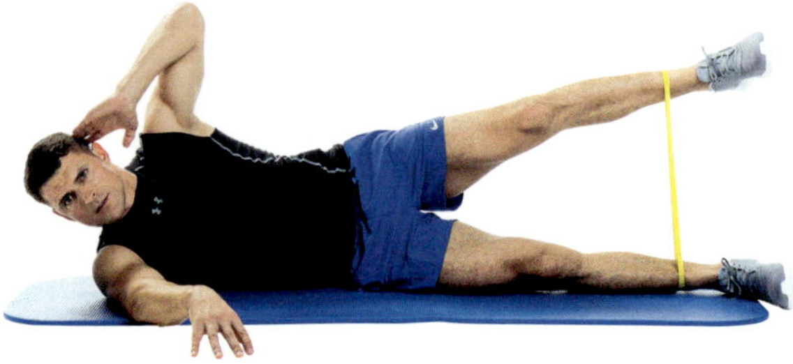

B

Der Bewegungsablauf.

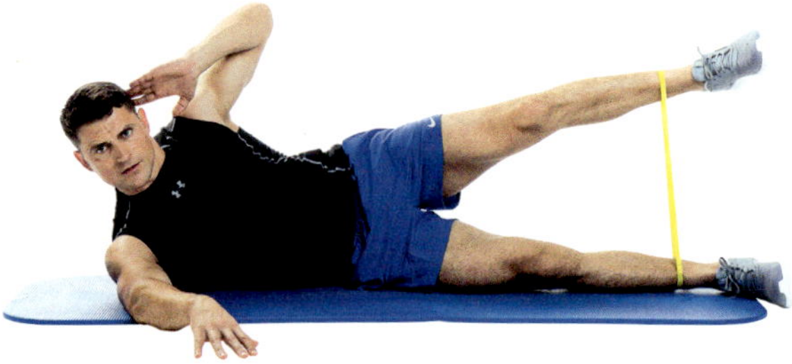

C

**KRÄFTIGUNG**

++ obere Rücken- und hintere Schultermuskulatur

\+ Nacken- und Rumpfmuskulatur

**SO GEHT'S**

- Du befindest dich in Seitenlage mit gestreckten Beinen. Um die Unterschenkel kannst du ein leichtes Miniband befestigen, für mehr Intensität. Der untere Arm ist zur Stabilisierung nach vorne gestreckt abgelegt. Die obere Hand hast du an die obere Kopfseite gelegt. Hebe das obere Bein etwas an (A).
- Hebe das obere Bein seitlich hoch, um die Muskulatur in Spannung zu bringen, und halte die Position (B).
- Hebe den Oberkörper mit Ausatmung an (C). Drücke dabei so wenig wie möglich mit dem unteren Arm auf den Boden. Halte kurz die Position und konzentriere dich auf die Aktivität der seitlichen Rumpfmuskulatur.
- Senke den Oberkörper, ohne das obere Bein zu senken, und atme ein. Dann wiederholst du die Übung.
- Wichtig ist, dass du langsame und kontrollierte Bewegungen ausführst. Vermeide beim Oberkörperheben den Kopf abzuknicken sowie mit dem Becken auszuweichen.
- Trainiere anschließend die andere Körperseite.

**VARIANTEN**

Einsteiger üben ohne Band.

Du kannst alternativ gleichzeitig Oberkörper- und Beinheben machen.

Du intensivierst die Übung, indem du weniger mit der abgelegten Hand drückst.

Fortgeschrittene können beide Beine anheben.

# K 20 Rumpfrotation »Russische Drehung«

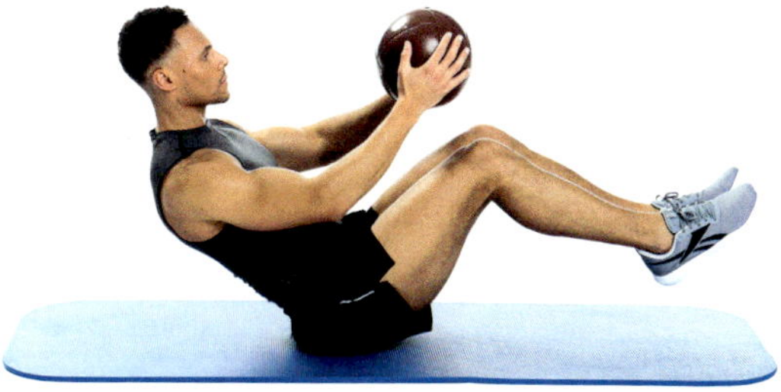

(A)

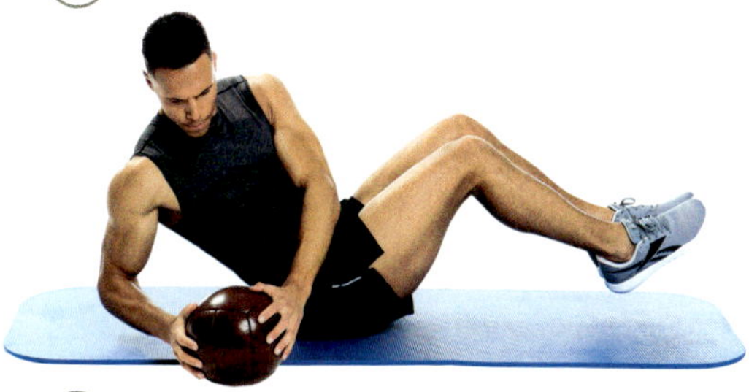

(B)

Der Bewegungsablauf.

**KRÄFTIGUNG**

++ vordere und seitliche Bauchmuskulatur

+ hintere Rumpfmuskulatur

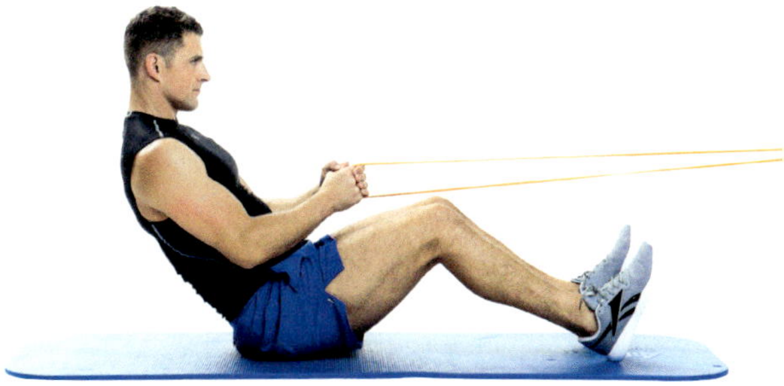

(C)

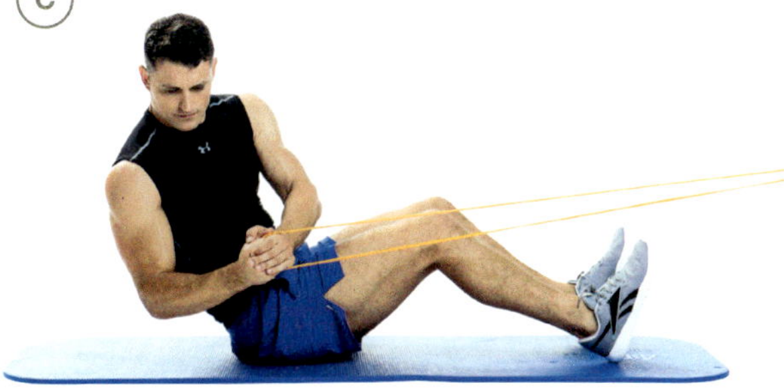

(D)

Die Variante mit Band.

**SO GEHT'S**

- Du sitzt auf dem Boden mit angezogenen Beinen und aufgestellten Fersen. Vor dem Körper hebst du einen Medizinball oder ein anderes Gewicht.
- Spanne die Bauch- und die Gesäßmuskulatur an. Lehne den Oberkörper etwas zurück, hebe die Beine ab (A), und atme ein.
- Drehe den Oberkörper eher langsam mit Ausatmung nach rechts und bewege den Ball in Richtung Boden. Geübte können den Ball kurz auftippen (B). Die Bewegung erfolgt über die Kraft der Bauchmuskulatur.
- Drehe den Oberkörper langsam zur Mitte zurück und atme ein.
- Drehe den Oberkörper mit Ausatmung nach links.
- Drehe dich zurück und führe die nächste Wiederholung aus.
- Wichtig ist die Oberkörperdrehung, wobei der Rumpf durchgehend in Spannung ist. Die Hüften und die Beine sollen sich möglichst wenig bewegen, und der Rücken soll gerade bleiben.
- Versuche zumindest einen 90-Grad-Winkel zwischen Oberschenkel und Oberkörper zu halten. Du kannst den Winkel jedoch deutlich vergrößern.

**VARIANTEN**

Übst du hingegen eher zügig, dann atme durchgehend gleichmäßig.

Einsteiger lassen die Fersen auf dem Boden aufgestellt und üben ohne Gewicht.

Du kannst alternativ mit Fitnessband üben (C)–(D). Setze dich vor den tiefen Anker und drehe dich nach rechts und links.

# K 21 Diagonales Strecken im Vierfüßlerstand

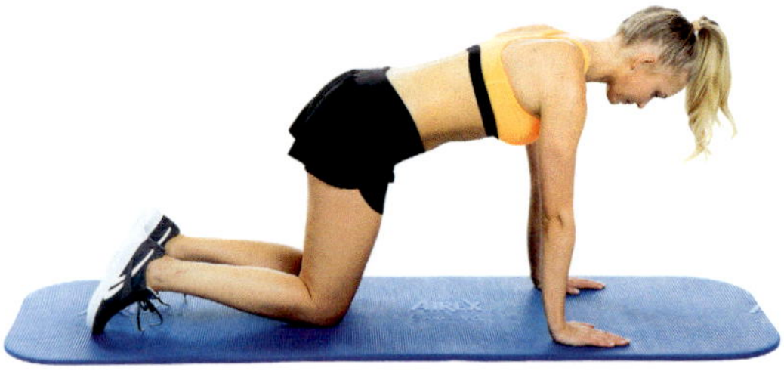

(A)

**KRÄFTIGUNG**

++ Rumpf-, insbesondere untere Rückenmuskulatur

+ Schulter-, obere Rücken-, hintere Oberarm-, Oberschenkel- und Gesäßmuskulatur

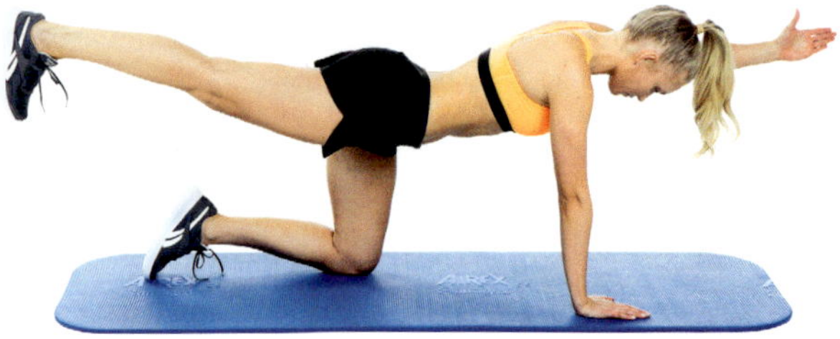

(B)

Der Bewegungsablauf.

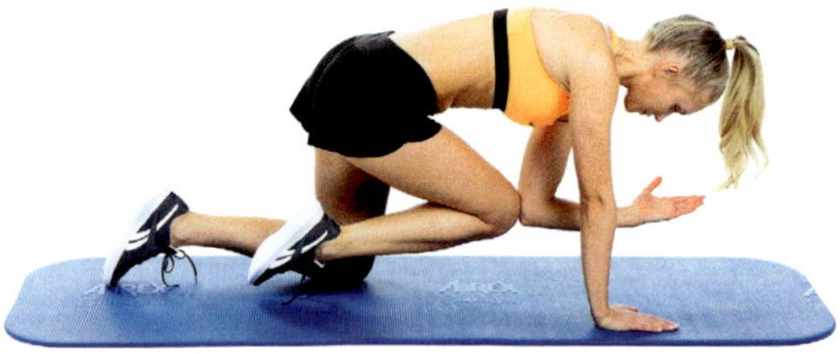

(C)

**SO GEHT'S**

- Du bist in der Bankstellung auf dem Boden. Die Hände sind unter den Schultergelenken und die Knie unter den Hüften. Der Kopf ist in Verlängerung des Rückens.
- Spanne die Gesäßmuskulatur an und bringe die Schulterblätter zusammen und in Richtung Gesäß (A). Aktiviere die Bauch- und Gesäßmuskulatur. Hebe die linke Hand und das rechte Knie etwas an, und atme ein.
- Strecke den linken Arm, mit dem Daumen nach oben zeigend, und das rechte Bein (B). Dabei atmest du aus. Halte kurz die Position.
- Bringe den linken Ellbogen und das rechte Knie zusammen (C), und atme ein. Dann wiederholst du die Streckung.
- Konzentriere dich auf die Aktivität der Rumpf- und Gesäßmuskulatur. Vermeide es, den Kopf zu überstrecken, und halte die Wirbelsäule und die Hüften möglichst gerade.
- Führe nach den Wiederholungen einen Übungssatz für die andere Körperseite aus.

**VARIANTEN**

Du kannst in der gebeugten Position die Hand an den Oberschenkel legen und kurz gegeneinander spannen, bevor du wieder die Streckung ausführst.
Fortgeschrittene können eine kleine Kurzhantel und Fußgewichte einsetzen. Zudem können Fortgeschrittene »Arm- und Beinheben im Liegestütz« üben.

# K 22 Körperanheben in Bauchlage »Superman«

**KRÄFTIGUNG**

++ untere Rückenmuskulatur

+ Nacken-, obere Rücken-, hintere Oberschenkel- und Gesäßmuskulatur

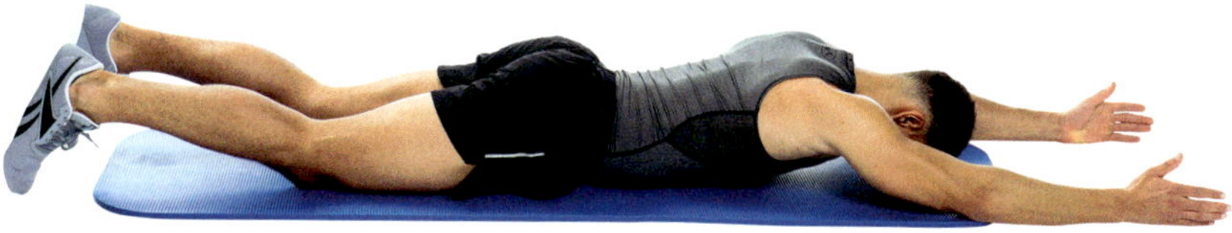

(A)

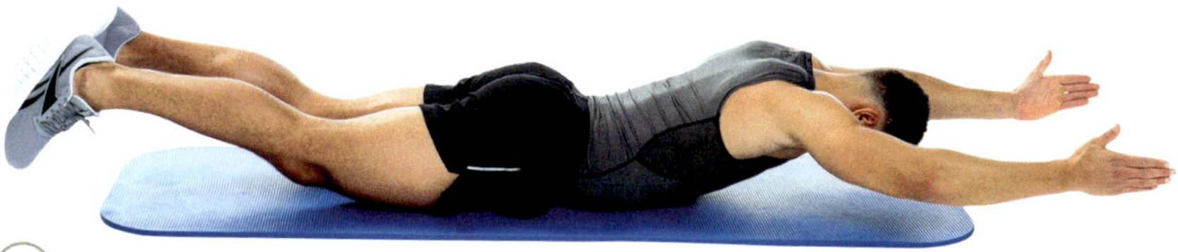

(B)

Die Anfangs- und die Endposition.

(C)

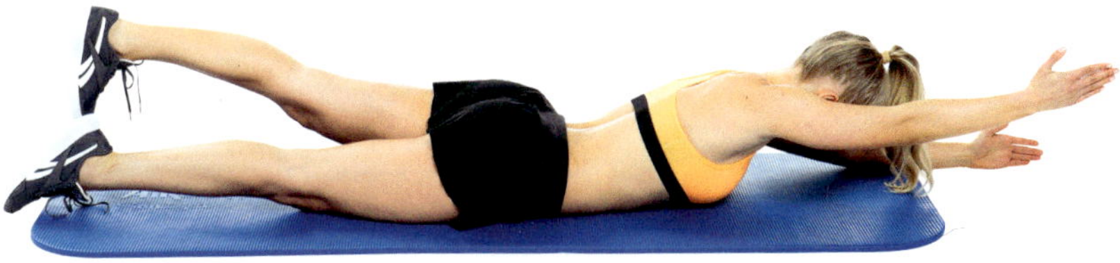

Die Einstiegsvariante.

## SO GEHT'S

- Du liegst auf dem Bauch, der Körper und die Stirn sind abgelegt. Die Arme sind nach oben gestreckt (A), und die Daumen zeigen hoch.
- Spanne die Bauchmuskulatur nach innen oben und die Gesäßmuskulatur an.
- Hebe gleichzeitig Kopf, Arme und Beine ab, die Stirn ist parallel zum Boden (B). Spanne die Gesäßmuskulatur nach.
- Halte diese Position abhängig vom Leistungsniveau für 40–60 Sekunden und atme dabei gleichmäßig.
- Spanne die Bauch- und die Gesäßmuskulatur immer wieder nach.

## VARIANTEN

Du kannst ein gefaltetes Handtuch unter den Bauch legen.

Alternativ kannst du kleine Schwünge mit den Armen und Beinen machen.

Einsteiger können Kopf, rechten Arm und linkes Bein anheben (C) und kurz die Position halten. Dann werden der linke Arm und das rechte Bein angehoben.

Du intensivierst, indem du den Körper höher hebst und Zusatzgewicht nutzt.

# K 23 Oberkörperanheben mit Armrotation »Kobra«

**KRÄFTIGUNG**

++ untere Rücken- und hintere Schultermuskulatur
+ Nacken-, obere Rücken-, Bauch- und Gesäßmuskulatur

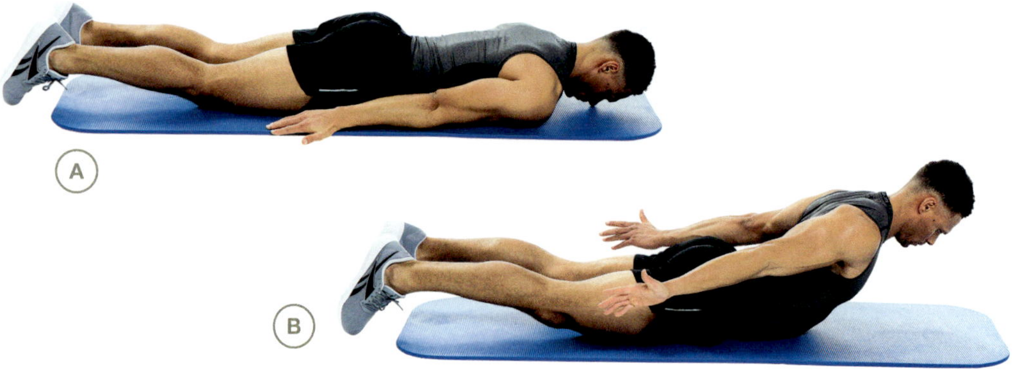


Die Anfangs- und die Endposition.

C
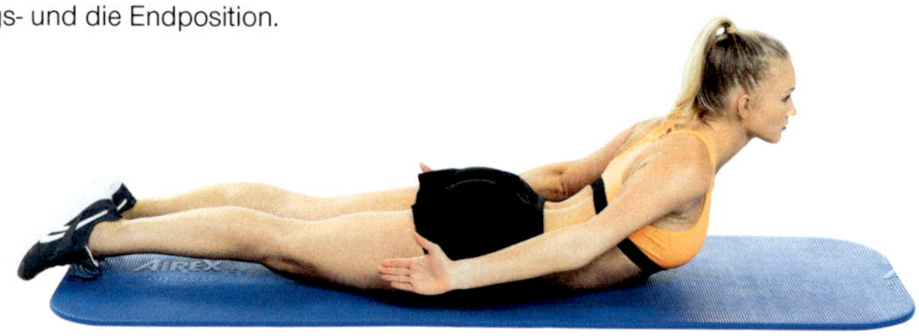

Die Variante für Fortgeschrittene. Du kannst den Kopf etwas weiter zum Kinn ziehen.

## SO GEHT'S

- Du liegst auf dem Bauch, der Körper und die Stirn sind abgelegt. Die Arme sind nach unten gestreckt, mit den Handflächen auf dem Boden (A). Spanne die Gesäßmuskulatur fest an.
- Hebe den Oberkörper an, dies muss nicht hoch sein. Das Kinn ist leicht zur Brust gezogen. Drehe die Daumen über außen nach oben und spanne dann deine Schulterblätter fest zusammen (B).
- Halte die Position abhängig vom Leistungsniveau für 20–30 Sekunden. Dann senkst du dich in die Anfangsposition zurück, ohne den Oberkörper abzulegen. Nun wiederholst du das Anheben.
- Mache 2–4 Wiederholungen in einem Übungssatz.
- Achte auf gleichmäßige Atmung und spanne die Gesäßmuskulatur immer wieder nach. Vermeide es, den Kopf nach oben zu überstrecken – halte ihn in neutraler Position.

## VARIANTEN

Einsteiger können mit kürzerer Haltedauer üben.

Zur Intensivierung kannst du die Haltedauer verlängern.

Fortgeschrittene können den Oberkörper weiter anheben (C), jedoch nur so weit, wie es sich gut anfühlt.

# K 24 Beidbeinige Kniebeuge

**KRÄFTIGUNG**

++ Oberschenkelmuskulatur, insbesondere der vordere Anteil, und Gesäßmuskulatur

\+ Rücken-, Rumpf- und Wadenmuskulatur

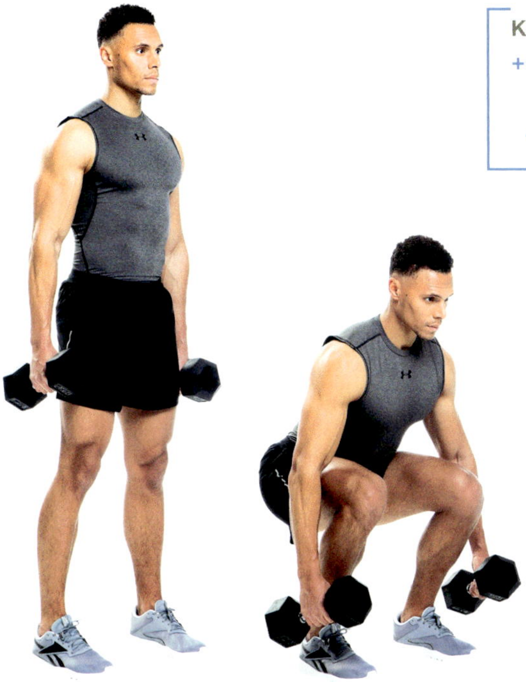

(A) Der Bewegungsablauf. (B)

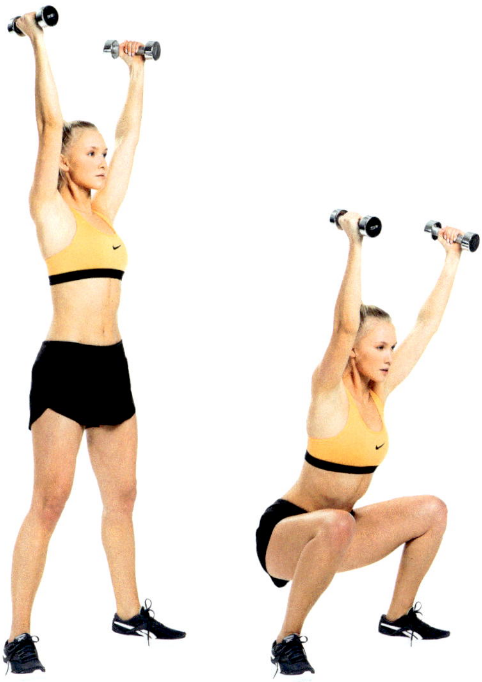

(C) Die Intensivierung mit hochgehaltenen Armen. (D)

**SO GEHT'S**

- Du stehst aufrecht, die Beine sind hüft- bis schulterbreit auseinander, die Füße zeigen vor oder leicht nach außen. Die Kurzhanteln hältst du neben den Oberschenkeln (A).
- Spanne die Bauch- und die Gesäßmuskulatur an und ziehe die Schulterblätter nach hinten unten.
- Beuge die Beine, indem du die Hüften nach hinten schiebst, bis die Oberschenkel mindestens die senkrechte Position erreichen (B). Gleichzeitig atmest du ein. Halte kurz die Position.
- Drücke dich mit Ausatmung wieder nach oben. Danach wiederholst du die Übung.
- Achte auf Rumpfspannung und einen geraden Rücken sowie darauf, dass die Knie nicht aus der Beinachse ausweichen.

**VARIANTEN**

Einsteiger trainieren ohne Zusatzgewicht und verringern den Bewegungsumfang.
Du intensivierst die Übung, indem du tiefer in die Kniebeuge gehst und die Gewichte erhöhst.
Fortgeschrittene können die Arme hochhalten, mit möglichst aufrechtem Oberkörper (C)–(D).

# K 25 Ausfallschritt

**KRÄFTIGUNG**

++ Oberschenkelmuskulatur, insbesondere der vordere Anteil, Waden- und Gesäßmuskulatur

\+ Rumpfmuskulatur

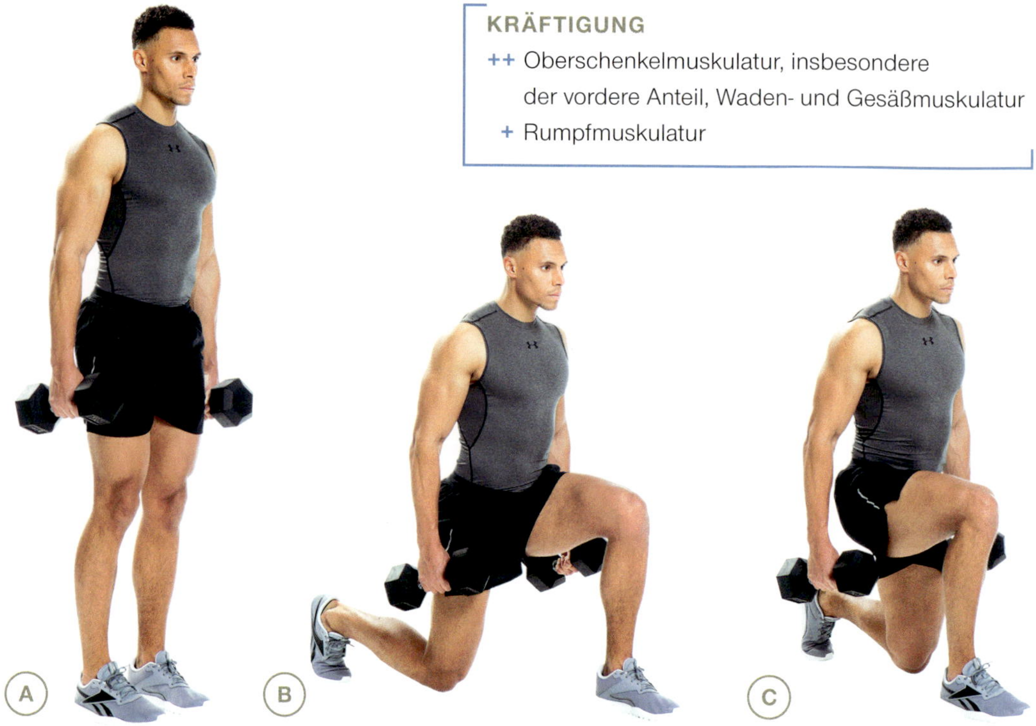


Der Bewegungsablauf.

**SO GEHT'S**

- Du stehst aufrecht, die Füße sind hüftbreit auseinander und nach vorne gerichtet. Die Kurzhanteln hast du neben den Oberschenkeln. Bringe die Rumpfmuskulatur in Spannung, ziehe die Schulterblätter nach hinten unten (A).
- Mache einen großen Schritt nach vorne und beuge die Beine, jedoch ohne das hintere Knie abzulegen (B). Gleichzeitig atmest du ein. Halte kurz die Position.
- Drücke dich mit Ausatmung zurück, wobei du vorrangig die Ferse des vorderen Fußes belastest. So kommst du wieder in die Anfangsposition mit den Füßen nebeneinander. Wiederhole die Übung.
- Halte den Oberkörper aufrecht, achte auf dein Gleichgewicht und vermeide Ausweichbewegungen mit dem vorderen Knie nach vorne oder zur Seite.
- Wenn du alle Wiederholungen mit einem Bein gemacht hast, trainierst du das andere Bein (C).

**VARIANTEN**

Du kannst die Schritte abwechselnd nach vorne machen, bis du für jedes Bein die geplante Wiederholungszahl erreicht hast.

Wenn du einen großen Raum verfügbar hast, kannst du dich durchgehend nach vorne bewegen.

Einsteiger üben ohne Zusatzgewicht.

Du kannst intensivieren, indem du das Gewicht erhöhst oder die Kurzhanteln über die Schultern hebst.

# K 26 Gesäßbrücke

**KRÄFTIGUNG**

++ Gesäß- und hintere Oberschenkelmuskulatur

\+ Rumpf-, Waden-, vordere und seitliche Oberschenkelmuskulatur

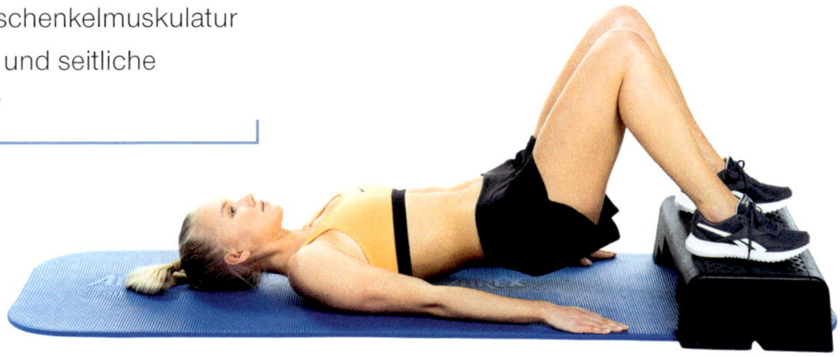

(A)

Die Anfangs- und die Endposition auf dem Stepper.

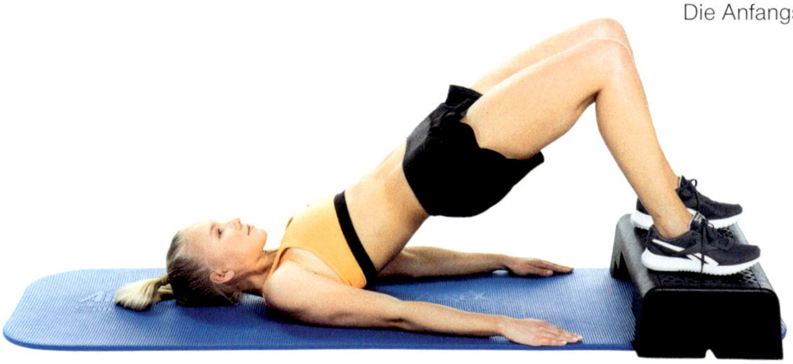

(B)

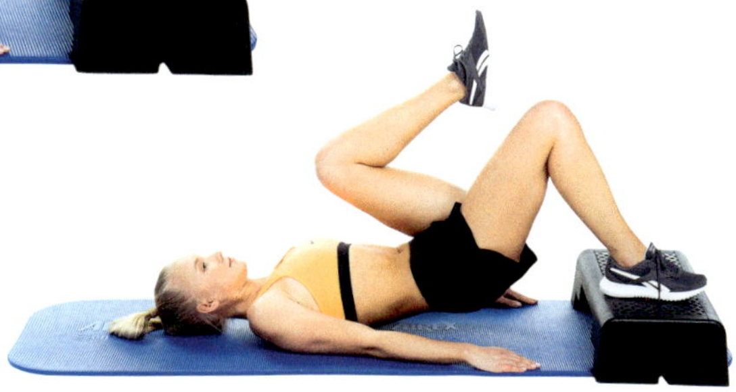

(C) Die einbeinige Ausführung.

## SO GEHT'S

- Du befindest dich in Rückenlage. Die Beine sind angewinkelt und die Fußsohlen sind auf einem Stepper oder Kasten aufgestellt. Die Arme sind abgelegt oder überkreuz vor der Brust.
- Belaste die Füße gleichmäßig und drücke sie leicht auf. Spanne die Bauch- und die Gesäßmuskulatur an, atme ein und hebe das Gesäß etwas an (A).
- Drücke die Füße fest auf und hebe das Becken so weit hoch, bis die Oberschenkel und der Rücken eine Linie bilden (B). Dabei atmest du aus. Halte kurz die Position und spanne das Gesäß fest an.
- Senke und hebe das Becken mehrfach, ohne es abzulegen.
- Achte darauf, dass die Knie in der Beinachse bleiben und der Rumpf aktiviert ist.

## VARIANTEN

Du kannst auch auf dem Boden üben, was die Gesäßmuskulatur jedoch weniger aktiviert. Zur Intensivierung kannst du ein Gewicht auf den unteren Bauchbereich halten. Fortgeschrittene üben einbeinig (C).

# K 27 Kniebeuge mit erhöhtem hinterem Fuß »Bulgarische Kniebeuge«

**KRÄFTIGUNG**
++ Gesäß-, Oberschenkel- und Wadenmuskulatur
+ Rumpfmuskulatur

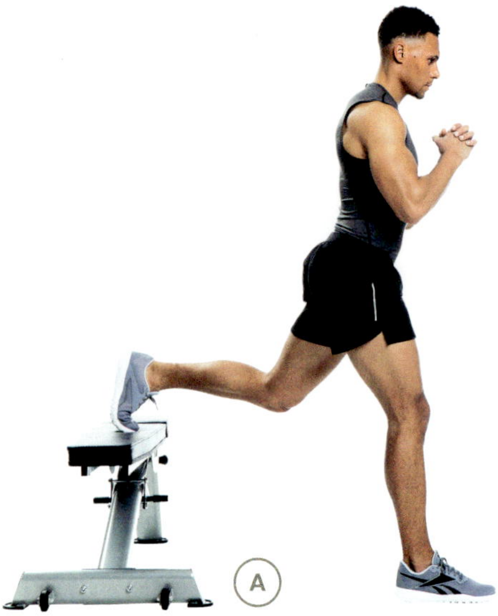


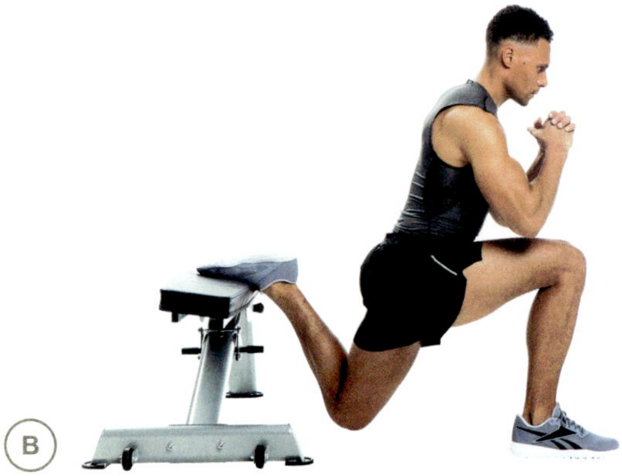


Die Anfangs- und die Endposition.

**SO GEHT'S**

- Du stehst auf dem rechten Fuß, der Körper ist aufrecht. Die linke Fußspitze ist nach hinten gerichtet auf Hantelbank (A), Stuhl oder Stepper positioniert. Die Hände hast du vor der Brust oder in die Hüften gestemmt.
- Konzentriere dich auf die Belastung von Fußballen, Außenkante und Ferse, um stabil zu stehen. Spanne die Bauch- und die Gesäßmuskulatur an.
- Beuge langsam das Standbein und schiebe gleichzeitig die Hüften nach hinten, bis das linke Knie fast den Boden berührt (B). Dabei atmest du ein. Du solltest mindestens die waagrechte Position des Oberschenkels erreichen. Halte kurz die Position.
- Drücke dich wieder hoch, wobei du ausatmest. Nun wiederholst du die Übung.
- Halte die Hüften und den Rücken gerade und achte darauf, dass das Knie über dem Fuß bleibt und nicht nach vorne oder zur Seite ausweicht.

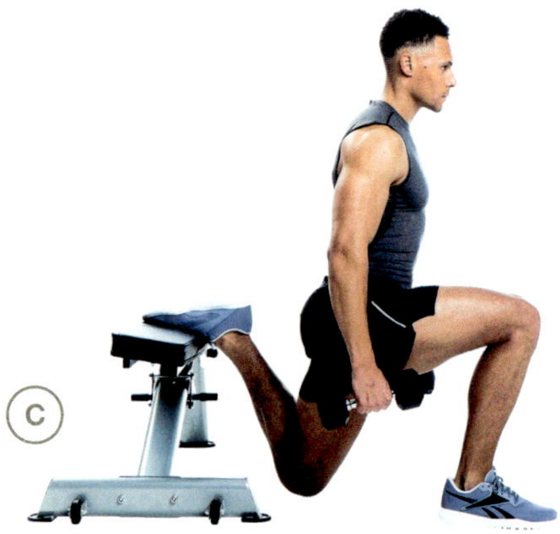


Die Intensivierung mit Hanteln.

**VARIANTEN**

Wähle möglichst einen kniehohen Gegenstand, um mit großem Bewegungsspielraum üben zu können. Du kannst die Übung mit Hanteln intensivieren (C).

# K 28 Fersenanziehen in Bauchlage

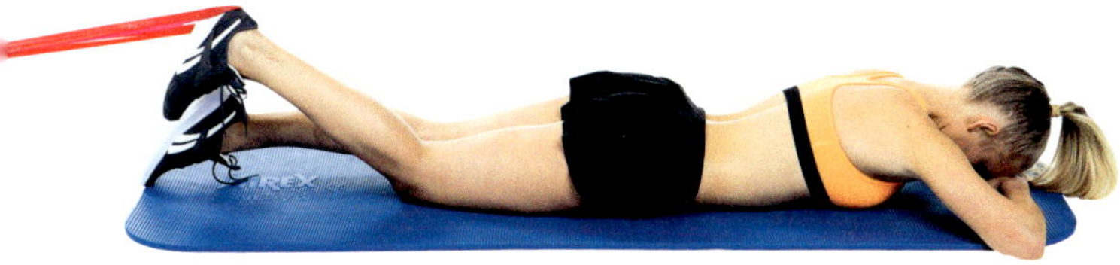

A

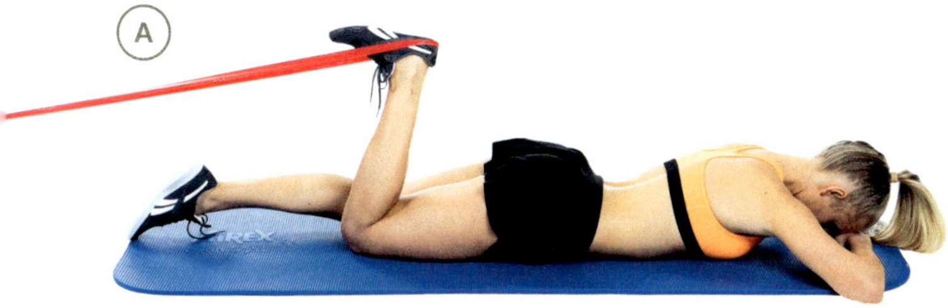

B

Die Anfangs- und die Endposition.

**KRÄFTIGUNG**

++ hintere Oberschenkelmuskulatur

\+ Gesäß- und untere Rückenmuskulatur

**SO GEHT'S**

- Du hast ein Theraband® oder ein anderes Fitnessband um einen tiefen Gegenstand (z. B. Bettkasten) gebunden. Du liegst auf dem Bauch, mit dem Band um den rechten Fuß. Du kannst das Band großflächig um die Ferse oder eng um die Achillessehne legen, wähle, was dir angenehmer ist. Die Stirn ist entspannt abgelegt.
- Hebe den rechten Unterschenkel etwas an, damit sich das Band in Vorspannung befindet. Der linke Fuß ist auf dem Boden fixiert (A).
- Ziehe den Unterschenkel so weit wie möglich zum Gesäß (B), und atme dabei aus. Halte kurz die Position und spanne die hintere Oberschenkelmuskulatur fest an.
- Senke den Unterschenkel langsam in die Anfangsposition zurück, jedoch nicht darüber hinaus, damit das Band in Spannung bleibt. Gleichzeitig atmest du ein. Dann wiederholst du die Übung.
- Führe die Übung gleichmäßig aus und achte darauf, dass das Becken auf dem Boden bleibt. Anschließend trainierst du das linke Bein.

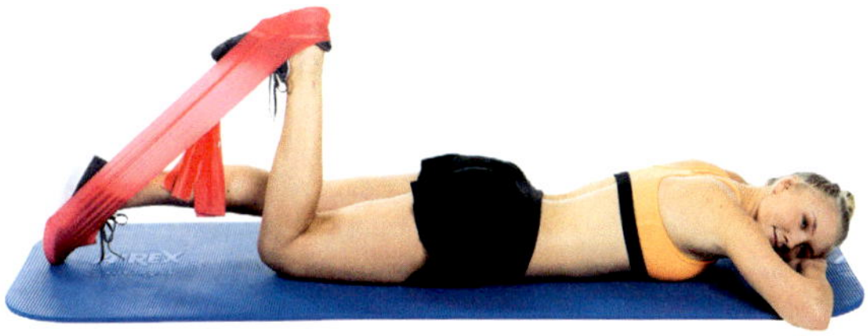

C Die Bandfixierung durch das andere Bein.

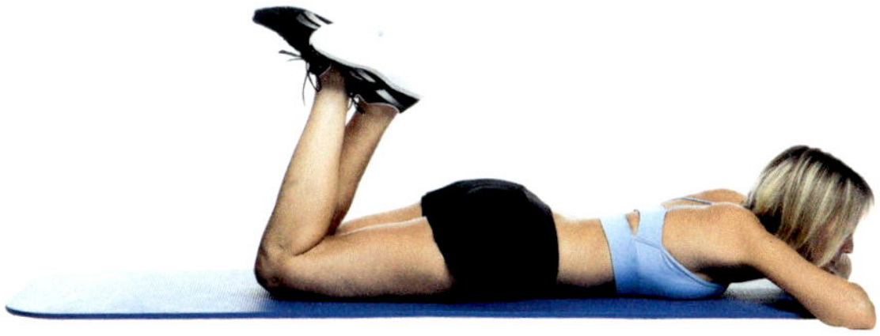

D Der Widerstand mit dem anderen Bein.

**VARIANTEN**

Du kannst beidbeinig üben, die Muskulatur lässt sich jedoch einbeinig konzentrierter aktivieren. Falls du keinen Anker zum Fixieren hast, kannst du das Band mit dem anderen Fuß am Boden halten (C). Hast du auch kein Band, gibst du mit dem anderen Unterschenkel Widerstand (D).

# K 29 Oberkörpervorbeugen bei fast gestreckten Beinen »Rumänisches Kreuzheben«

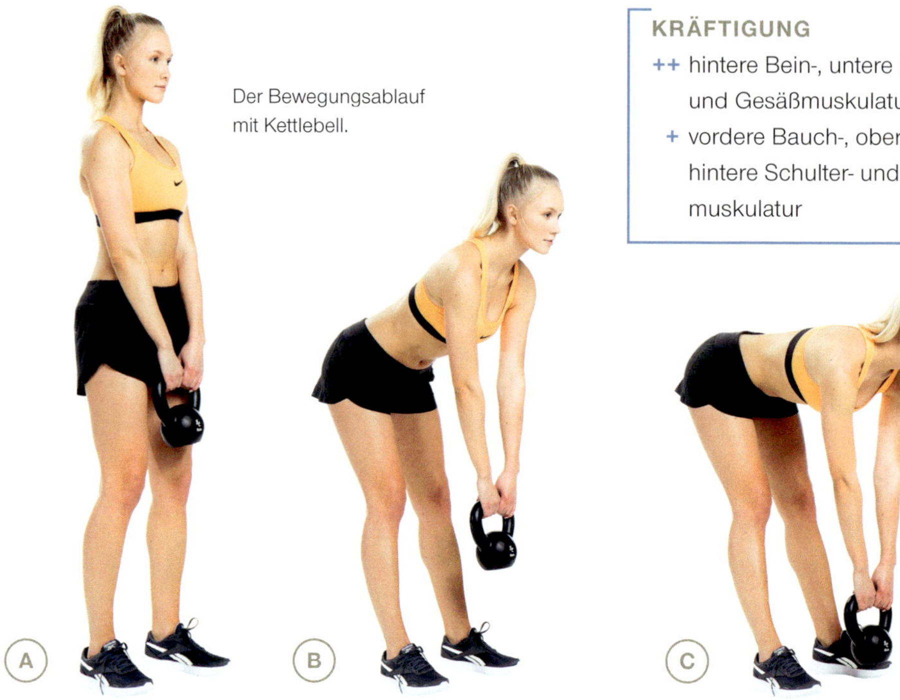


Der Bewegungsablauf mit Kettlebell.

**KRÄFTIGUNG**

++ hintere Bein-, untere Rücken- und Gesäßmuskulatur
+ vordere Bauch-, obere Rücken-, hintere Schulter- und Nackenmuskulatur

## SO GEHT'S

- Du stehst etwa hüftbreit, die Arme hängen nach unten, und in den Händen hast du eine Kettlebell oder Hantel. Der Rücken ist in neutraler Position, d. h. leicht gewölbt, was wie ein minimales Hohlkreuz wirkt. Die Beine sind leicht gebeugt. Spanne die Bauch- und die Gesäßmuskulatur an und ziehe die Schulterblätter nach hinten unten (A).
- Schiebe das Gesäß zurück, soweit es dir ohne Ausweichbewegung möglich ist, und bewege so langsam den geraden Oberkörper in den Hüften nach vorne (B)–(C). Die Beine werden nicht weiter gebeugt, und der Rücken wird nicht nach vorne gerundet. Du sollst nun die Beanspruchung in der hinteren Oberschenkelmuskulatur spüren. Die Arme bewegen sich gerade nach unten, eng an den Schienbeinen entlang. Gleichzeitig atmest du ein. Halte kurz die tiefe Position.
- Spanne das Gesäß nach, bewege es wieder vor und hebe den Oberkörper in die Anfangsposition zurück. Dabei atmest du aus. Vermeide es, den Rücken nach hinten zu überstrecken. Dann wiederholst du die Übung.
- Übe mit fast gestreckten Beinen, jedoch nicht vollständig gestreckt. Achte zudem auf Rumpfspannung und halte den Rücken durchgehend in neutraler Position.

## VARIANTEN

Du kannst mit zwei Kurzhanteln oder einer Langhantel üben, die du vor den Beinen nach unten senkst.

# K 30 Standwaage »T-Stand«

**KRÄFTIGUNG**

++ hintere Bein-, Rumpf- und Gesäßmuskulatur

\+ obere Rücken- und hintere Schultermuskulatur

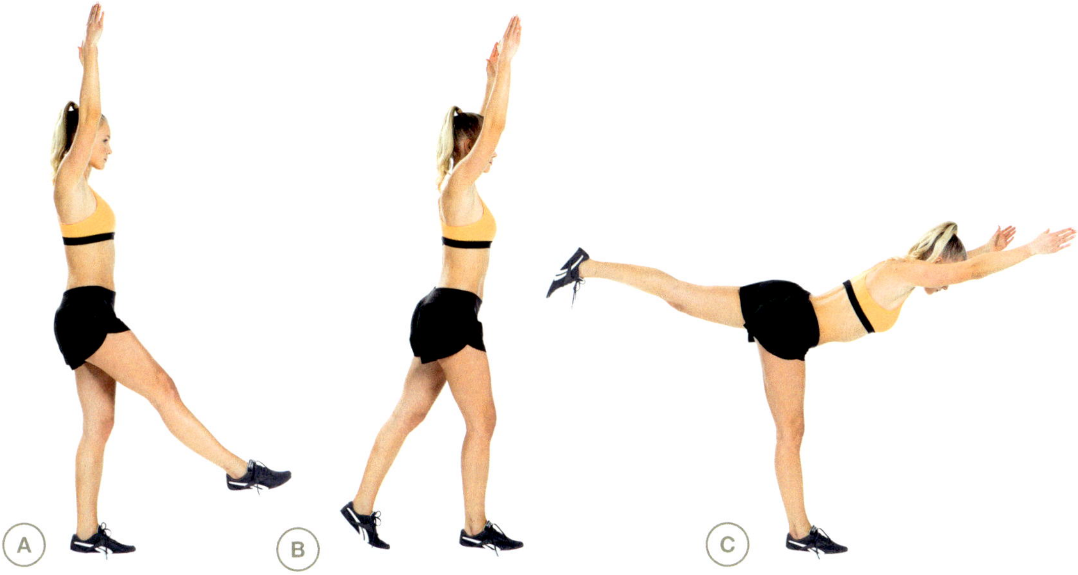


Der Bewegungsablauf.

## SO GEHT'S

- Du stehst aufrecht, die Arme sind über dem Kopf gestreckt. Du kannst die Handflächen aneinanderlegen, was jedoch nicht zwingend ist. Spanne die Bauch- und die Gesäßmuskulatur an und hebe das rechte Bein an (A).
- Stelle das rechte Bein auf (B). Verlagere das Gewicht darauf und belaste Fußballen, Fußkante und Ferse.
- Senke den Oberkörper und hebe gleichzeitig das linke Bein nach hinten an, bis der Körper mit gestreckten Armen parallel zum Boden ist (C).
- Halte diese Position für 40–60 Sekunden und atme gleichmäßig. Spanne immer wieder die Bauch- und die Gesäßmuskulatur nach, um Ausweichbewegungen wie ein Verdrehen der Hüften zu vermeiden.
- Bewege dich in den Parallelstand zurück und trainiere dann das linke Bein.
- Achte darauf, dass du das hintere Bein gestreckt anhebst.

## VARIANTEN

Zur Vereinfachung kannst du dich mit den Händen an etwas abstützen. Du kannst auch das Standbein etwas gebeugt halten. Zusätzlich kannst du die Arme seitlich ausstrecken.

Du intensivierst die Übung, indem du langsame, kleine Bewegungen mit Armen und Beinen nach oben und unten machst. Zudem kannst du leichte Kurzhanteln und Fußgewichte verwenden.

# K 31 Seitlicher Ausfallschritt

**KRÄFTIGUNG**

++ Oberschenkel-, insbesondere der innere Anteil, und Gesäßmuskulatur

\+ Rumpf- und Wadenmuskulatur

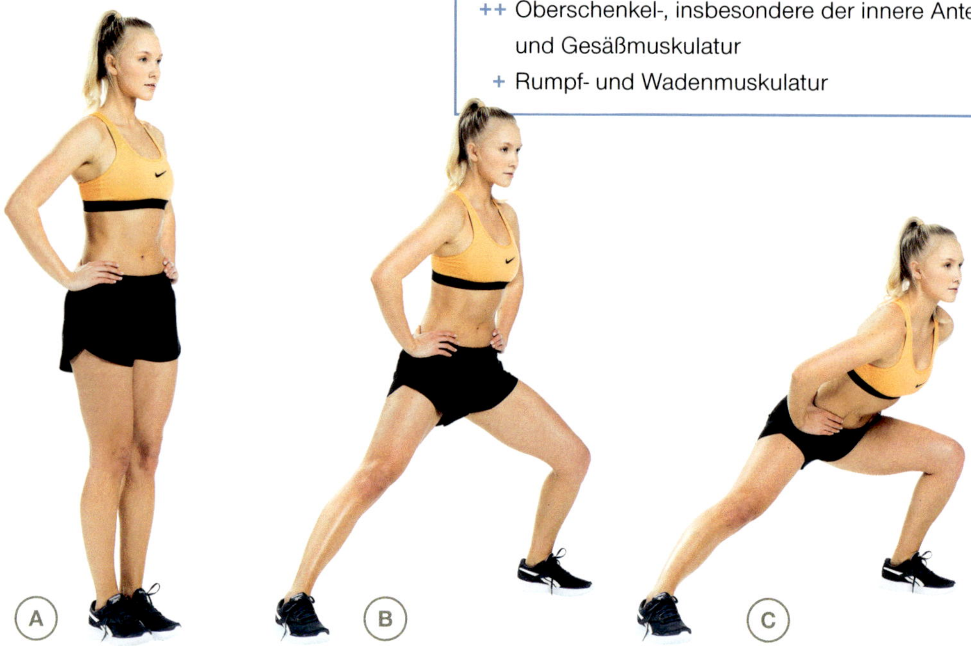


Der Schritt nach links.

**SO GEHT'S**

- Du stehst aufrecht im hüftbreiten Stand. Die Hände kannst du in die Hüften stemmen (A), vor der Brust halten und vorstrecken, was dir für das Gleichgewicht hilft. Spanne die Bauch- und die Gesäßmuskulatur an, und ziehe die Schulterblätter nach hinten unten.
- Mache einen großen Schritt nach links. Beuge das linke Knie, schiebe das Gesäß zurück und verlagere das Gewicht mit nach hinten. Das rechte Bein bleibt unbewegt und ist zur Seite gestreckt (B)–(C). Gleichzeitig atmest du ein. Halte kurz die tiefe Position.
- Drücke den linken Fuß fest auf den Boden, richte dich nach oben auf und gehe mit einem Schritt in die Anfangsposition zurück. Dabei atmest du aus. Danach wiederholst du die Bewegung.
- Halte das Brustbein möglichst hoch, den Rücken gerade und weiche nicht nach vorne aus.
- Nachdem du die Wiederholungen nach links ausgeführt hast, machst du die Schritte zur rechten Seite.

**VARIANTEN**

Du kannst die Wiederholungen abwechselnd nach links und rechts machen.
Einsteiger können den Bewegungsspielraum etwas verringern.
Fortgeschrittene können die Übung mit Kurzhanteln oder einem Rucksack intensivieren.
Als weitere Option kannst du den Fuß des gestreckten Beines so drehen, dass die Fußspitze nach oben zeigt.

# K 32 Wadenheben

**KRÄFTIGUNG**
++ Wadenmuskulatur

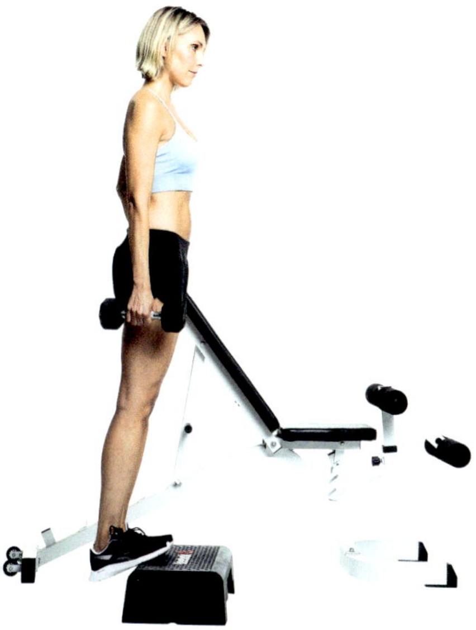

(A)

Der Bewegungsablauf.

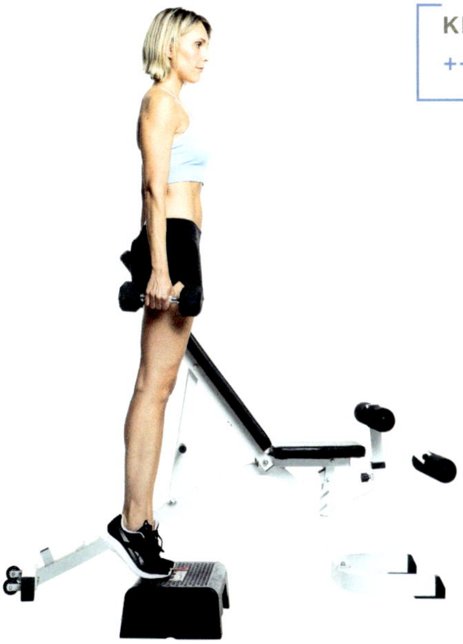

(B)

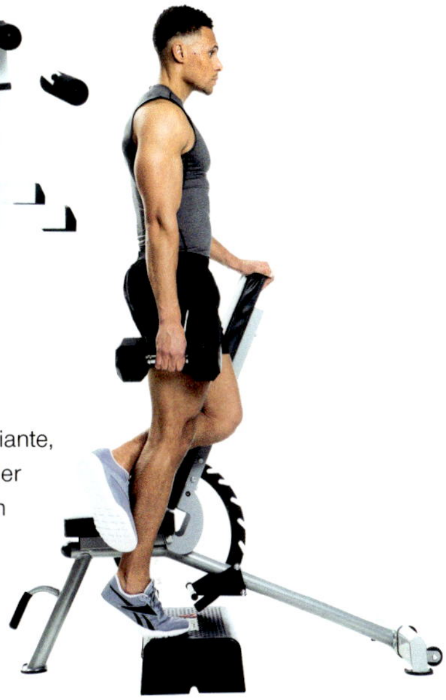

(C)

Die einbeinige Variante, mit der Hantel in der gleichen Seite zum Übungsbein.

## SO GEHT'S

- Stelle dich mit den Fußballen auf eine kleine Erhöhung wie einen Stepper oder eine Treppenstufe. Die Fersen sind in der Luft. Die Füße sind hüftbreit auseinander und nach vorne gerichtet. Mit einer Hand stützt du dich leicht ab und in der anderen Hand hast du eine Kurzhantel neben dem Oberschenkel.
- Ziehe die Schulterblätter nach hinten unten und spanne die Bauch- und die Gesäßmuskulatur an.
- Senke langsam die Fersen so tief wie möglich (A), ohne das Gleichgewicht zu verlieren, und atme ein. Halte kurz die Position.
- Bewege die Fersen so hoch wie möglich (B), und atme aus. Drücke in der oberen Position die Fußgelenke vor, spanne die Waden fest an und halte kurz die Position.
- Senke die Fersen wieder so tief wie möglich, um die Übung zu wiederholen.
- Achte darauf, dass du mit der Wadenmuskulatur arbeitest, ohne Ausweichbewegung und Schwungholen. Nutze den gesamten Bewegungsspielraum.

## VARIANTEN

Einsteiger können auf die Hantel verzichten. Fortgeschrittene können einbeinig üben (C). Alternativ können Fortgeschrittene frei üben und in jeder Hand eine Kurzhantel halten, was aber nur sinnvoll ist, wenn du die Übung so ausbalancieren kannst.

# Dehnübungen

Beachte die folgenden Hinweise, damit sich die positiven Dehneffekte einstellen.

- Beginne in einer stabilen Anfangsposition. Eine unsichere Position kann bei hoher Dehnintensität dazu führen, dass du die optimale Position überschreitest und dich verletzt. Du musst dich langsam in die Dehnposition hineinbewegen, um den passenden Dehnreiz zu finden.
- Nutze die für dich aktuell geeignete Dehnposition. Deine Beweglichkeit stellt sich tagtäglich etwas unterschiedlich dar; so kann es sein, dass du in einer vorherigen Trainingseinheit bereits eine intensivere Position erreicht hast. Wenn sich Schmerzen einstellen, musst du die Dehnposition verringern, da sich der Muskel sonst verhärten kann. Die Beweglichkeit verbessert sich, indem du den entspannten Muskel langsam an die neue Position gewöhnst und regelmäßig übst.
- Nachdem du die richtige Dehnposition gefunden hast, nutze deine gewählte Dehnmethode (Seite 87). Atme gleichmäßig und nimm wahr, wie die Muskelspannung nachlässt. Die Erweiterung der Dehnposition nimmst du bei einer Ausatmung vor. Löse dich anschließend vorsichtig wieder aus der Dehnung.

### INFO: Durchführung der Dehnübungen

Nimm eine Anfangsposition ein, in der du einen leichten Dehnreiz spürst. Dehne dich nach der Methode »Entspannen-Erweitern« oder nach der Methode »Anspannen-Entspannen-Erweitern«. Auch wenn eine Übung nur für eine Körperseite beschrieben ist, musst du immer beide Seiten dehnen.

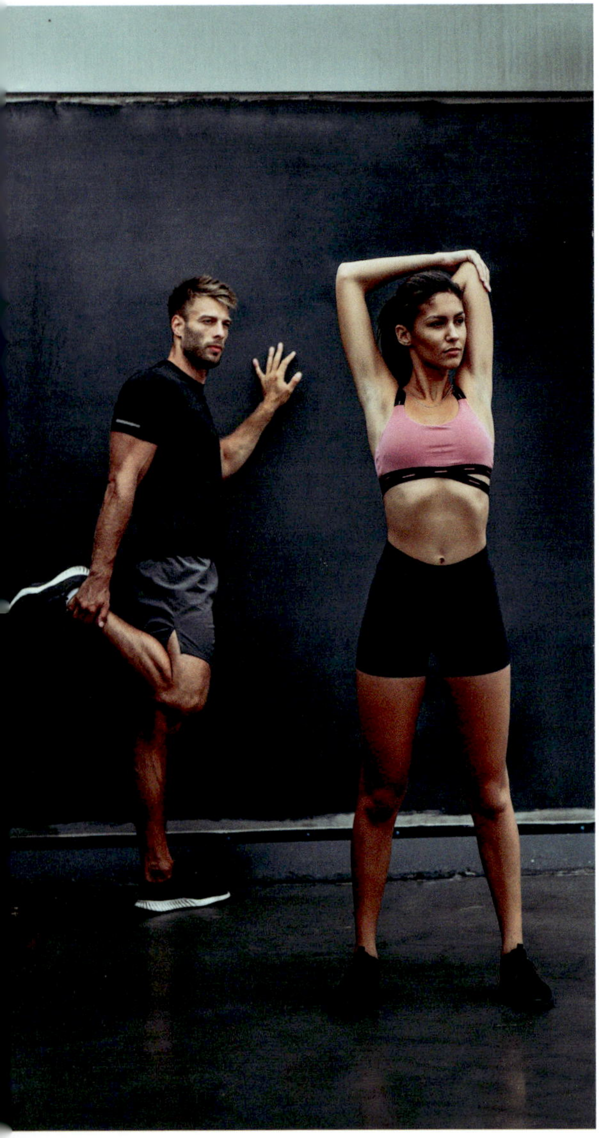

Wähle die für dich geeignete Dehnposition.

# D1 Kopfneigen seitlich

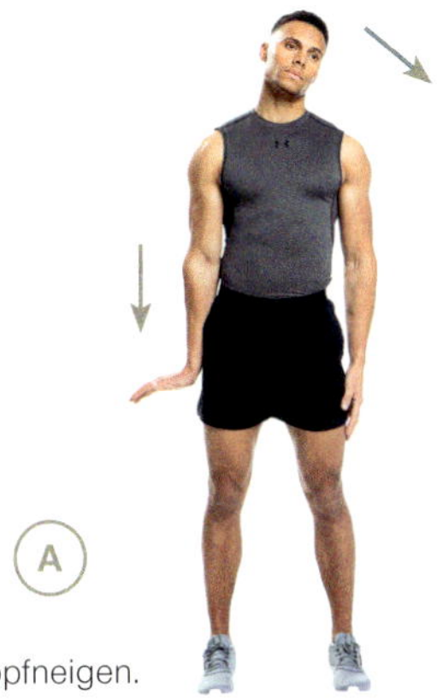


Das seitliche Kopfneigen.

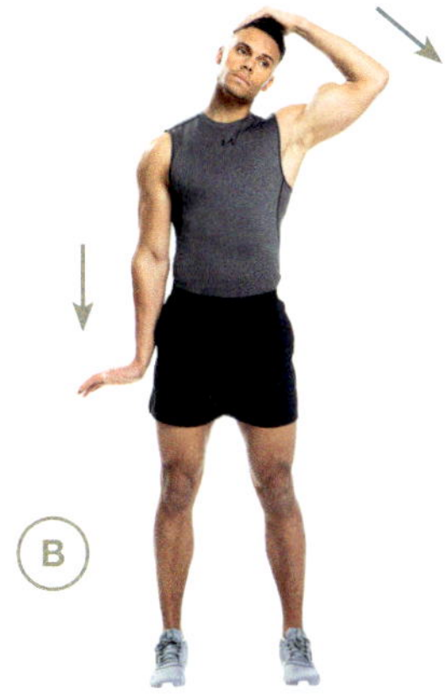


Um die Hals- und die Nackenmuskulatur zu dehnen, stellst du dich gerade hin und lehnst den Kopf zur linken Seite. Schiebe langsam den rechten Arm eng am Körper nach unten (A), bis du einen leichten Dehnreiz in der Nackenmuskulatur spürst. Nun führe die gewählte Dehnmethode aus. Wenn die Dehnspannung nachlässt, greifst du mit dem linken Arm über den Kopf (B) und ziehst ihn weiter nach unten, bis du einen erneuten Reiz spürst. Anschließend dehnst du die andere Seite.

# D2 Brustvorschieben

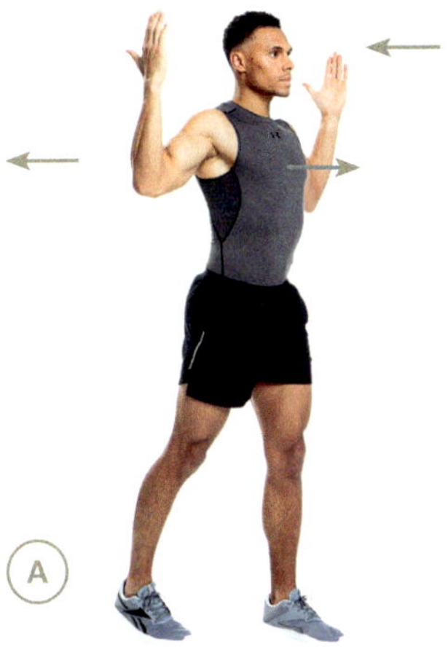


Die Dehnung in U-Haltung.

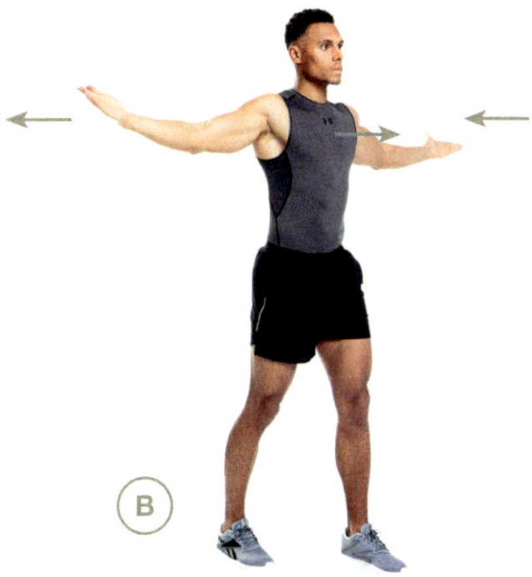


Die Variante mit gestreckten Armen.

Diese Übung dehnt die Brust-, die vordere Schulter- und die vordere Oberarmmuskulatur. Du stehst im beginnenden Ausfallschritt. Die Arme sind U-förmig angehoben. Schiebe den Brustkorb vor und die Arme zurück, bis du einen leichten Dehnreiz spürst (A).
Wenn du die Arme gestreckt hast, intensivierst du die Dehnung der vorderen Oberarmmuskulatur (B).

## D3 Seitliches Armschieben

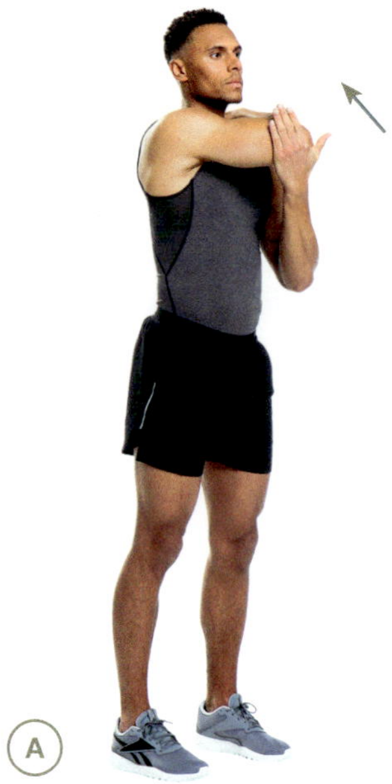

Das seitliche Armschieben.

Mit dieser Übung dehnst du die Schulter-, die hintere Oberarm- und die obere Rückenmuskulatur. Du stehst aufrecht, mit dem rechten Arm in Schulterhöhe vor dem Körper. Drücke mit der linken Hand oberhalb des Ellbogens und schiebe so den rechten Arm am Kopf vorbei seitlich nach hinten (A), bis du den Dehnreiz spürst. Anschließend dehnst du die linke Seite.

## D4 Handgreifen hinter dem Rücken

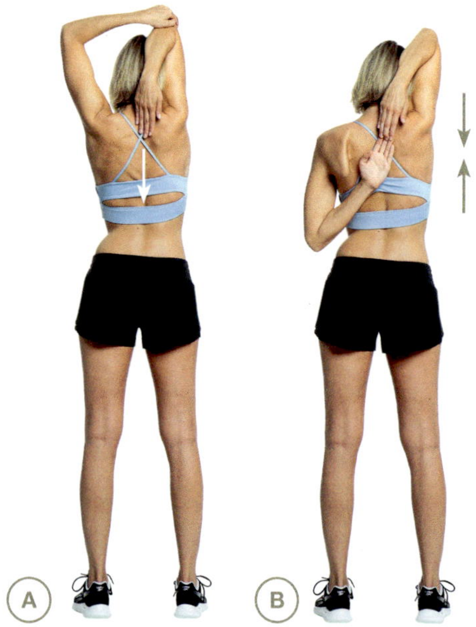

Die erste und die zweite Dehnposition.

Die Übung dehnt die Schulter-, die Arm-, die Brust- und die obere Rückenmuskulatur. Stelle dich aufrecht hin und lasse den rechten Unterarm hinter dem Kopf nach unten hängen. Nun schiebe mit der linken Hand den rechten Ellbogen gerade nach unten (A), bis du einen Dehnreiz spürst.
Nach der Dehnung in der ersten Position bleibst du mit dem rechten Arm in dieser Stellung. Die linke Hand führst du hinter dem Rücken von unten nach oben, bis du einen erneuten Dehnreiz spürst (B). Du kannst die Hände entlang eines Handtuchs aufeinander zubewegen. Fortgeschrittenen gelingt es, dass sich beide Hände greifen.

## D5 Kniesenken

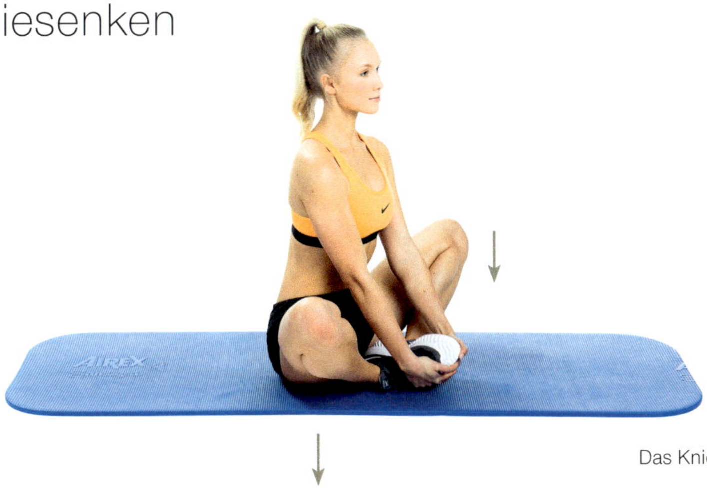

A

Das Kniesenken im Sitz.

Diese Übung dehnt die innere Oberschenkelmuskulatur. Setze dich aufrecht hin, mit den Fußsohlen aneinander, sodass die Knie nach außen zeigen. Ziehe die Füße so weit wie möglich zu dir und schiebe die Hüften vor. Nun lässt du die Knie nach außen sinken (A). Du kannst mit den Armen etwas Druck auf die Knie hinzufügen.

## D6 Grätschstand

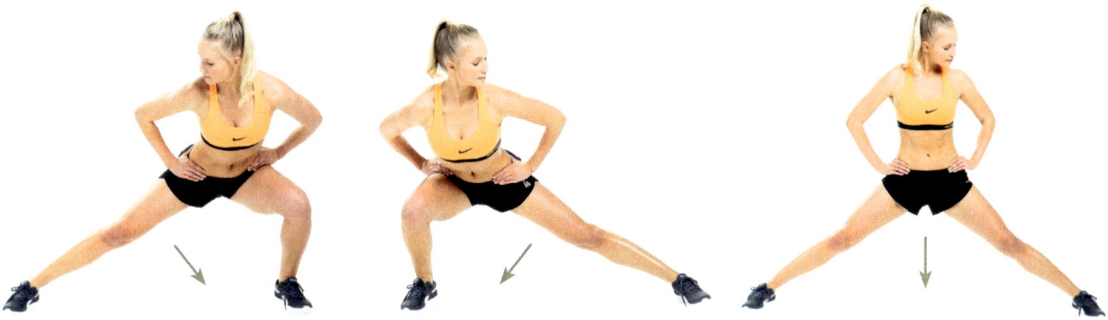

A B C

Das Dehnen im Grätschstand.

Diese Übung dehnt vorrangig die innere Oberschenkelmuskulatur, und zudem die hintere Oberschenkel- und die Wadenmuskulatur. Spreize im aufrechten Stand die Beine auseinander, bis du eine leichte Dehnspannung spürst. Achte darauf, dass die Hüften vorn bleiben und nicht nach hinten ausweichen. Wenn die Dehnspannung nach einigen Sekunden nachlässt, beugst du ein Bein, bis du eine erneute Dehnung spürst, und dehnst diese Seite (A). Nun streckst du das Bein und führst die Dehnung zur anderen Seite aus (B). Danach kannst du dich etwas tiefer in den Grätschstand begeben (C).

# D7 Rückwärtiges Fersenanziehen

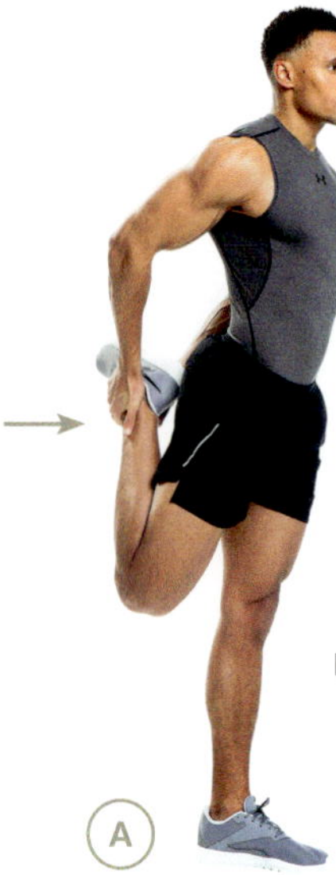

A

Das Fersenanziehen.

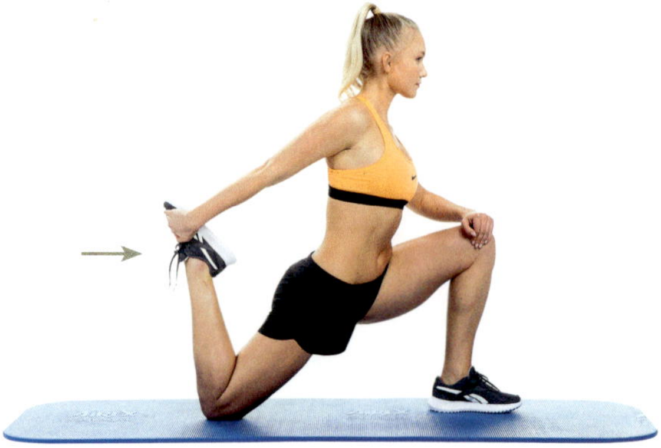

B

Die Variante im abgelegten Ausfallschritt.

Mit dieser Übung dehnst du die vordere Oberschenkel- und die Hüftmuskulatur. Bringe im Stand einen Fuß so weit wie möglich zum Gesäß. Greife den Fuß und ziehe ihn weiter zum Gesäß (A), dabei drückst du bewusst die Hüfte vor. Einsteiger können sich mit der freien Hand an einem Gegenstand oder einer Wand abstützen.

Als Option kannst du das Anziehen des Unterschenkels am Boden im abgelegten Ausfallschritt oder liegend machen (B).

# D8 Gestrecktes Beinanziehen

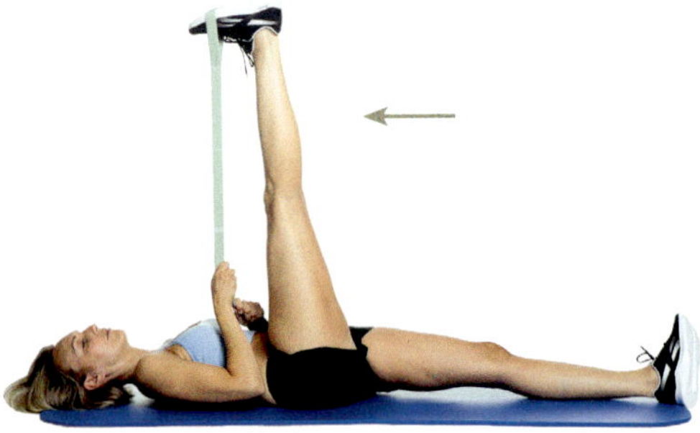

A

Das Anziehen des Beins.

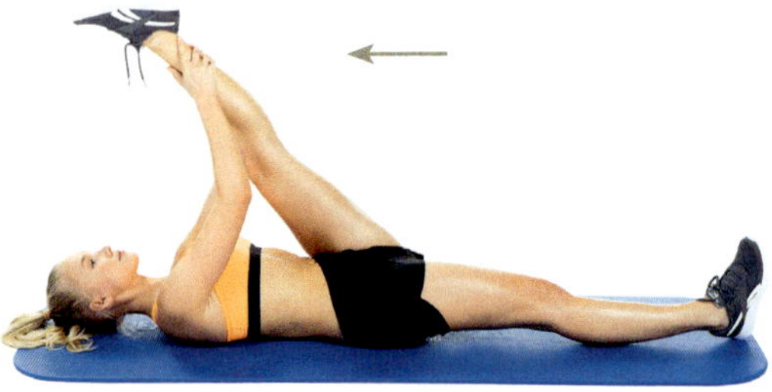

B

Die Ausführung ohne Hilfsmittel.

Diese Übung dehnt die hintere Oberschenkel-, die Waden-, die Rücken- und die Gesäßmuskulatur. In Rückenlage ziehst du das gestreckte Bein mit einem Handtuch, Gürtel oder Seil (A) in Richtung Oberkörper, bis du eine Dehnspannung spürst. Das andere Bein bleibt auf dem Boden. Anschließend dehnst du die andere Seite.

Fortgeschrittene können den Unterschenkel greifen (B).

# D9 Körperdrehen im Sitz

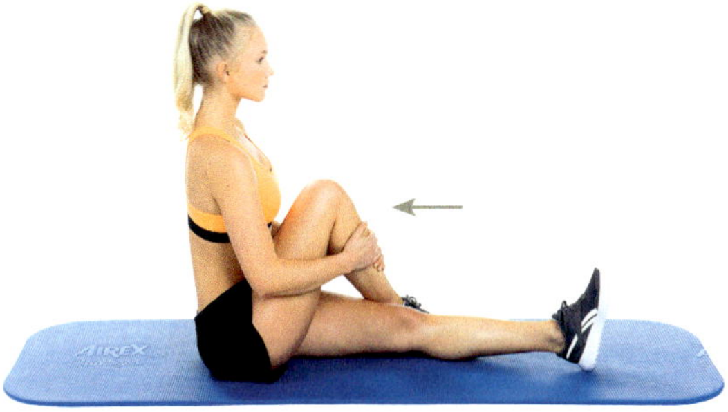

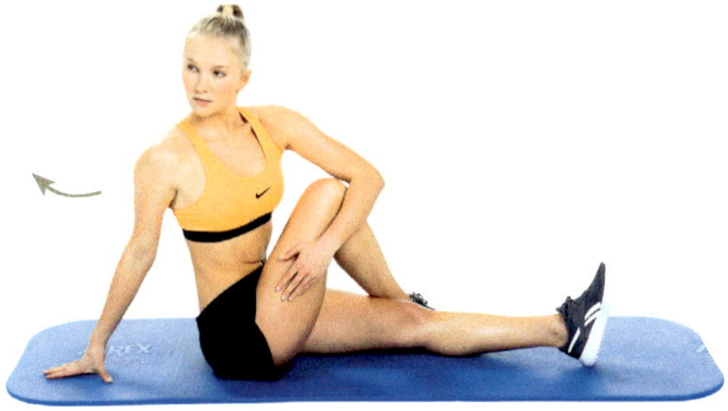

(A) (B) Die erste und zweite Dehnposition.

Diese Übung dehnt die Gesäß-, die äußere Oberschenkel- und die Rückenmuskulatur. Du sitzt mit gestreckten Beinen und aufrechtem Oberkörper auf dem Boden. Stelle den rechten Fuß über das linke Bein auf den Boden und ziehe das Knie möglichst nahe an dich (A).

Nachdem du in der ersten Position gedehnt hast, legst du den linken Ellbogen an die Außenseite des rechten Knies und drehst Kopf und Oberkörper im Uhrzeigersinn (B), bis du einen erneuten Dehnreiz spürst.

# D10 Körperdrehen in Seitenlage

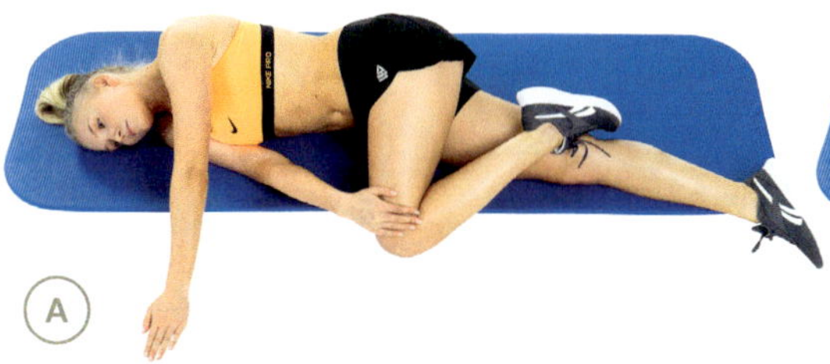

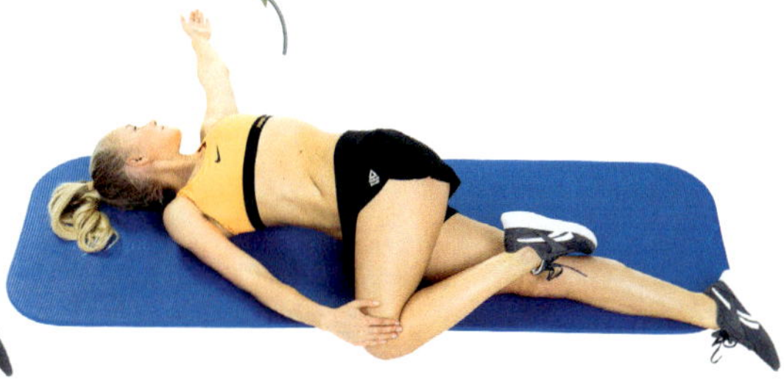

(A) (B) Der Bewegungsablauf.

Diese Übung dehnt die Rumpf-, die Brust-, die vordere Schulter und die vordere Oberarmmuskulatur. Begib dich in Seitenlage, das obere Bein ist angezogen und das untere Bein gestreckt abgelegt. Fixiere das obere Bein mit der unteren Hand am Boden (A). Nun drehst du den Rumpf zur anderen Seite, der obere Arm und der Kopf bewegen sich mit (B). Geübte können die obere Schulter und den oberen Arm auf dem Boden ablegen. Anschließend führst du die Drehung zur anderen Seite aus. Ist dir die Übung zu intensiv, dann begib dich in Rückenlage mit angezogenen Beinen. Lass die gebeugten Beine zur Seite sinken.

# Rollübungen

Auf den folgenden Seiten findest du wichtige Übungen zur Faszienmassage. Grundsätzlich kannst du auch andere schmerzende Körperbereiche abrollen, wenn dort Faszien verklebt sind.
Die Übungen kannst du mit der großen Faszienrolle, einem Faszienball und einem Golfball ausführen. Informationen zu Bezug und zu den Kosten der einsetzbaren Produkte findest du auf den Seiten 14–16.

Hier wird davon ausgegangen, dass du das Abrollen einsetzt, um Verspannungen und Verklebungen zu lösen. Liegt jedoch eine ernsthafte Verletzung vor, musst du dich vor dem Abrollen mit einem Orthopäden absprechen. Wenn du dich intensiver mit diesem Thema beschäftigen möchtest oder weitere Übungen suchst, findest du diese im Buch *Beweglichkeit durch Dehnen, Faszienmassage und Mobility-Training (2020).*

## INFO: Durchführung der Roll-Übungen

Nimm die Anfangsposition ein, prüfe die Körperposition und baue die Körperspannung auf, aktiviere insbesondere den Rumpf.
Mache die Übung, solange es dir guttut. Empfehlenswert sind 5–10 Rollbewegungen pro Körperpartie, etwa eine Dauer von 30–60 Sekunden. Beginne an einem Muskelansatz und rolle bis zum Ende. Vermeide es, möglichst über Gelenke zu rollen.
Sind die Übungen auf dem Boden mit Eigengewicht zu hart, dann übe mit Druck gegen die Wand oder übe mit Handdruck im Sitz. Rolle mit der für die jeweilige Körperpartie geeigneten Druckintensität – dem »Wohlschmerz«.

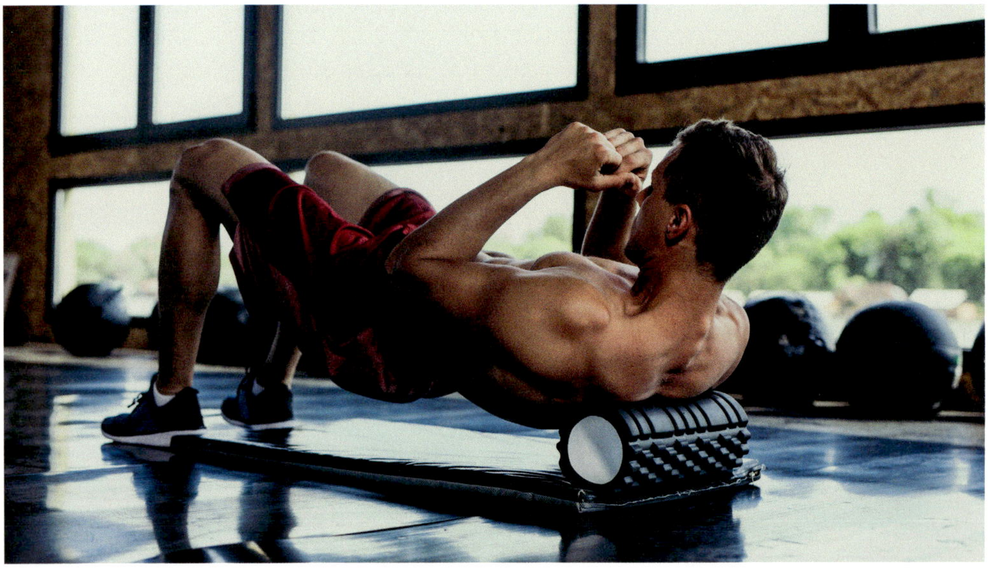

Das Abrollen löst Verspannungen und kann bei der Regeneration unterstützen.

# R 1 Füße

Du kannst die Fußsohlen im Sitz oder im Stand (A) abrollen. Gut eignen sich ein Golfball, ein kleiner Faszienball oder eine kleine Faszienrolle. Am besten übst du ohne Socken, was aber nicht zwingend ist. Rolle auch über die Innenseite und die Außenseite des Fußes.

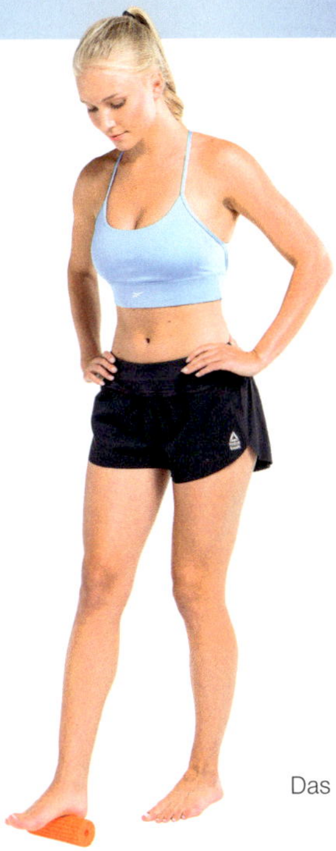

(A)

Das Abrollen im Stand.

# R 2 Waden

Du sitzt auf dem Boden mit gestreckten Beinen und hast die Unterschenkel auf der großen Rolle platziert (A). Rolle über die ganze Muskulatur. Ist der Druck zu intensiv, stellst du ein Bein auf. Möchtest du den Druck jedoch intensivieren, dann behandele einseitig und lege das freie Bein über das Übungsbein.

Auch mit einem großen Faszienball (B) kannst du den Druck intensivieren.

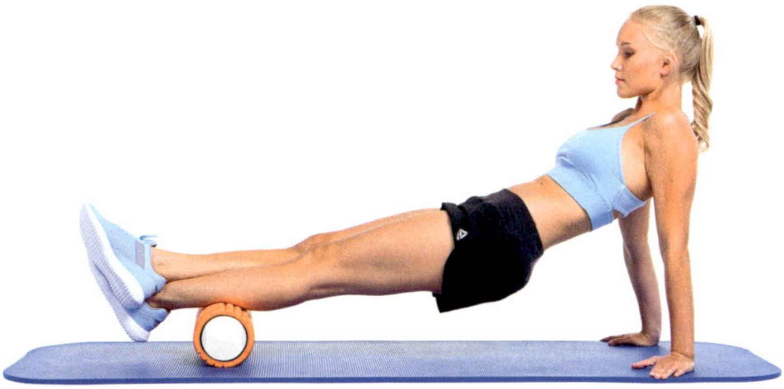

(A)

Das Abrollen der Wade.

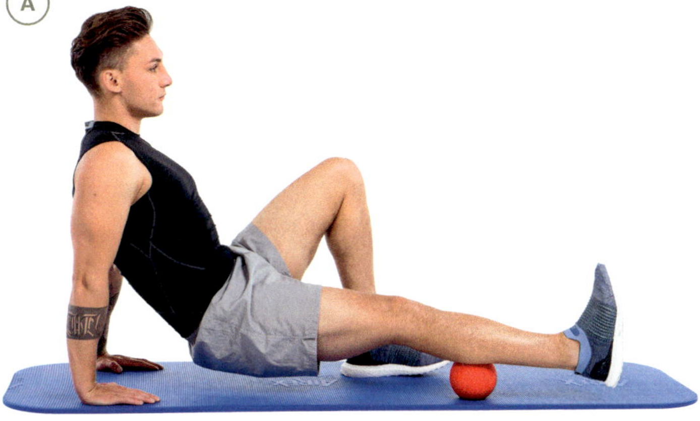

(B)

Das Rollen mit dem großen Faszienball.

# R 3 Rückseiten der Oberschenkel

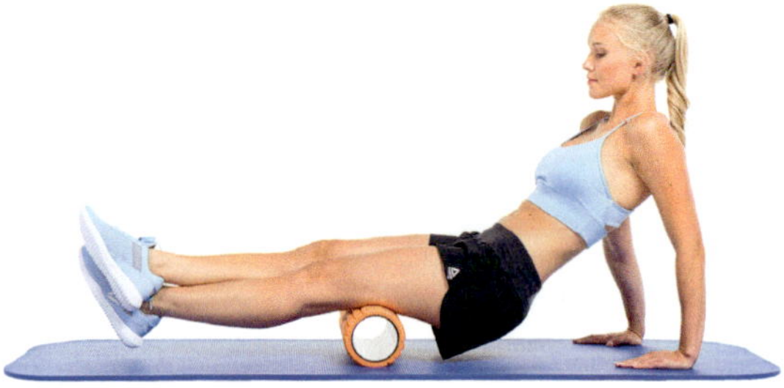

(A) Das Behandeln der Oberschenkelrückseite.

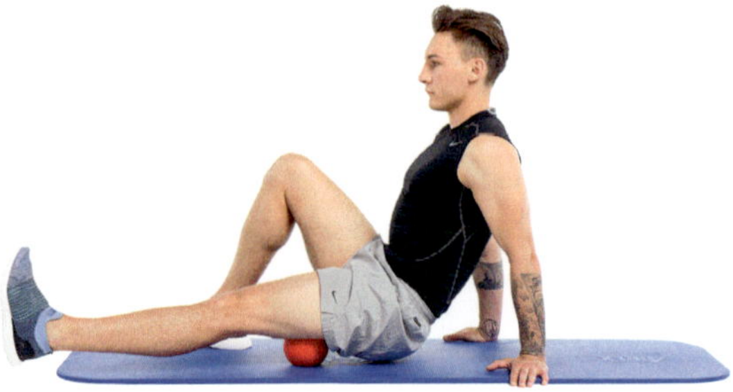

(B) Das Behandeln mit Faszienball.

Du bist auf dem Boden mit gestreckten Übungsbeinen, mit einer oder beiden Oberschenkelrückseiten auf der großen Rolle (A) oder dem großen Faszienball (B). Mit den Händen stützt du dich hinter dem Gesäß ab. Ist dir so der Druck zu intensiv, dann stelle einen Fuß auf, um das Gewicht auf der Rolle zu verringern.

# R 4 Außenseiten der Oberschenkel

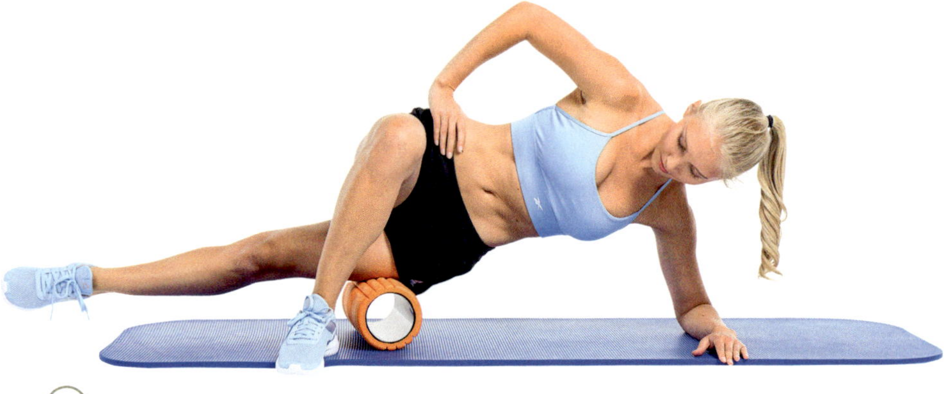

(A) Das Abrollen des Oberschenkelaußenseite.

Du nimmst die Seitenlage ein, mit gestrecktem unterem Bein auf der großen Rolle (A). Mit dem oberen Fuß stützt du dich vor dem Körper ab. Durch Körperverschieben rollst du von dem Bereich oberhalb des Knies bis zum Hüftansatz. Ist dir der Druck nicht intensiv genug, dann kannst du beide Beine übereinander in der Luft halten und/oder einen großen Faszienball nutzen.

# R 5 Vorderseiten der Oberschenkel

Im Unterarmstütz positionierst du die Oberschenkel auf der großen Rolle (A). Ist dir dies zu intensiv, dann kannst du ein Knie auf dem Boden abstützen. Schmerzende Stellen kannst du gut mit einem großen Faszienball (B) behandeln. Wenn du dabei beide Beine in der Luft hast, wird es sehr intensiv.

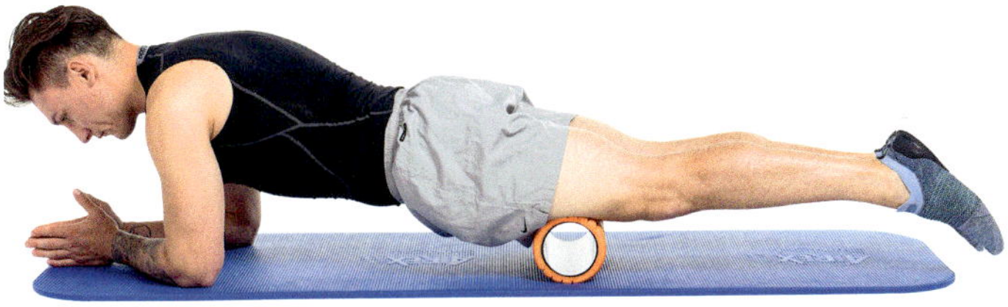

(A) Das beidbeinige Abrollen mit der großen Rolle.

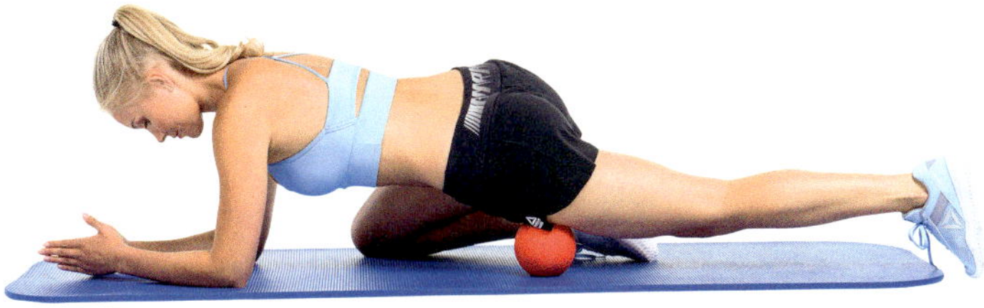

(B) Das punktuelle Behandeln mit dem Faszienball.

# R 6 Innenseiten der Oberschenkel

Du bist in der Bauchlage und stützt dich mit den Unterarmen ab. Das Übungsbein ist seitlich abgespreizt, mit der Innenseite auf der großen Rolle (A) oder dem Faszienball. Rolle von Hüftansatz bis zum Knie.
Du kannst alternativ in Seitenlage üben, indem du das untere Bein gebeugt vor dem Körper hast und die Innenseite des oberen Beins abrollst.
Ist der Druck zu stark, dann rolle im Sitz den Ball über die Innenseite (B).

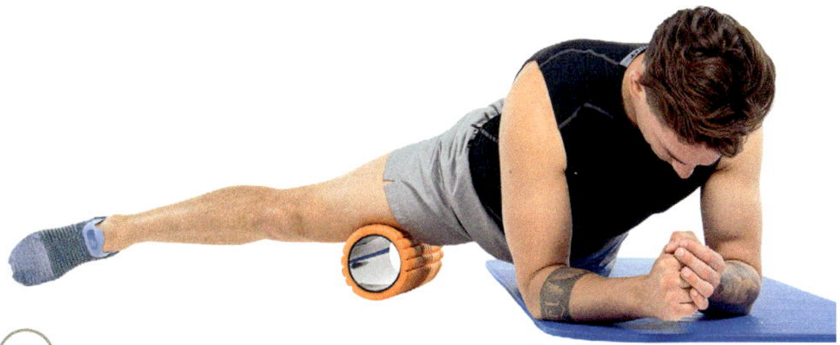

(A) Das Behandeln mit der großen Rolle.

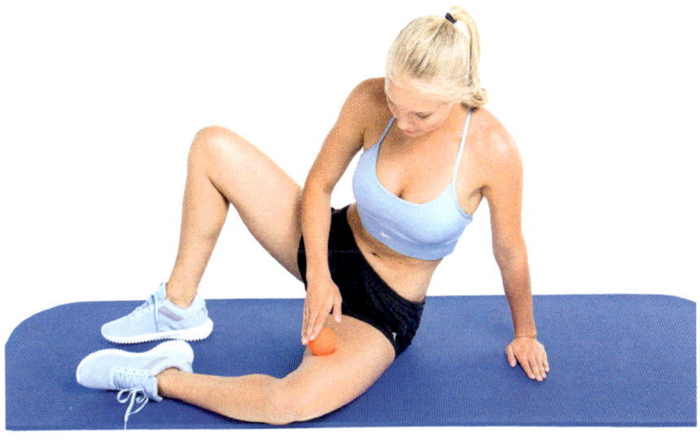

(B) Das Behandeln im Sitz.

# R 7 Gesäß

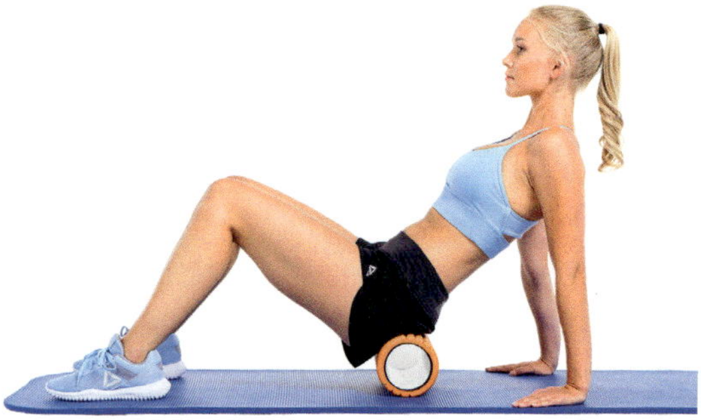

(A) Das Abrollen des Gesäßes mit der Rolle.

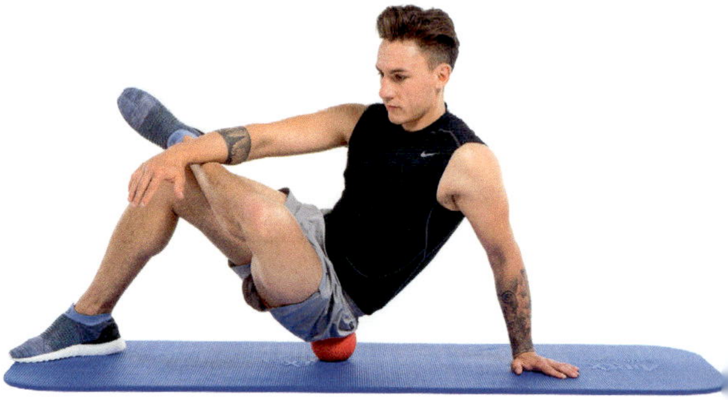

(B) Das einseitige Behandeln mit dem großen Faszienball.

Setze dich mit dem Gesäß auf die große Rolle (A) und stütze dich mit den Händen auf dem Boden ab. Rolle über die gesamte Muskulatur.

Du kannst einseitig behandeln und so intensiveren Druck aufbauen. Dazu kannst du gut den großen Fazienball (B) einsetzen.

# R 8 Unterer Rücken

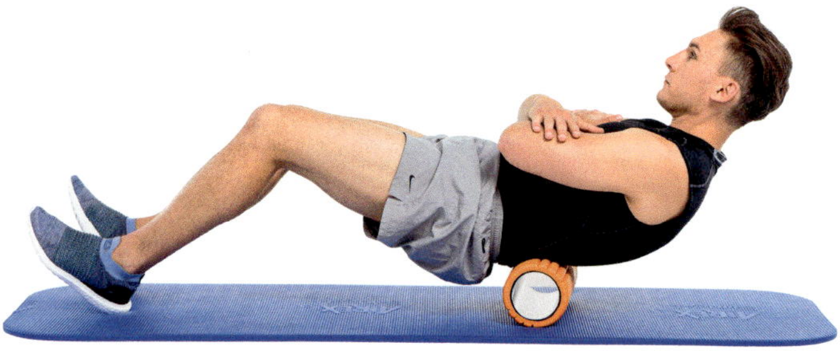

(A) Das Behandeln des unteren Rückens mit der großen Rolle.

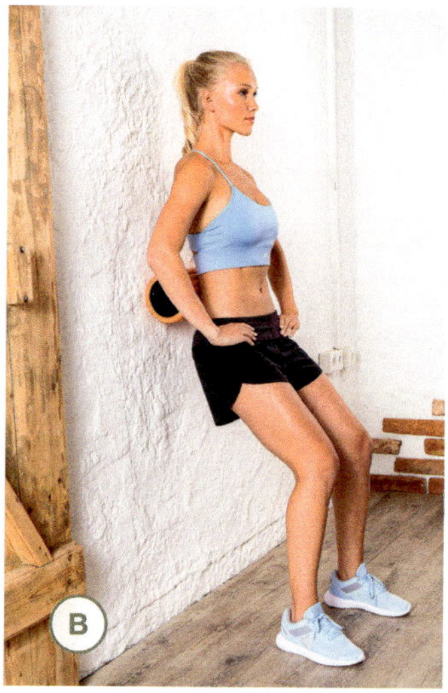

(B) Das Behandeln an der Wand.

Du legst dich mit dem unteren Rücken auf die große Rolle (A). Die Füße sind aufgestellt und das Gesäß ist in der Luft. Du kannst dich mit den Händen auf dem Boden abstützen oder, wenn du mehr Druck möchtest, die Hände vor dem Oberkörper verschränken.

Du kannst auch den mittelgroßen Doppelball nutzen, um die Muskelstränge abzurollen. Stütze dich mit den Händen ab und lasse dich beim Ausatmen auf das Tool sinken.
Ist der Druck am Boden zu stark, dann kannst du an der Wand üben (B).

## R 9 Oberer Rücken

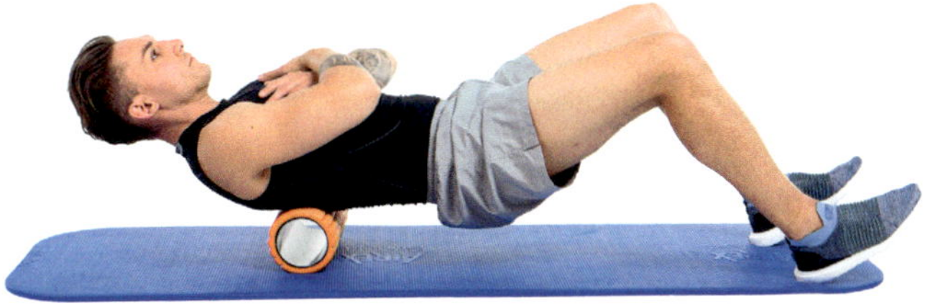

(A) Das Rollen über dem oberen Rücken.

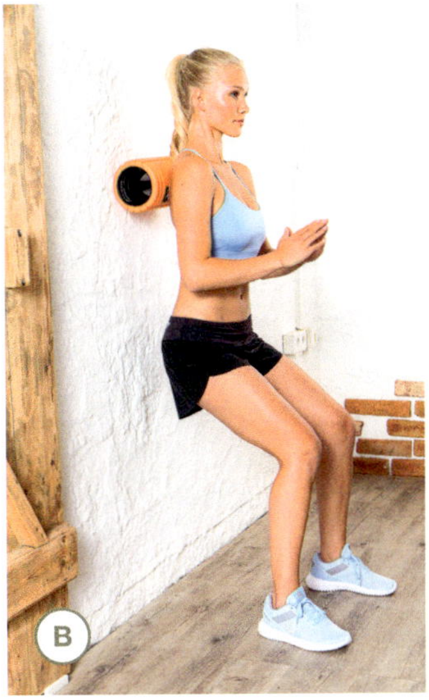

(B) Das Abrollen an der Wand.

Du kannst den oberen Rücken mit der großen Rolle in Rückenlage (A) abrollen. Abhängig davon, wie viel Druck du wünschst, stützt du dich mit den Händen am Boden ab oder hast sie in der Luft.
Du kannst intensiver behandeln, wenn du einen 6–8-cm-Doppelball einsetzt. Du kannst einen einzelnen Ball nutzen, um intensiv den Bereich um das Schulterblatt herum zu behandeln.

Ist dir der Druck zu intensiv, dann stelle dich mit dem Rücken an eine Wand, mit der großen Rolle zwischen dir und dem Rücken (B). Durch Beinbeugen und -strecken bewegst du den Rücken an der Rolle entlang.

## R 10 Nacken

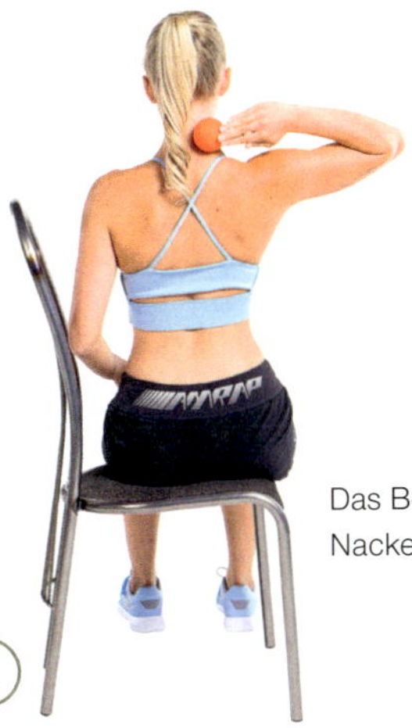

(A) Das Behandeln des Nackens im Sitz.

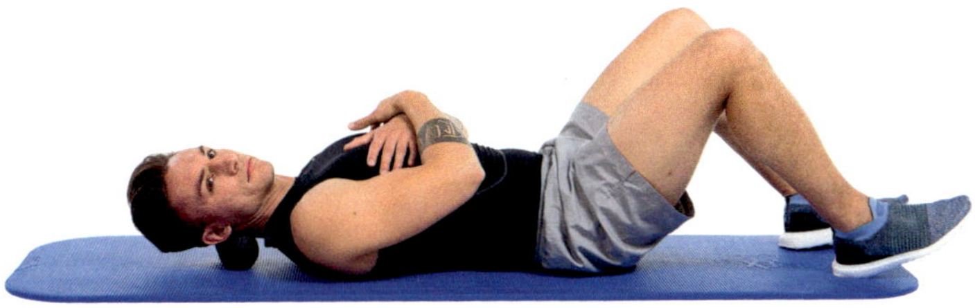

(B) Das Behandeln des Nackens im Liegen.

Wenn du gut beweglich bist, dann kannst du den Nacken mit einem Faszienball in der Hand abrollen (A).

Alternativ legst du dich mit dem Muskelansatz der verspannten Körperpartie auf eine Rolle oder einen Doppelball (B) und behandelst mit langsamen Nick- und Drehbewegungen.
Das ist auch im Stand an der Wand möglich, wenn der Druck im Liegen zu groß ist.

# Zum Schluss

In diesem Buch hast du die wichtigsten Grundlagen für einen gesunden Longevity-Lifestyle kennengelernt. Das zwölfwöchige Trainingsprogramm bietet dir eine effektive Möglichkeit, um Körper, Geist und Gesundheit ganzheitlich zu stärken.
Die vorgestellten Workouts kannst du flexibel an dein Fitnesslevel und deinen Alltag anpassen. Achte beim Training stets auf deinen Körper, steigere die Belastung in deinem Tempo – und bleibe regelmäßig dran.
Auch kleine Schritte führen langfristig zu großen Veränderungen.
Nutze das Potenzial, das in Sport, gesunder Ernährung, bewusster Erholung und mentaler Balance steckt. All diese Elemente sind Bausteine für ein langes, vitales und schönes Leben. Mach weiter in deinem Rhythmus, mit Freude und Bewusstsein.
Deine Gesundheit ist die beste Investition in deine Zukunft.

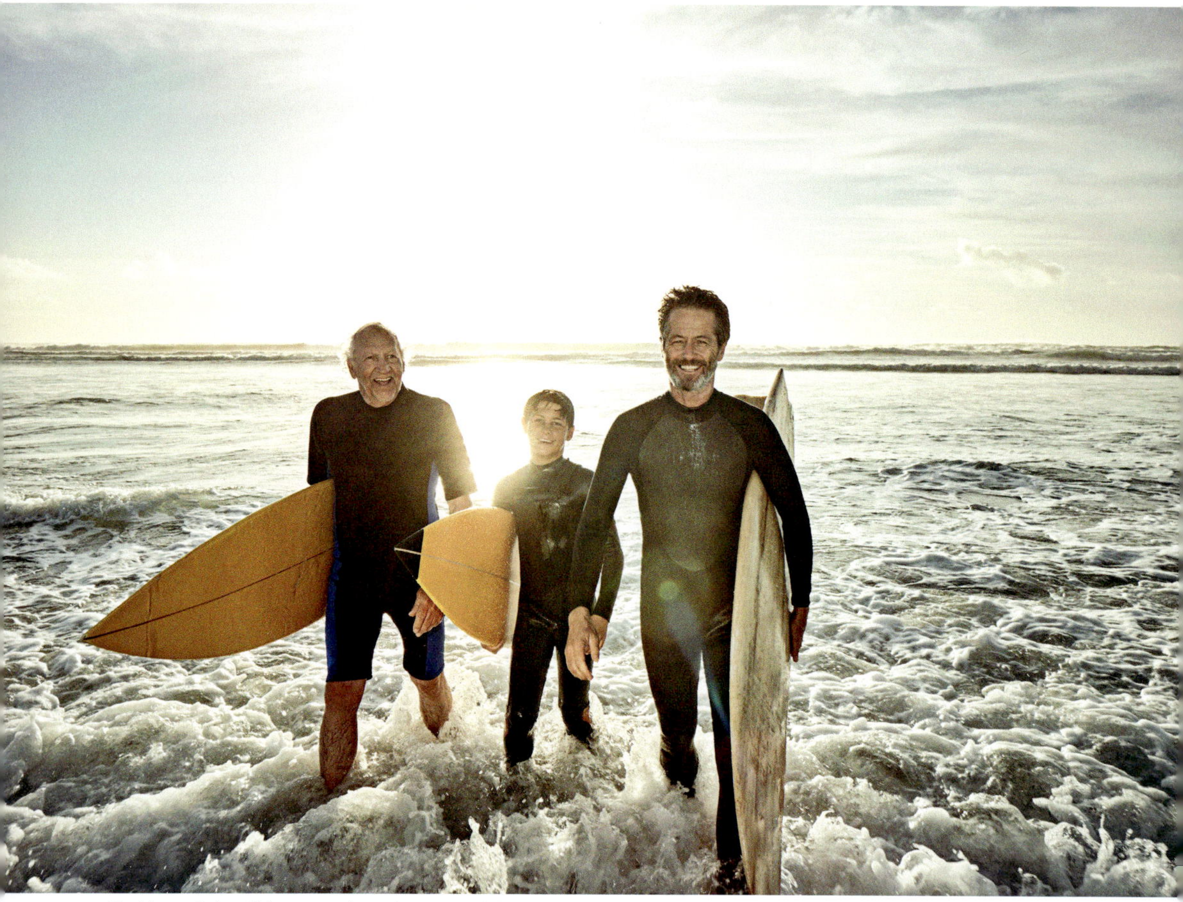

Du bist auf dem Weg – zu einem langen, schönen Leben.

# Quellenverzeichnis


## Bücher

Attia, P./Gifford, B.: Outlive: Wie wir länger und besser leben können, als wir denken, 5. Aufl., Berlin 2024.

Blum, B: Perfektes Stretching, 5. durchges. Neuausgabe, München 2000.

Delp, C.: Dehnen & Stretchen, Stuttgart 2025.

Delp, C.: Thai-Boxen basics, 4. Aufl., Stuttgart 2025.

Delp, C.: Bodyweight-Revolution, Stuttgart 2024.

Delp, C.: Kampfsport Solotraining, 3. Aufl., Stuttgart 2024.

Delp, C.: Kickboxen Basics, 4. Aufl., Stuttgart 2024.

Delp, C.: Perfektes Hanteltraining, 6. Aufl., Stuttgart 2024.

Delp, C.: Thai-Boxen Training, 4. Aufl., Stuttgart 2024.

Delp, C.: Krafttraining ab 40, Stuttgart 2023.

Delp, C.: Perfektes Training mit Fitnessbändern, Stuttgart 2023.

Delp, C.: Kraft Solotraining, Stuttgart 2022.

Delp, C.: Muay Thai DVD – Die komplette Serie, 5. Aufl., Lampertheim 2022.

Delp, C.: Dehnen für Kampfsportler, 4. Aufl., Stuttgart 2021.

Delp, C.: Beweglichkeit durch Dehnen, Faszienmassage und Mobility-Training, Stuttgart 2020.

Delp, C.: Funktionelles Hanteltraining, München 2016.

Delp, C.: Krafttraining für Kampfsportler, Stuttgart 2016.

Delp, C.: Medizinball-Training, München 2015.

Despeghel, M./Krüger, K.: Die BioAge-Challenge: Dein Alter bestimmst du selbst!, München 2024

Ernst, K./Zeller, K.: Lifestyle of Longevity: Voller Energie in ein neues Leben, München 2025.

Limmroth, V./Wirtz, G.: Der Longevity-Kompass: Anleitung für ein langes und gesundes Leben, 2. Aufl., Berlin 2025.

Myers, W. T.: Anatomy Trains. Myofasziale Leitbahnen für Manual- und Bewegungstherapheuten, 2. Aufl., München 2010.

Starrett, K./Cordoza, G.: Werde ein geschmeidiger Leopard – aktualisierte und erweiterte Ausgabe: Die sportliche Leistung verbessern, Verletzungen vermeiden und Schmerzen lindern, 2. Aufl., München 2016.

Tschirner, T.: Fit werden – jung bleiben: Wie Sie in 8 Wochen Ihre biologische Uhr um bis zu 10 Jahre zurückdrehen, München 2024.

## Internetadressen

www.christophdelp.de

www.muaythai.de

www.muaythai-dvd.com

www.muaythai.info

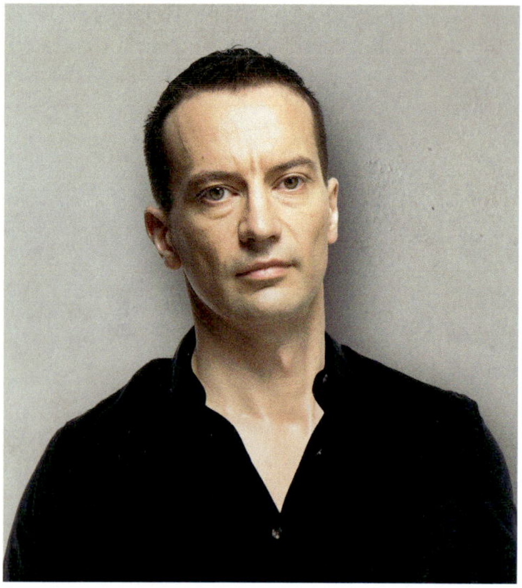


## Christoph Delp

Personal Trainer für Muay Thai und Fitness, Sportautor, Medienproduzent, Diplom-Betriebswirt


Ich freue mich über Rückmeldungen von Lesern. Du kannst mich über meine Homepage kontaktieren und dich dort in den Newsletter eintragen, um über neue Projekte informiert zu bleiben.
Gern stehe ich für Personal Training zur Verfügung. Zudem biete ich Trainings- und Fitnessurlaube und einen Kampfsport-*YouTube*-Kanal an. Ein deutschsprachiger Fitness-*YouTube*-Kanal ist ab 2026 geplant.

Hier geht's zu meiner Homepage:

Muay Thai-YouTube:

**www.christophdelp.de**
**www.youtube.com/@Christoph_Delp**
**www.instagram.com/christophdelp.de/**
**www.tiktok.com/@christophdelp**


**Kontakt über:**
**christophdelp@t-online.de**


CHRISTOPHDELP.DE
PERSONAL TRAINER
MUAY THAI & FITNESS

# WEITERE INTERESSANTE BÜCHER ZUM THEMA

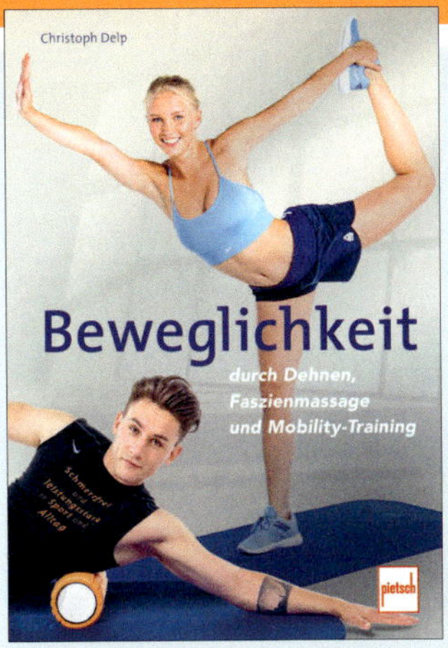


Dieses Buch umfasst alles, was man über Beweglichkeitstraining wissen muss. Die ausgewählten Übungen stammen aus dem Dehnen, Faszien- und Mobility-Training und zielen auf unterschiedliche Trainingsziele und Leistungsklassen ab.
224 Seiten, 320 Abb., 170x240 mm
ISBN 978-3-613-50909-2
**€ 19,95 | € (A) 20,60**

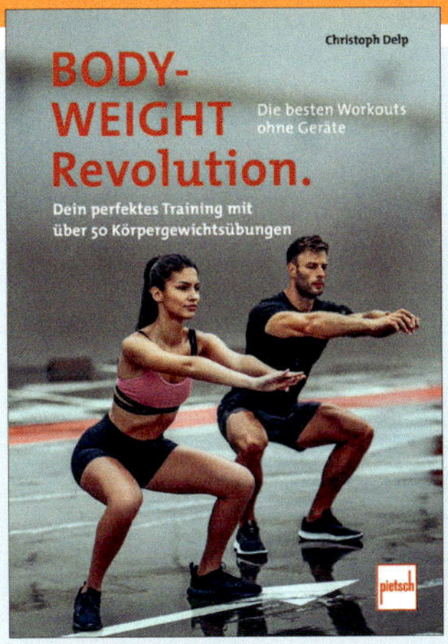


Bodyweight-Training nutzt das eigene Körpergewicht effektiv, um Kraft, Muskeln und Fitness zu steigern. In diesem Buch sind über 50 Top-Übungen für Anfänger und Fortgeschrittene vertreten. Perfektes Training ohne Geräte, immer und überall. Inklusive übersichtlichen Trainingsplänen.
176 Seiten, 380 Abb., 170x240 mm
ISBN 978-3-613-50980-1
**€ 19,95 | € (A) 20,60**

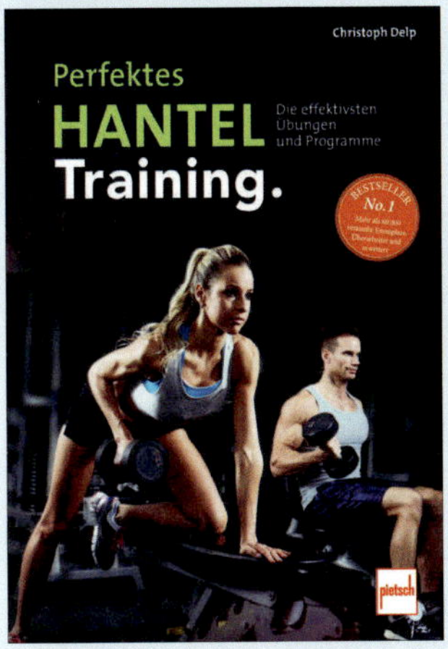


Der Autor und Profi Christoph Delp erklärt alles, was man über ein effektives Training wissen muss, inklusive fertiger Trainingspläne. Mit diesem Buch und einem Paar Kurzhanteln kann's sofort losgehen.
144 Seiten, 240 Abb., 170x240 mm
ISBN 978-3-613-50964-1
**€ 19,95 | € (A) 20,60**

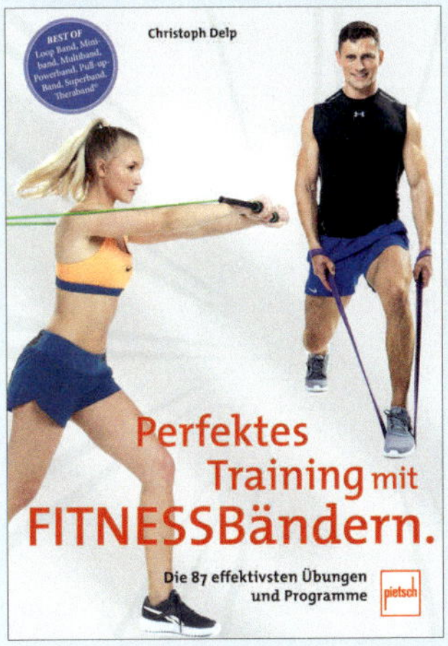


Christoph Delp stellt die wichtigsten Fitnessbänder vor und erklärt, welche Bänder sich für das Training eignen. Eine umfangreiche Übungsauswahl sowie Work-outs zur Kraft- und Körperentwicklung ermöglichen es dem Leser seinen Körper langfristig effektiv zu trainieren.
176 Seiten, 280 Abb., 170x240 mm
ISBN 978-3-613-50940-5
**€ 24,90 | € (A) 25,60**

Leseproben zu allen Titeln auf unserer Internetseite

Stand Oktober 2025
Änderungen in Preis und Lieferfähigkeit vorbehalten.

Überall, wo es Bücher gibt, oder unter
WWW.MOTORBUCH-VERSAND.DE
Service-Hotline: 0711 / 78 99 21 51
www.facebook.com/MotorbuchVerlag

pietsch